TU CEREBRO CUANDO TOMAS LA PÍLDORA

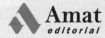
Amat editorial

Amat Editorial, sello editorial especializado en la publicación de temas que ayudan a que tu vida sea cada día mejor. Con más de 400 títulos en catálogo, ofrece respuestas y soluciones en las temáticas:

- Educación y familia.
- Alimentación y nutrición.
- Salud y bienestar.
- Desarrollo y superación personal.
- Amor y pareja.
- Deporte, fitness y tiempo libre.
- Mente, cuerpo y espíritu.

E-books:
Todos los títulos disponibles en formato digital están en todas las plataformas del mundo de distribución de e-books.

Manténgase informado:
Únase al grupo de personas interesadas en recibir, de forma totalmente gratuita, información periódica, newsletters de nuestras publicaciones y novedades a través del QR:

Dónde seguirnos:

 | @amateditorial

  | Amat Editorial

Nuestro servicio de atención al cliente:
Teléfono: **+34 934 109 793**
E-mail: **info@profiteditorial.com**

TU CEREBRO CUANDO TOMAS LA PÍLDORA

SARAH E.HILL

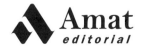

La edición original de esta obra ha sido publicada en inglés por Avery, un sello editorial de Penguin Random House, bajo el título *This is your brain on birth control*.

© Sarah E. Hill, 2020
© Profit Editorial I., S.L., 2020
Amat Editorial es un sello editorial de Profit Editorial I., S.L.
Travessera de Gràcia, 18-20, 6º 2ª; Barcelona-08021

Traducción: Emili Atmetlla
Diseño de cubierta: typorvila.com
Maquetación: Antoine Gondinet
Primera edición: Septiembre de 2020

ISBN: 978-84-18114-12-0
Depósito Legal: B 1990-2020
Impresión: Liberdúplex
Impreso en España / *Printed in Spain*

❖ ÍNDICE ❖

INTRODUCCIÓN

Permíteme empezar diciendo que no tengo un temario.

Bien. Tal vez esto sea engañoso. Nadie escribe un libro sin tener un plan. Imagino que probablemente tengo uno, pero tal vez no sea el que pensaste que yo tenía cuando escogiste un libro sobre el cerebro y los anticonceptivos. Esta no es la clase de libro en la que expongo una serie de hechos horribles y alarmantes sobre la píldora y trato de convencerte de que la píldora ha destrozado tu cerebro de 763 formas diferentes, como mínimo, ninguna de las cuales es reversible. Tampoco es el tipo de libro donde yo te digo que no deberías tomar la píldora o te insinúo con firmeza que si sigues aferrada a ella pagarás con un cáncer esa insensata elección vital, o bien experimentarás pérdida de memoria permanente o te crecerá una cola.

Definitivamente, este no va a ser uno de esos libros.

He estado tomando la píldora durante más de 10 años de mi vida y estoy segura de que ahora me encuentro en mejores circunstancias gracias a haberla tomado en el pasado. A lo largo de aquella época pude licenciarme y doctorarme *summa cum laude* en uno de los mejores y más difíciles programas de psicología del país. Aunque no todo el mundo desearía pasar esos años de adolescencia y primera juventud sujeto a este tipo de masoquismo formativo, yo sí. La píldora me ayudó a conseguir estas cosas sin tener que preocuparme por la posibilidad de tener que abandonar debido a un embarazo para el que no estaba preparada. Al liberarme de las consecuencias reproductivas del sexo, la píldora desempeñó un importantísimo papel por cuanto me ayudó a obtener la máxima calificación en ni campo, a crear un productivo laboratorio de investigación y a tener mis dos hijos cuando creí que estaba preparada. Estoy tremendamente agradecida por haber tenido la oportunidad de hacer todas estas cosas, y no tengo ninguna duda de que todo habría sido mucho más difícil si no hubiera sido por la píldora. No he escrito este libro para tratar de convencerte de que tomes la misma píldora que me concedió a mí la oportunidad de llegar a estar en posición de redactarlo. No es esa clase de libro.

Pero tampoco va a ser el otro tipo de libro que podrías esperar. No voy a relatarte una historia de amor unilateral entre las mujeres y la píldora cabalgando hacia el crepúsculo y viviendo felices para siempre, que es el otro temario que podrías esperar de un libro como este. Aunque la píldora ha hecho una serie de cosas extraordinarias para las mujeres, como pronto tendrás ocasión de comprobar, estas cosas maravillosas entrañan costes, y algunos de ellos son importantes. Y lo que es preocupante acerca de ellos es que la mayoría de las mujeres no tienen ni idea de que están pagando un precio.

Ya ves, en lugar de ser algo que te ocurre a ti, tus hormonas son una parte clave de lo que hace que tú seas tú. Tú eres, literalmente, lo que son tus hormonas, y cuando cambian tus hormonas — lo que provocan los anticonceptivos hormonales— se cambia la versión de ti misma que tu cerebro crea. A causa de esto, el alcance de la píldora va bastante más allá del pequeño número de efectos puntuales descritos. Afecta a todo. Y hay un cuerpo de investigación cada vez mayor en el ámbito de la psicología y la neurociencia que demuestra que esto es así. No te habían hablado de ello hasta ahora. Y una vez que hayas averiguado todo lo que yo hasta ahora, creo que estarás de acuerdo en que hay muchas probabilidades de que cuando echemos la vista atrás a nuestra era dentro de 100 años nos sintamos consternados de habernos comportado de forma tan negligente con las hormonas femeninas.

Aunque la ciencia que estudia el modo en que la píldora cambia a las mujeres está aún en sus albores, ya sabemos bastante para ayudarte a tomar decisiones informadas. En primer lugar, hay que conocer unas cuantas cosas acerca del modo en que funciona del cerebro y del papel que desempeñan tus hormonas en hacer de ti quien eres. A continuación, tienes que conocer lo que dicen los estudios sobre cómo todo esto se ve modificado cuando se toma la píldora. Lo primero ha constituido el foco de atención de mis investigaciones durante más de 15 años en mi papel de psicóloga evolutiva que estudia a las mujeres y la salud. Lo segundo es algo que solo he descubierto recientemente después de que una serie de tres hechos no relacionados entre sí me llevaran a iniciar mi viaje científico por el mundo del cerebro de las mujeres cuando toman la píldora. Este viaje ha resultado ser en muchos aspectos la historia de mi vida de adulta.

Tal vez sea también tu historia.

LOS TRES HECHOS NO RELACIONADOS ENTRE SÍ

Como la mayoría de aventuras interesantes, mi viaje por el mundo del cerebro cuando se toma la píldora comenzó de una forma un tanto anodina, sin darme cuenta de que algo importante estaba a punto de suceder. En mi caso, todo empezó en el momento en que dejé de tomar la píldora, una decisión que adopté de manera normal. Sabía que ya no quería tener más hijos, así que mi marido y yo optamos por una solución más permanente para impedir el embarazo, para lo cual él era lo suficientemente hombre para dar un paso adelante, lo que me permitió dejar de tomar la píldora sin darle al asunto demasiada importancia.

Ahora bien, para darte un poco más de información te diré que en dicho momento llevaba tomando la píldora de forma bastante seguida algo más de una década. Había dejado de tomarla en momentos puntuales, pero nunca durante mucho tiempo. Dejé de tomarla para quedarme embarazada y seguí sin tomarla durante un año después de cada embarazo mientras daba el pecho a mis hijos. Sin embargo, resulta difícil considerar estas experiencias como muestras representativas de un estado psicológico normal, ya que o eran muy breves (preembarazo) o bien estaban enturbiadas por un cóctel desorientador de falta de sueño y hormonas postembarazo (lactancia).

No obstante, no esperaba que mi mundo cambiara demasiado a raíz de mi decisión de dejar de tomar la píldora. Creía entonces que las consecuencias no se prolongarían más allá de mi capacidad para liberar un óvulo cada mes, lo cual resultó ser un error de cálculo.

Un par de meses después de haber dejado de tomar la píldora, empecé a darme cuenta de que me sentía diferente. No lo advertí mientras estaba ocurriendo, pero un día reparé en que desde hacía poco mi vida era más brillante y más interesante. Como si hubiera pasado de una película en blanco y negro bidimensional a una realidad plena de significado en color y en tres dimensiones. Empecé a hacer ejercicio y a cocinar de nuevo, actividades con las que antes acostumbraba a disfrutar muchísimo pero que tenía prácticamente olvidadas. Me sentía con más energía, me daba cuenta de que existían hombres atractivos. Me preocupaba de mi aspecto físico como no lo había hecho desde hacía mucho tiempo. En fin, me sentía... viva. Plenamente, intensamente, fabulosamente, humanamente viva. Esto no sucedió de forma repentina. En realidad, no me di cuenta de que estos cambios estaban sucediendo hasta después de que hubieran sucedido. Simplemente, un día advertí que me había despertado de una siesta de 10 años de la que no había sido consciente.

Cuando reflexioné sobre todos estos cambios experimentados en mi persona, hice lo que las mujeres han aprendido a hacer en este tipo de situaciones: descartarlos por considerar que estaban «solo en mi cabeza».[1] Imaginaba que dejar de tomar la píldora probablemente tendría algo que ver con ello, pero me parecía excesivamente de ciencia ficción pensar que mis píldoras anticonceptivas me hacían sentir como si hubiera sufrido un trasplante de personalidad. Imaginé que se trataba de una de esas cosas raras que a veces me suceden a mí pero que no le suceden a nadie más. O tal vez era una consecuencia de haber cumplido 30 años o de estar haciendo más ejercicio físico. Archivé mis experiencias en la carpeta de «cosas raras» que le suceden a Sarah cuando empieza o abandona una medicación y seguí con mi vida.

....

1. Cuando piensas en ello te das cuenta de que es una afirmación bastante estúpida. Tu cerebro está en tu cabeza y es el centro de mando de todas las demás cosas de tu cuerpo. Así que, por supuesto, todo está en tu cabeza.

Este fue el hecho número uno.[2]

Avancemos aproximadamente un año y me encontrarás compartiendo ascensor con una buena amiga en una conferencia de psicología. Estábamos poniéndonos al día y charlando sobre los últimos estudios cuando ella me preguntó si había leído un reciente y excelente trabajo que trataba de la píldora y de las relaciones románticas y sexuales de las mujeres. No lo había leído, así que ella procedió a contarme que mostraba algunas interesantes diferencias en cuanto a la satisfacción en las relaciones y a la tasa de divorcios entre las mujeres que tomaban la píldora y las que no lo hacían. Hablaremos más en detalle sobre este estudio en el capítulo 5, pero vaya por delante la siguiente conclusión: tomar la píldora influye en la selección de los tipos de hombres con los que se emparejan las mujeres, su satisfacción con sus parejas e incluso la probabilidad de que se divorcien. Seguimos la conversación fuera del ascensor, charlamos sobre los resultados y especulamos sobre si los mismos explicaban las dinámicas relacionales de diferentes parejas que conocíamos, y finalmente compartimos nuestras propias experiencias de cómo nos sentíamos mientras tomábamos o no tomábamos la píldora.

Cuando regresé a casa leí el citado trabajo y realmente me impresionó. Constatar la evidencia de que pequeños cambios en las hormonas de las mujeres tienen consecuencias sobre algo en apariencia tan lejano como la tasa de divorcios fue una auténtica revelación para mí. No podía dejar de pensar en ello. Siempre me he sentido impresionada por las investigaciones que muestran las consecuencias indeseadas que se manifiestan en sistemas de comportamiento complejos, y la idea de que las hormonas de las mujeres pudieran tener efectos en cascada sobre los patrones culturales del mundo era demasiado provocadora como para ser ignorada. Este estudio es ahora de obligada lectura en una de mis clases y ha inspirado nuevas investigaciones en mi propio laboratorio.

....

2. Ahora bien, la científica que hay en mí se siente obligada a decirte que no dispongo de ningún medio para saber con seguridad que estos cambios que experimenté fueron provocados por el abandono de la píldora (no llevé a cabo un experimento en mí misma). No obstante —como tendrás ocasión de apreciar a lo largo del libro—, hay multitud de razones para creer que la píldora tuvo algo que ver.

Este fue el hecho número dos.

El último de los tres hechos o eventos sin relación entre sí tuvo lugar en otra conferencia de psicología un año después. En este caso, me encontraba presente en una charla pronunciada por un colaborador mío, el Dr. Bruce Ellis, sobre los efectos de los problemas de la infancia en la respuesta al estrés. La charla de Bruce fue interesante por diversas razones de las que no voy a hablar aquí (después de muchos años, he aprendido que *interesante* es un término extraordinariamente subjetivo), pero sí que hay algo en particular que escuché en la charla que hizo que mi mente se detuviera en seco: las mujeres que toman la píldora —al contrario que el resto de seres humanos sanos que pueblan la faz de la tierra— carecen de un rasgo clave en su respuesta al estrés.

Hablaremos largo y tendido sobre este punto y sobre la razón de que sea un asunto importante en el capítulo 7. Por ahora, solo te hace falta saber que se trata de algo que no les sucede a otras personas sanas y que puede tener consecuencias importantes en el aprendizaje y la memoria, así como implicaciones en patologías como la ansiedad y la depresión.

Entonces, por la razón que sea, el hecho de averiguar esto fue como si me hubiera alcanzado un rayo. Mi mente se desbordó de forma instantánea al advertir que todas estas piezas aparentemente desconectadas encajaban a la perfección.

Las píldoras anticonceptivas son hormonas. Hay receptores hormonales por todas partes del cuerpo. El cerebro está repleto de receptores hormonales. Las hormonas femeninas influyen en el sexo, la atracción, el estrés, el hambre, las pautas alimentarias, la regulación de las emociones, las amistades, la agresividad, el estado de ánimo, el aprendizaje y muchas otras cosas. Es evidente que la píldora me cambió. Es evidente que influye en la satisfacción de las relaciones sexuales y en la tasa de divorcios. Es evidente que influye en la respuesta al estrés. La píldora contiene hormonas y por tanto te cambia. La píldora lo cambia... todo.

Mentiría si no te confesara que estoy tremendamente abochornada de que esto no se me hubiera ocurrido hasta este momento. A pesar de toda una carrera profesional estudiando la motivación, la atracción e incluso el efecto de las hormonas femeninas en el comportamiento, yo tenía un enorme punto flaco por lo que se refiere a los anticonceptivos hormonales que había estado tomando durante más de 10 años de mi vida. Jamás se me ocurrió que la píldora me cambiaría. Teniendo en cuenta que esto no se me había ocurrido a mí como psicóloga, me imagino que hay muchas probabilidades de que tampoco se te ocurriera a ti. Si te pareces un poco a mí, la única cosa que te habrá preocupado respecto a las píldoras anticonceptivas será la posibilidad de que puedan provocar aumento de peso. O un derrame cerebral. Pero, repito, si tú eres como yo, el tema de la ganancia de peso es indudablemente el más alarmante de estos dos efectos secundarios. Bien, tan alarmante como cuando careces de la mitad de tu respuesta al estrés.

En cuanto volví a casa tras la conferencia, empecé a investigar si podía haber una explicación para la forma en que me sentía después de haber dejado de tomar la píldora. Quería ver si mis experiencias estaban documentadas en la literatura científica o las compartía con otras mujeres. Los resultados de esta investigación me mostraron que no estaba sola y que mis experiencias no eran únicas. Los psicólogos y los neurocientíficos habían estado publicando durante años estudios sobre este tema. Pero yo no tenía ni idea, y me imagino que tú tampoco. No hay casi ninguna información disponible para la mayoría de las mujeres acerca de lo que la píldora le hace al cerebro. La única información existente está profundamente enterrada en las páginas de las publicaciones científicas. Además de que esta información es totalmente inaccesible para las personas que no trabajan en el mundo universitario (las suscripciones a estas revistas son carísimas), tales artículos suelen estar repletos de jerga científica y no constituyen siempre una lectura agradable (al cerebro no siempre le gusta aprender cosas sobre sí mismo).

Estoy escribiendo este libro para ubicar toda esta información en un único lugar y para facilitar su comprensión tanto como sea posible. También espero enseñarte un par de cosas geniales sobre el modo de funcionamiento del cerebro de las mujeres y proporcionarte algunas reflexiones que vale la pena considerar sobre la píldora, la salud y la vida. Parte de esta información procederá de los resultados de los estudios realizados en mi propio laboratorio. Otra parte procederá de la investigación realizada en los laboratorios de otros científicos cuyo trabajo me merece la mayor confianza y el mayor respeto. También compartiré historias de mi propia vida y de las vidas de otras mujeres que me han contado sus historias. Cada una de nosotras merece saber tanto como sea posible acerca de las medicaciones que se introducen en nuestro organismo, aun cuando sus efectos no sean mortales (el foco de atención de la mayor parte de la investigación médica). Algunas de las cosas que te contaré te conmocionarán. Otras simplemente constatarán aquello que ya sabías desde hace tiempo, pero que creías puras imaginaciones tuyas.

Veamos a continuación parte del territorio que vamos a cubrir:

- Aunque algunas de nosotras preferimos pensar en las hormonas como algo que «nos ocurre a nosotras», esta creencia no es del todo correcta. Tú eres lo que son tus hormonas. Ellas contribuyen a conformar tu identidad, las convicciones que tienes sobre ti misma y tus comportamientos. Así pues, tomar y dejar de tomar la píldora puede modificar tu propia percepción de quién eres. Puede provocar un cambio en la identidad, un cambio que parece ser muy frecuente pero que los científicos aún no han investigado a fondo.

- La píldora cambia el cerebro. La comparación de escáneres cerebrales de mujeres que toman la píldora con los de otras que no la toman muestra importantes diferencias estructurales y funcionales.

- Las mujeres que toman la píldora no exhiben los picos de cortisol en respuesta al estrés que sí muestra el resto de seres humanos sanos. Los investigadores han estado documentando periódicamente este efecto desde los años 90. Y es impresionante. Como comentaremos más adelante, el cortisol desempeña un papel importante a la hora de comunicar a nuestro cuerpo que algo significativo está ocurriendo, y no solo de carácter negativo: cuando está ocurriendo algo apasionante también nos lo indica.

- Tomar la píldora puede influir en la selección de parejas tanto formales como ocasionales y puede tener consecuencias importantes en la satisfacción de las relaciones para las mujeres y de cara a la probabilidad de que dichas relaciones sobrevivan.

- La píldora puede tener consecuencias importantes en la movilidad social de las mujeres, la motivación de logro de los hombres, los patrones de matrimonio, el crecimiento económico y la tasa de divorcios. Los datos demuestran que los estándares sexuales de las mujeres y los niveles de logro de los hombres funcionan en paralelo, es decir, que la píldora también podrá tener efectos secundarios sobre *el comportamiento de otras personas*.

Además de enseñarte nuevas cosas acerca de las hormonas, las mujeres y cómo estas cambian cuando toman la píldora, también te ofreceré una mirada al interior de la ciencia y lo que significa la investigación en mujeres. Una de las lecciones más importantes contenidas en este libro es que necesitamos mejores prácticas de laboratorio que ayuden a garantizar que los investigadores dedican el tiempo que haga falta a estudiar a las mujeres (este problema está generalizado en la investigación en humanos, animales, ¡e incluso células!).[3] Las mujeres participantes y hasta las líneas celulares femeninas (que son las primerísimas dianas de estudio

....

3. Una excepción bien conocida a esta tendencia se describe en un fantástico y a la vez inquietante *best seller* del *New York Times*, *La vida inmortal de Henrietta Lacks*, de Rebecca Skloot (Ediciones Martínez Roca, 2011). Este libro relata la impresionante historia de una pobre mujer afroamericana a la que se le extrajeron células del cáncer de útero 8 meses antes de su muerte en 1951. Esta intervención se llevó a cabo sin su conocimiento, consentimiento ni compensación económica. Estas células (denominadas células HeLa, por las dos primeras letras del nombre y el apellido de la donante) fueron utilizadas para crear la primera línea celular del mundo constituida por células técnicamente inmortales que se utilizaron con fines de investigación científica. No obstante, la mayoría de las células utilizadas en investigación son masculinas y no femeninas.

para nuevos fármacos e investigaciones sobre el desarrollo de enfermedades como el cáncer) siguen estando infrarrepresentadase insuficientemente estudiadas en la investigación biomédica, a pesar de las reformas realizadas para aumentar su inclusión. Por tanto, tenemos que asegurarnos de que la ciencia siga defendiendo la inclusión de las mujeres en todos los estudios de investigación que traten asuntos que afecten tanto a hombres como a mujeres.

Este libro se cierra con una carta a mi hija, que espero que sea de ayuda para ella —así como para ti— a fin de que pueda tomar una decisión informada respecto a las diversas opciones de control de natalidad. Repasaré toda la información expuesta en los capítulos precedentes y analizaré las muchas preguntas que plantea. ¿Estamos mejor sin tomar la píldora? ¿Deberíamos fomentar el descubrimiento de medios alternativos para liberar con seguridad a las mujeres de las consecuencias de su comportamiento sexual? Aunque no existen respuestas claras e inequívocas (y la respuesta será diferente para cada mujer, dependiendo de sus objetivos y circunstancias individuales), espero poner en marcha un diálogo —un diálogo entre las mujeres y sus médicos, las mujeres y sus parejas, las mujeres y sus amigos y amigas, y las mujeres y sus hijas—. Una de las cosas más asombrosas sobre la redacción de este libro es el número de conversaciones que ha desencadenado. Estas conversaciones suelen comenzar con «Tal vez sea demasiada información, pero...» o bien «Espero no extralimitarme en los detalles, pero...». A continuación las mujeres procedían a compartir las historias que pensaban que solo estaban en su imaginación. Espero y deseo que este libro sea el punto de arranque para muchas nuevas conversaciones de esta clase. Y algo que puede ayudarte a arrancar es: *Tal vez sea demasiada información, pero...*

UNOS CUANTOS APUNTES SOBRE CÓMO HE ORGANIZADO LAS COSAS

He dividido este libro en tres partes. La primera («Tú eres biología») trata de lo que significa ser mujer desde una perspectiva biológica. Te hablaré en primer lugar de tu cerebro, de tus hormonas y de por qué el proceso de evolución por selección natural nos ha hecho diferentes de los hombres. Estos capítulos están concebidos para que conozcas y entiendas cómo funcionas y por qué funcionas así. Aunque puedas preguntarte por qué te cuento esto en un libro que trata de la píldora anticonceptiva, es absolutamente esencial. Hemos sido demasiado negligentes con nuestras hormonas y no puedo evitar pensar que seríamos un poco más cuidadosas con nosotras si conociéramos cómo funcionamos y por qué funcionamos de esta forma. Debes conocer el modo en que funciona tu cerebro, debes conocer cómo tus hormonas influyen en tu cerebro y tienes que saber cómo todo esto cambia cuando tomas la píldora. Voy a sentar las bases de este conocimiento en esta primera parte. Creo que será una de las cosas más fascinantes que jamás hayas aprendido. Las mujeres son incluso más interesantes de lo que posiblemente has imaginado.

La segunda parte («Tu cerebro cuando tomas fármacos») trata del funcionamiento de la píldora y de lo que sabemos acerca de cómo influye en los cerebros y las vidas de las mujeres. Te hablaré de los diferentes tipos de hormonas que contiene la píldora y de cómo la píldora cambia tu psicología sexual y de pareja, tu reacción al estrés, tu estado de ánimo y muchas otras cosas que suceden en tu cerebro. Se trata del tipo de cosas que los psicólogos han sabido desde hace décadas, en algunos casos, pero de las que probablemente no hayas oído hablar hasta ahora. Te guiaré a través de todo lo que conocemos y te hablaré de lo que aún nos falta por saber. Después de haber leído esta parte del libro, estarás bien pertrechada con la información que necesitas conocer para tomar una decisión informada sobre si la píldora anticonceptiva es adecuada para ti.

La última parte («El panorama general») trata de algunos temas importantes relativos a la píldora anticonceptiva. En primer lugar, hablaremos de cómo los cambios de comportamiento de las mujeres debidos a la píldora pueden provocar consecuencias en cascada sobre el comportamiento de otras personas y pueden variar la fisonomía del matrimonio, del embarazo y del lugar de trabajo. A continuación hablaremos de las razones de que no hayas tenido noticias de esto hasta ahora. Esto termina siendo un problema muy complicado. Parte de la respuesta es de tipo político (la gente suele sentirse incómoda hablando sobre «mujeres» y «hormonas» en la misma frase), otra parte es de tipo práctico (la investigación tiene el reto de hacerlo bien y las mujeres son difíciles de estudiar) y otra parte más se debe a que todas estamos motivadas por la creencia de que el problema del control de natalidad ya está resuelto. Sean cuales fueren las razones, tenemos que seguir empujando a la ciencia a que averigüe más cosas de las mujeres y de las cuestiones que son importantes para ellas.

PARA AQUELLAS DE VOSOTRAS QUE NO SEGUÍS LAS NORMAS ESTABLECIDAS

Como este libro trata de la píldora anticonceptiva, la mayor parte de los estudios de los que hablaré en él está centrada exclusivamente en las experiencias de mujeres heterosexuales cuya identidad de género se corresponde con el sexo con el que han nacido (cisgénero). Me referiré a ellas porque suelen ser el tipo de personas que toman la píldora. Aunque hay lesbianas, así como algunas mujeres transgénero y algunos hombres, que toman la píldora por razones distintas de la prevención del embarazo, las investigaciones no han llegado todavía hasta este segmento de la población.

Si eres una lectora que no pertenece a la muy estrecha categoría de seres humanos que los investigadores suelen estudiar cuando se trata de la píldora anticonceptiva, eso no significa que tus experiencias no sean importantes. Lo son. Y espero que aun así seas capaz de aprender sobre ti misma a partir de los estudios que presento. Todas nosotras somos más parecidas que diferentes, y esta afirmación es cierta incluso para aquellas de nosotras a las que se nos ha hecho creer durante la mayor parte de nuestras vidas que no somos como las demás. Todas somos seres humanos y gran parte de nuestras experiencias son compartidas. Por tanto, incluso si las investigaciones que se exponen en las páginas siguientes no te describen a la perfección, por favor, ten en cuenta que hay un lugar para ti en los resultados. Los estudios realizados indican que la psicología de emparejamiento de las mujeres lesbianas y transgénero no es tan diferente de la de sus colegas heterosexuales cisgénero. Y en los casos en que creas que existen diferencias importantes que puedan haber sido ignoradas por el *establishment* investigador, presiona para que haya una ciencia mejor. Tu historia importa. Espero que seas capaz de ver partes de tu propia historia en las páginas de este libro.

Escribo este libro para situaros a todas vosotras en una posición de fuerza. Para dotaros de los resultados científicos más recientes sobre la píldora y para que así podáis tomar una decisión informada acerca de lo que queréis hacer y de quiénes queréis ser. Aunque la ciencia todavía es nueva y hay mucho que aprender, es inaceptable que estés a oscuras más tiempo acerca de todas las cosas que ya sabemos. Sabemos demasiado para que tú aún sepas tan poco.

Bien, empecemos. Tenemos mucho de que hablar.

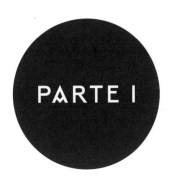

PARTE I

TÚ ERES BIOLOGÍA

I

¿QUÉ ES UNA MUJER?

Aunque una persona podría responder de muy diferentes formas a una pregunta como esta (podríamos hablar de identidad de género, de roles sociales o de cualquiera de las numerosas fuerzas que hacen que tú seas quien eres), vamos a examinar lo que la biología evolutiva tiene que decir sobre ello. Porque resulta que podemos aprender mucho de las mujeres a través del conocimiento de las cosas que hacen nuestros cerebros y para las cuales fueron diseñados.

Cada una de nosotras es el resultado de una cadena ininterrumpida de supervivencia y reproducción satisfactorias que se ha prolongado de forma continuada durante millones de años. Si tan solo uno de tus antepasados no hubiera sobrevivido el tiempo suficiente para reproducirse o sencillamente hubieran fracasado sus tentativas de reproducción, tú no estarías aquí.

Este es un punto importante sobre el que reflexionar.

Como mujeres, hemos heredado de nuestras afortunadas antepasadas una serie de rasgos que les permitieron, generación tras generación, y *sin pausa*, tomar buenas decisiones sobre toda una serie de cosas, que van desde si te acercas a una serpiente (¡no!) a si tienes una historia de amor clandestina con el atractivo muchacho de una tribu vecina (¡quizá!). Los rasgos que promueven una supervivencia y reproducción satisfactorias se transmiten de una generación a la siguiente, lo que no ocurre con aquellas que no promueven la supervivencia ni la reproducción. Es así de simple. Este proceso sucesorio se denomina selección natural y es una herramienta explicativa muy potente para comprender lo que significa ser una mujer y tener un cerebro femenino.

TÚ ERES TUS GAMETOS

Para entender lo que significa ser una mujer y tener un cerebro de mujer, hemos de definir en primer lugar lo que significa ser hembra. A ojos de la biología evolutiva, esto es algo que viene definido por el número de tus gametos (es decir, tus células sexuales). Si tienes una oferta limitada de grandes gametos calóricamente costosos, tú eres una hembra y a tus células sexuales las llamamos óvulos. Por el contrario, si tienes una oferta ilimitada de gametos metabólicamente asequibles, tú eres un macho y a tus células sexuales las llamamos espermatozoides. Aunque esta explicación pueda parecer excesivamente simplista (y posiblemente un poco burda), resulta que en ella está la esencia de casi todas las diferencias sexuales observadas en criaturas grandes y pequeñas, incluidos los seres humanos.

Y en realidad es un tema increíblemente fascinante.

Por ejemplo, ser el sexo con las células sexuales más grandes y costosas significa que las mujeres —*antes incluso de conocer a los futuros padres de sus hijos*— ya han invertido más en cualesquiera bebés que puedan llegar a tener de lo que lo hayan hecho sus futuros padres potenciales. Asimismo, esta asimetría inversora que tiene lugar en el ámbito de los seres humanos (al igual que en muchas otras especies) no hace sino agrandarse una vez que se ha fertilizado un óvulo. Somos animales mamíferos, después de todo. Y las hembras tenemos una reproducción costosa. Así pues, tener unas células sexuales más grandes significa a menudo la preparación del camino para una reproducción costosa.

Las mujeres que quieran reproducirse tienen que estar dispuestas a compartir sus cuerpos con otro ser humano durante nueve meses, lo cual no es una exigencia menor. Es costoso desde el punto de vista energético. Es incómodo. Y es una pesadilla logística para el sistema inmune y circulatorio de la mujer. Además, a pesar de la maravilla que es la medicina actual, las complicaciones del embarazo y del parto siguen matando a varios centenares de mujeres de todo el mundo *diariamente*.

¡Pero aún hay más!

También está presente el tema de la lactancia. Y aunque esta actividad concreta ya no es obligada para que tenga lugar una reproducción satisfactoria, era algo no negociable en nuestro pasado evolutivo. Las mujeres tenían que dar el pecho para alimentar a sus bebés, y la lactancia en sí misma también es bastante costosa. Además de obligar a las mujeres a garantizar unas 600 calorías diarias adicionales para compensar el gasto metabólico de producción de leche, también consume tiempo y, entre otras cosas, habría dificultado la obtención de alimentos por parte de las mujeres ancestrales. Aunque yo nunca he buscado comida personalmente con un lactante adherido a mis pechos, puedo imaginar que esta situación no constituiría precisamente una gran ayuda.

¿Cuál es el mensaje final? El nivel mínimo de inversión de las mujeres en la actividad de reproducción es mucho mayor que el de los hombres. *Mucho*. Y esto quiere decir que las mujeres —en el transcurso de nuestra historia evolutiva— se han visto enfrentadas a una serie de desafíos adaptativos que son específicos del sexo que más invierte gracias a su gestación interna. En última instancia, esta es la razón de que hombres y mujeres sean diferentes entre sí. La evolución por selección ha moldeado de forma diferente la psicología de mujeres y hombres, porque a veces los rasgos que mejor promueven la supervivencia y la reproducción difieren en función de si están presentes en un cuerpo masculino o en uno femenino. Desafíos evolutivos similares crean cerebros similares. Desafíos evolutivos diferentes crean cerebros diferentes.

Para ilustrar este punto, quiero que consideres la perspectiva de tener relaciones sexuales con un extraño. Y quiero que consideres esto desde el punto de vista de alguien que vivió en la época de nuestras antiguas antepasadas. Imagínate viviendo en la sabana africana sin disfrutar de los lujos de la vida moderna, incluida la píldora anticonceptiva.

En primer lugar, imaginemos este escenario como hombres.

Este escenario (teniendo en cuenta los asequibles gametos y la baja inversión mínima en reproducción de los hombres) es representativo de una situación ventajosa. Aunque la desconocida no sea guapa ni sea agradable estar con ella, si está interesada en la relación sexual y nada más, los costes son muy bajos para los hombres en caso de que deseen forzar la relación. De hecho, este tipo de escenario sexual es una gran oportunidad para transmitir los genes a un coste prácticamente nulo. Este es precisamente el tipo de rasgo que la selección tiende a favorecer. Los rasgos que promueven la transmisión de genes se pasan a los hijos, quienes entonces poseerán dichos rasgos. Y luego los pasarán a sus propios hijos, quienes a su vez los pasarán a los suyos. Y cuando este proceso de heredar rasgos que promueve la reproducción continúa durante millones años, se puede esperar que el rasgo empezará a caracterizar a la especie (o al menos a uno de los sexos de la especie). La psicología de emparejamiento de los hombres modernos se caracterizaría por una tendencia hacia el oportunismo sexual porque sus antepasados habrían transmitido más copias de sus genes que sus contemporáneos más comedidos sexualmente.

Pero ¿qué ocurre con las mujeres? Con nuestros costosos y raros gametos, y una inversión mínima de nueve meses, ¿cómo deberíamos responder?

Desde luego, no como los hombres, esto sin duda.

Para empezar, debido a que el propio cuerpo es el factor limitante en lo que concierne a su capacidad reproductora, las mujeres no pueden aumentar su acceso a las oportunidades de transmisión de genes a base simplemente de encontrar nuevas parejas. No importa el número de hombres con los que una mujer haya tenido relaciones sexuales en el transcurso de una semana, ya que, como máximo, solo podrá producir un único embarazo. Por dicha razón, las mujeres que desean la novedad sexual *per se* en su selección de parejas no transmitirán más copias de sus genes que las mujeres que abordan el emparejamiento de uno en uno. Esto no quiere decir que las mujeres no obtengan beneficios del emparejamiento a corto plazo. Los hay (y te comentaré algunos de ellos en el capítulo 3). Tan solo quiere decir que el aumento del acceso a oportunidades reproductivas no es uno de ellos. Las oportunidades que tiene una mujer de reproducirse se ven limitadas por el número de hijos que su cuerpo puede producir y no por su capacidad de acceso a parejas masculinas.

Por tanto, el sexo ocasional no ha sido tan beneficioso para el rendimiento reproductivo de las mujeres como lo ha sido para los hombres. Esto bastaría para impedir que la selección favoreciera el oportunismo sexual en las mujeres. Sin embargo, en este caso, el destino de este rasgo como imposible evolutivo ha sido adicionalmente garantizado por el hecho de que también ha sido históricamente muy costoso para las mujeres. Y esto se debe de nuevo al tema del embarazo.

Aunque las mujeres pueden tener de todo en nuestros días —carrera profesional, relaciones, sexo ocasional sin embarazo—, nuestras antepasadas no tuvieron tanta suerte. Cuando tenían relaciones sexuales, siempre existía la probabilidad de que se quedaran embarazadas. Y esto era un pésimo negocio, porque, a lo largo de la historia, a los hijos de madres solteras no les ha ido demasiado bien. Tenían más probabilidades de morir por cualquier causa de mortalidad registrable que los niños cuyo padre se quedaba junto a ellos para suministrarles alimentos, cuidados y protección. Aunque las leyes actuales, los métodos anticonceptivos y los programas sociales para niños y sus madres han ayudado a cerrar estas brechas de algún modo para las mujeres contemporáneas, hemos heredado nuestra psicología de emparejamiento de mujeres que no disponían de tales opciones.

Teniendo en cuenta estas diferencias, deberíamos esperar que las mujeres fueran más remilgadas y menos oportunistas sexualmente que los hombres. También deberíamos esperar que las mujeres tendieran a preferir un periodo de noviazgo más prolongado que los hombres y que estuvieran menos interesadas en la novedad por la novedad que los hombres en el campo de las relaciones sexuales.

¿Y sabes qué? Eso es exactamente lo que descubren los estudios realizados.

La mayoría de las mujeres son menos oportunistas sexualmente que los hombres. Cientos de estudios han descubierto en época reciente que esto es cierto. Por ejemplo, en uno de los experimentos de este tipo más comentados, los investigadores dispusieron una serie de actores y actrices por turnos en uno de los patios interiores de un campus universitario en Florida. Luego les indicaron que abordaran al azar a personas del sexo opuesto y les dijeran en un tono despreocupado: «Te he estado observando en el campus y te encuentro muy atractivo/a». A continuación les formulaban al azar una de las tres siguientes preguntas: «¿Quieres salir conmigo esta noche?», «¿Te gustaría venir a mi apartamento esta noche?» y la nada sutil «¿Quieres acostarte conmigo esta noche?».

Vamos a ver cuáles fueron los resultados.

El 50 % de los hombres y mujeres aceptaron salir con sus interlocutores. Después de esto, sin embargo, las respuestas diferían de forma espectacular en función de si la petición se hacía a alguien que tuviera un cerebro masculino o uno femenino.

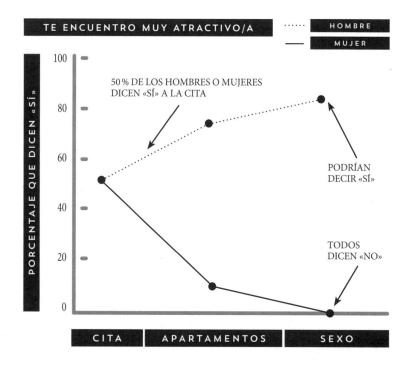

En el caso de las mujeres, menos del 10 % aceptaron ir al apartamento del hombre. Y ninguna de ellas aceptó mantener relaciones sexuales. Ni una.

En este punto, tú podrías estar pensando: «Desde luego, ninguna aceptó tener relaciones sexuales, ¿quién haría eso? Solo un lunático total pediría a un extraño tener relaciones sexuales y, por tanto, nadie aceptaría esa extraña invitación sexual que no venía a cuento de nada».

Excepto el 80 % de los hombres que sí aceptaron la invitación.[4]

Extraño o no extraño, los hombres no estaban por la labor de despreciar una relación sexual regalada —«a caballo regalado no le mires el dentado»—. La mayoría de los hombres son más oportunistas desde el punto de vista sexual que la mayoría de las mujeres porque históricamente el sexo ha sido muy costoso para las mujeres y bastante menos costoso para los hombres. De hecho, para los hombres ha venido acompañado de la posibilidad de poder transmitir los genes a la próxima generación sin demasiados costes subsiguientes. Ser una hembra significa que el sexo es costoso y nuestra psicología refleja tales costes. Nuestra psicología ha sido moldeada por la miríada de desafíos adaptativos propios de las féminas, que se suman al hecho de ser el sexo con mayor inversión obligada.

Antes de que nos arranquemos a cantar un himno a las oprimidas, es importante señalar que también hay una serie de retos adaptativos únicos que acompañan al hecho de ser varón. Tomemos como ejemplo el tema de la incertidumbre de la paternidad.

Las mujeres, al ser las gestantes internas de su descendencia, siempre saben que cualquier hijo que tengan es suyo. Esto significa que a lo largo de la evolución la mujer siempre se habría beneficiado de la fuerte inversión realizada en sus hijos. Después de todo, tal inversión estaría ayudando a promover el éxito definitivo de sus genes, ya que

....

4. Existe una interesante diferencia sexual que se manifiesta cuando comunicas dichos resultados a hombres o a mujeres. Cuando se los comunicas a las mujeres, estas responden sorprendidas: «¡¿El 80 % de los hombres dijo que sí?!». En cambio, cuando se informa a los hombres, estos dicen (igualmente sorprendidos): «¡¿El 20 % de los hombres dijo que no?!».

está segura de que cada hijo que tiene es un pariente genético auténtico. Esta certeza de parentesco entre madre e hijo ha hecho que la fuerte inversión parental sea un tema obvio para las mujeres. Esta es la razón de que invirtamos tan intensamente en nuestros hijos, aunque estos no muestren indicadores manifiestos de ser nuestros parientes.

Para los hombres es un poco más complicado. Como no gestan bebés, no tienen la total seguridad de que cualquier hijo que tengan sea suyo, lo cual les plantea un desafío adaptativo al que las mujeres no tienen que enfrentarse cuando toman decisiones respecto a la inversión parental. Esto se conoce como el problema de la incertidumbre de la paternidad. Y aunque tú puedas pensar que este no es un problema real del que los hombres tengan que preocuparse, un metaanálisis reciente (es decir, un estudio de otros estudios, una especie de superestudio) nos indica lo contrario. Mientras que la tasa promedio de los hombres que aseguran sentirse muy seguros de ser los padres biológicos de sus hijos se sitúa entre un 2 y un 4 %, este porcentaje se halla cercano al 30 % en los hombres que están menos seguros de su parentesco con sus hijos.

A causa de esto, los hombres suelen ser más exigentes que las muje-res por lo que se refiere al grado de inversión en sus hijos, invirtien-do más en los que tienen más seguridad de que son suyos y menos en aquellos de cuyo parentesco albergan más dudas. Por ejemplo, en uno de los estudios los investigadores incorporaron jueces externos que evaluaban el parecido facial de los hijos con cada uno de sus progenitores. A continuación estos calificaban la similitud percibida con sus hijos y comunicaban el grado de proximidad psicológica y emocional con ellos.

Lo que descubrieron fue que el parecido facial de la madre con sus hijos no predecía en absoluto su cercanía emocional con ellos (véanse las columnas de la derecha del gráfico). ¿Y en cuanto a los padres? Tal como se puede ver en las columnas de la izquierda del gráfico, sí existía relación. Y mucha. Los padres que comunican la máxima proximidad emocional con sus hijos suelen parecerse a ellos más que aquellos que comunican una baja proximidad emocional. Diversos estu-dios han demostrado en época reciente que la psicología de paternidad de los hombres es extraordinariamente sensible a las señales relativas a la probabilidad de que sus hijos estén relacionados genéticamente con ellos, lo cual no ocurre en el caso de las mujeres. Tanto hombres como mujeres se han enfrentado a determinados retos reproductivos y de supervivencia que son específicos de su sexo biológico, y como consecuencia los cerebros de ellos difieren de los de ellas.

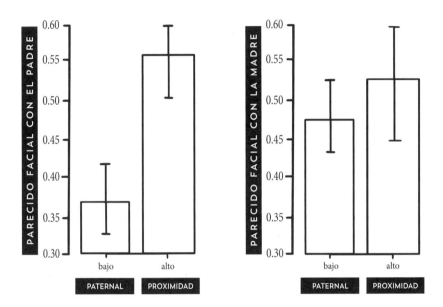

El parecido facial se midió mediante la cuantificación de emparejamientos correctos padre-hijo realizados por los componentes de una muestra de evaluadores externos. El parecido facial de las mujeres con sus hijos no tiene impacto en la proximidad emocional con ellos, mientras que sí lo tiene en el caso de los hombres.

NADA TIENE LÓGICA EN LAS MUJERES A MENOS QUE SE ANALICE BAJO LA LUZ DE LA EVOLUCIÓN

Debo señalar que las investigaciones de este tipo describen patrones observados en grandes muestras de hombres y mujeres. No te están describiendo a *ti* necesariamente. Esto tampoco implica que el sexo ocasional sea una especie de aberración evolutiva de las mujeres, algo que se encuentra muy lejos de la realidad. De hecho, gran parte de las investigaciones realizadas en mi laboratorio se han focalizado en los diversos contextos que promueven el oportunismo sexual y la asunción de riesgos sexuales por parte de las mujeres.[5] En cambio, es muy sencillo decir que la psicología de las mujeres es diferente de la de los hombres en algunos aspectos —*por término medio*— porque las exigencias de la maternidad y el cuidado de los hijos han hecho que para nuestras antepasadas fuera obligado resolver algunos problemas de adaptación que no tenían que ser solucionados por los hombres. La forma en la que reaccionamos a los hombres, los niños, las serpientes, las arañas, las oportunidades de emparejamiento, los pasteles de chocolate y la cara de nuestra mejor amiga son el reflejo de soluciones a retos de adaptación a los que se enfrentaron nuestras antepasadas. Asimismo, en los casos en que los retos reproductivos y de supervivencia a los que se han enfrentado hombres y mujeres coinciden, nuestros cerebros coinciden. Y en los casos en que los retos reproductivos y de supervivencia a los que se han enfrentado hombres y mujeres difieren (habitualmente a causa de las diferencias de tamaño de nuestras células cerebrales), nuestros cerebros difieren. Los hombres han heredado rasgos que ayudaron a promover la supervivencia y la reproducción cuando se encontraron en cuerpos masculinos. Las mujeres han heredado rasgos que ayudaron a promover la supervivencia y la reproducción cuando se encontraron en cuerpos femeninos.

Por tanto, podemos aprender mucho sobre lo que significa ser mujer conociendo los retos reproductivos y de supervivencia que nuestras antepasadas tuvieron que superar. La naturaleza de dichos retos está influida en gran medida por nuestra biología reproductiva. Tanto si nos gusta como si no, nuestros cerebros han sido construidos por el proceso de evolución por selección natural para ser diferentes de los de los hombres porque nosotras tenemos bebés y los hombres no. Y aunque tal vez sería más cómodo desestimar esta diferencia que

....

5. Por ejemplo, nosotros hemos analizado el modo en que las experiencias evolutivas de las mujeres con sus padres y su vulnerabilidad a las enfermedades influyen en sus comportamientos de asunción de riesgos sexuales. Se evidencia que tanto la ausencia del padre durante los primeros años de vida como la vulnerabilidad a las enfermedades favorecen en la mujer la adopción de un comportamiento sexual más arriesgado.

aceptarla, lo cierto es que tiene un impacto en cascada en numerosos aspectos de nuestra psicología, incluidos los que gobiernan el emparejamiento, la crianza, la ingestión alimentaria, nuestras relaciones con parientes y no parientes, nuestra voluntad de esforzarnos en las competiciones, y en si somos capaces de comportarnos con agresividad cuando nos provocan. Ser mujer significa tener un cerebro que contempla el sexo de forma muy consecuencial y no tanto tratar de ganar más que nuestros colegas. Significa ser más exigente acerca de las parejas sexuales masculinas, pero menos agresiva físicamente. Significa padecer más enfermedades autoinmunes, pero menos hipertensión. Tú has heredado los rasgos que te hacen la persona que eres hoy porque innumerables generaciones de mujeres antes que tú fueron capaces de sobrevivir y reproducirse satisfactoriamente. Y todo ello sin pausa ni traspiés. Ser mujer es ser parte de una historia de éxito evolutivo. Cada una de nosotras tiene en nosotras la sabiduría heredada de nuestras antepasadas femeninas. Está en nuestros cuerpos, está en nuestros cerebros y está en nuestras hormonas.

POR QUÉ DEBERÍAS SENTIRTE BIEN CON ESTO COMO FEMINISTA

Llegados a este punto, ya sé que algunas de vosotras podríais estar enojadas como respuesta a mi tentativa de reduciros a vuestro útero o matriz. Puedo comprender tus objeciones si esta es tu percepción. Yo tengo tanto un útero como un título académico superior, y pienso que lo segundo es bastante más interesante e importante que lo primero en cuanto a hacerme quien yo soy. Para mí hay muchas cosas más que mi útero y apuesto a que para ti también hay muchas cosas más.

Lo más positivo es que esta percepción podría no estar lejos de la realidad.

Sin duda, tú eres biología. Y tu matriz y unos mayores niveles mínimos de inversión parental obligada forman parte de ello. No obstante, tú puedes hacer lo que quieras con dicha biología. Después de todo, eres una mujer. Y una con millones de años de sabiduría heredada sobre tus hombros. Saber cómo funcionas solo puede ayudarte a tomar decisiones mejores y más inteligentes respecto a llegar a donde quieras estar. Si esta no es una posición feminista en pro de la mujer, no sé cuál puede serlo.

Reconocer que hombres y mujeres son diferentes y entender que dichas diferencias pueden reducirse en última instancia a diferencias en el mínimo de inversión necesaria para la reproducción no implica (repito, *no implica*) que a) todas las mujeres *deban* tener hijos, b) *todas* las mujeres *quieran* tener hijos, o c) cualquier otra idea ofensiva que incluya alguna combinación de estas dos «normas». Las mujeres son diferentes de los hombres a causa de las diferencias existentes en su biología reproductiva, pero esto no significa que todas las mujeres vayan a tomar las mismas decisiones que tomaron nuestras antepasadas.

No tenemos que tomarlas.

Tenemos el control de natalidad.

Cuando se reflexiona acerca de ello, ¿no es la explicación de la «pura socialización» de nuestras diferencias con los hombres mucho peor para las mujeres que las explicaciones biológicas que estoy pidiéndote que consideres? No puedo pensar en ninguna otra cosa que trivialice tanto la feminidad de las mujeres como la idea de que somos diferentes de los hombres porque hemos adoptado inconscientemente las costumbres culturales y las normas sociales que nos han impuesto la sociedad, los medios de comunicación y nuestros bienintencionados pero anticuados padres.

No estoy segura de cómo esta perspectiva sobre las diferencias entre los sexos puede conseguir el sello de aprobación del feminismo, ya que pone a las mujeres en una posición más subordinada que la propia perspectiva biológica. La perspectiva de «las mujeres como construcción cultural» las describe como receptáculos pasivos de roles sociales que nos han impuesto los hombres. La perspectiva biológica evolutiva describe a las mujeres como las benefactoras de millones de años de sabiduría heredada de nuestras antepasadas.

¿Por qué la primera posición es mejor o más estimulante para las mujeres que la segunda?

Cualquiera que te diga que la biología es incompatible con el feminismo no sabe de qué está hablando. Para tomar decisiones bien fundamentadas sobre tu cuerpo y sobre tu salud tienes que convertirte en una experta en TI y en los procesos biológicos que ocurren en tu cuerpo, lo que significa entender por qué hemos sido diseñadas mediante la evolución por selección para tener los cerebros y las hormonas que tenemos. No hay manera de entender a fondo nuestras mentes, nuestros cerebros y nuestros comportamientos a menos que entendamos los procesos biológicos que nos han diseñado. Mi cita favorita al respecto es una derivación de la famosa cita del biólogo evolutivo Theodosius Dobzhansky («Nada en biología tiene sentido si no es a la luz de la evolución»): Nada acerca de las mujeres tiene sentido si no es a la luz de la evolución. Y si no me crees ahora, confío en que la siguiente historia que te voy a contar pueda conseguirlo. Es la historia de tu regla o periodo. Y es una historia tan increíble que merece su propio apartado en este libro.

LA INCREÍBLE HISTORIA DE TU REGLA O PERIODO

Antes de que entre a fondo en el tema, permíteme un pequeño recordatorio sobre lo que es la regla. Tu regla consiste en el desprendimiento de las capas superiores del revestimiento uterino (endometrio) que tiene lugar cada mes. El endometrio es donde el óvulo fecundado se implanta. Cuando el óvulo no es fecundado, el revestimiento se desprende y sale del cuerpo acompañando a las molestias mensuales propias de la regla.

Podría parecer que la descamación mensual del revestimiento endometrial no es sino una consecuencia de ser un mamífero. Los mamíferos gestan internamente a sus crías, lo que quiere decir que tienen útero o matriz, lo que a su vez significa que sería perfectamente razonable suponer que todos los mamíferos construyen un revestimiento endometrial que se desprende cada mes en que no se produce la concepción.

La cuestión es que no sucede así.

La inmensa mayoría de los mamíferos hembras no menstrúan. Solo lo hacen unas cuantas especies, lo cual nos indica que menstruar o tener la regla no es un mal necesario que acompañe a la gestación interna.

Entonces, ¿por qué sí la tenemos nosotras?

Bien, una posibilidad que los científicos han considerado es que simplemente se trata de «una de esas cosas» que la selección natural ha conservado tan solo porque surgió como efecto colateral de algún otro rasgo y no era lo bastante costosa como para seleccionar en contra suya. Aunque esto podría ser posible, no es muy verosímil. La menstruación tiene sus costes.

En primer lugar, están los costes metabólicos. Nada en la vida —ni siquiera un revestimiento endometrial sin utilizar— es gratuito. La utilización de los recursos del cuerpo para construir un nuevo revestimiento endometrial cada mes consume energía que podría ser utilizada en otros proyectos de construcción de nuestro cuerpo, tales como la reparación celular, la neurogénesis, la función inmune y otros que nuestro organismo pueda desear o necesitar. Esta es la razón de que la mayoría de las demás hembras con embarazo interno simplemente reabsorban su revestimiento endometrial. Este tipo de programa de reciclaje corporal minimiza el gasto que supone la creación mensual de un nuevo revestimiento endometrial.

Pero nosotras no funcionamos así. Nosotras lo desprendemos. Y este es un acto extraño porque es realmente despilfarrador desprenderse de todas esas células cada vez que un óvulo no se implanta.[6] Aunque los costes metabólicos no son un gran problema en nuestro entorno rico en alimentos (de hecho, muchas de nosotras recibimos con buenos ojos algunos costes metabólicos adicionales de vez en cuando), durante la

....

6. Sin embargo, es importante señalar que las mujeres modernas menstrúan con una frecuencia mucho mayor que las mujeres de nuestro pasado evolutivo debido a que no están constantemente embarazadas ni dando el pecho (gracias al control de natalidad). Los estudios realizados en mujeres cazadoras-recolectoras, cuyas condiciones de vida son probablemente muy parecidas a las de nuestras antepasadas, indican que tenían cinco veces menos ciclos menstruales que las mujeres modernas. Esto quiere decir que la mujer contemporánea media está desperdiciando bastantes más revestimientos endometriales que nuestras antepasadas. No obstante, la idea de que los desprendamos —incluso a una tasa cinco veces menor que la de nuestras antepasadas— requiere una explicación.

mayor parte de nuestra historia evolutiva sí lo fueron. Como casi toda nuestra especie ha pasado una buena porción de su tiempo viviendo de la tierra, por decirlo así, nuestros cuerpos están optimizados para sobrevivir en entornos donde el acceso a los alimentos no era tan seguro ni estaba tan disponible como en la actualidad. Esto significa que hemos sido diseñadas por selección para ser ahorrativas desde el punto de vista metabólico y, por tanto, el desprendimiento despilfarrador del revestimiento endometrial es algo que debe ser explicado.

Y por si esto no fuera suficientemente costoso, también está la parte engorrosa de todo ello. Nos guste o no nos guste, la sangre es desagradable y te convierte en un reclamo para los depredadores. No hace falta tener una licenciatura en biología para saber que atraer a los depredadores no es precisamente positivo en lo que respecta a promover una supervivencia y reproducción satisfactorias. Y no nos olvidemos de mencionar las molestias de las mujeres durante sus reglas. Los síntomas menstruales provocan que las mujeres estadounidenses pierdan anualmente más de cien millones de horas de trabajo. Los dolores menstruales debilitan tanto a algunas de ellas que no son capaces de hacer mucho más que maldecir a la madre naturaleza y tomarse un comprimido de ibuprofeno (que no existía en nuestro pasado evolutivo, lo que quiere decir que nuestras pobres antepasadas lo tenían incluso peor que nosotras).

Así pues, ¿está libre de costes la menstruación? Yo diría que no.

Lo cual nos devuelve al punto de partida. Las mujeres tienen reglas mientras que la mayoría de las hembras de los mamíferos no las tienen. Las menstruaciones son costosas de muy diferentes formas que tienen consecuencias para el éxito de la supervivencia y (en última instancia) la reproducción.

De modo que ¿por qué las tenemos?

Resulta que la respuesta es un tanto macabra, pero interesantísima.

Para empezar, permíteme decirte que todo lo que crees que sabes acerca del embarazo probablemente está equivocado. Bien, no todo, pero sí algunas cosas, en especial tus creencias acerca del embarazo como un intercambio bello, amoroso y altruista entre una madre y su embrión en desarrollo. Esa parte es totalmente errónea. Aunque el embarazo pueda parecer desde fuera algo dulce, gozoso, altruista y amoroso, en realidad el útero de la madre es un campo de batalla en el que las luchas tienen lugar entre los intereses evolutivos de la madre y los del óvulo fecundado.

Una madre y un óvulo fecundado no tienen intereses plenamente coincidentes en cuanto a la cuestión de la implantación. Aunque las mujeres tienen el 50 % de sus genes en común con un embrión que se encuentra en el interior de sus cuerpos, tienen el 100 % de sus genes en común con sí mismas. Esto último puede sonar como una de las cosas más estúpidas que hayas escuchado jamás, pero en realidad es algo de veras profundo. Las madres —debido a que están doblemente relacionadas consigo mismas con respecto a como lo están con cualquier óvulo fecundado— no siempre van a estar de acuerdo con dicho óvulo fecundado acerca de si él o ella merecen la obligada inversión de nueve meses que sigue a la implantación. Teniendo en cuenta la sustancial inversión en tiempo y recursos que implica el embarazo, las madres no deberían mostrarse dispuestas a vincular su inversión en recursos reproductivos al desarrollo de un óvulo fecundado que no tenga unas buenas posibilidades de sobrevivir en la edad adulta. Por tanto, los cuerpos de las mujeres deberían discriminar en qué óvulos fecundados invierten y en cuáles no.[7]

....

7. Por favor, no interpretes nada de lo que estoy diciendo fuera del contexto biológico en el que lo estoy exponiendo. No me cuesta imaginar cómo alguien podría suponer que estoy diciendo que tener un hijo que tenga cualquier tipo de atipicidad en su desarrollo es algo «malo» o «antinatural». Por favor, quiero que sepas que jamás sugeriría tal cosa. Cualquier bebé que haya nacido en este mundo «ha pasado el corte». Y también es importante para mí mencionar que si has vivido la experiencia de haber tenido un embrión que «no superó el corte» (en caso de que hayas sufrido un aborto), no fue por tu culpa. Tú no «escogiste» eso. Lo que estoy haciendo es darte una explicación de por qué los sistemas reproductivos de las mujeres funcionan como funcionan. No es una fórmula de cómo deberían ser las cosas. El hecho de que la biología favorezca un determinado rasgo no lo convierte en «bueno» o «deseable». Mis dos hijos nacieron prematuramente y estuvieron algún tiempo en la unidad de cuidados intensivos neonatales. Yo no sería madre si la medicina moderna no hubiera intervenido y no los hubiera salvado de lo que habría sido algo «natural» en nuestro pasado evolutivo (la muerte). Lo que es y lo que debería ser son dos cosas diferentes y es conveniente mantenerlas separadas. Podemos comprender cómo funcionamos sin utilizar esto como una guía para el modo de vivir nuestras vidas y el diseño de las sociedades en las que vivimos.

Ahora bien, este tipo de selectividad no es obviamente una situación ideal para un óvulo fecundado (en especial si presenta algunas mutaciones inconvenientes que hacen improbable su supervivencia en la edad adulta). A ojos del óvulo fecundado (que está dos veces relacionado consigo mismo lo que lo está con la madre), se le debería conceder la oportunidad de nacer, con independencia de si la supervivencia puede ser una apuesta arriesgada. Después de todo, esa es su única posibilidad en la vida. Y nosotros estamos programados para sobrevivir. A causa de esto, el óvulo fecundado solamente debería estar dispuesto a rendirse sin lucha si los costes para la madre fueran tan grandes que redujeran de forma significativa su capacidad de reproducirse en el futuro (lo cual también es positivo para el óvulo fecundado ya que este compartirá el 50 % de sus genes con sus futuros hermanos y hermanas). Salvo en estos casos extremos, sin embargo, el óvulo fecundado debería intentar a fondo cualquier truco que le permita establecerse en el útero o matriz de la madre y conectarse a su torrente sanguíneo para poder empezar a crecer.

¿Y qué diablos tiene que ver todo esto con el endometrio?, te preguntarás.

Todo.

Aunque muchas de nosotras pensemos en el revestimiento endometrial como en un manto cálido y confortable que abraza amorosamente a un óvulo fecundado, la realidad no es así en absoluto. El endometrio es más bien un peligroso banco de pruebas para un óvulo fecundado, e *impide* más que promueve la implantación del óvulo. Las células del endometrio humano crean una pared tipo fortaleza constituida por una densa estructura celular en el interior del útero que el óvulo fertilizado debe atravesar si quiere implantarse y encontrar una fuente sanguínea que le proporcione la energía necesaria para crecer. En lugar de conducir el óvulo a través del proceso de implantación, su densa y repleta estructura celular hace aún más dificultoso el acceso del óvulo fecundado al aporte sanguíneo de la madre que en casi cualquier otra parte del cuerpo. ¿Cómo sabemos esto? Los científicos han tratado de implantar embriones de ratón en diversas ubicaciones del cuerpo, esperando que se debilitaran y murieran al estar privados del revestimiento endometrial que los nutría y mantenía. Para su sorpresa, lo que descubrieron fue precisamente lo contrario. No solo no murieron estos embriones, sino que crecieron con fuerza. Estos pequeños déspotas penetraron sin piedad a través de los tejidos, fuera cual fuera la ubicación en la que estuviesen implantados, destruyéndolo todo en su despertar mientras hurgaban para acceder a las arterias que alimentaran su permanente crecimiento y expansión. Realmente, el endometrio es una de las ubicaciones más difíciles para que crezca un embrión, ya que el entorno es manifiestamente inhóspito para un óvulo recién fecundado.

Demasiado para este tierno abrazo.

Ahora bien, existen buenas razones para esto basadas en la evolución. Al menos por lo que se refiere a la potencial madre. En primer lugar, este entorno complicado ofrece un primer test de viabilidad para el óvulo fecundado. Si este no tiene el cuajo necesario para penetrar a través de esta fortaleza, tal vez no posea lo que hace falta para sobrevivir en el mundo real. Los que no son capaces de superar esta primera ronda de cortes no se implantan y la madre jamás sabrá que por allí rondaba un óvulo fecundado. El endometrio de la madre se desprende de forma que este óvulo fecundado inviable no intente quedarse e implantarse sin que en primer lugar haya obtenido el sello de aprobación de la madre. Se cree que aproximadamente un 32 % de los óvulos fecundados corren esta suerte.

Para los que se las arreglan para atravesar ese inhóspito panorama tiene lugar una segunda ronda de pruebas basadas en la cantidad de gonadotropina coriónica humana, o hCG, liberada por el embrión implantado para impedir que el cuerpo de la madre desencadene la cascada biológica que pone en marcha la menstruación.[8] Los em-

....

8. Esta es la hormona que hace sentirse mal a las mujeres al principio del embarazo, lo cual también sirve de importante función de adaptación. Los estudios realizados indican que los dolores y las molestias en el embarazo contribuyen a impedir que la madre ingiera teratógenos, que son compuestos químicos que tienen efectos nocivos sobre el desarrollo del embrión (especialmente en las etapas iniciales, cuando se están creando los componentes fundamentales del sistema nervioso). Alimentos como el brócoli, la carne, los huevos y otros productos de sabor amargo e intenso son ricos en estos compuestos, razón por la que la mayor parte de las mujeres prefieren no comerlos durante las primeras 12-14 semanas de embarazo.

briones más sanos producen más hCG y los menos sanos, menos hCG. Por tanto, si un embrión no produce suficiente hCG para superar los estándares inversores de la madre (lo cual varía en función de cuán favorables sean las condiciones para la reproducción), el cuerpo de la madre reducirá sus pérdidas desencadenando la cascada biológica que provoca el desprendimiento del revestimiento endometrial, el embrión y todo lo demás. Se estima que un 24 % adicional de óvulos fecundados corren esta suerte. Así pues, los tejidos del endometrio protegen a la madre de tener su sistema circulatorio explotado por un embrión que aquella todavía no ha decidido aceptar. Con cerca de un 50 % de los óvulos fecundados que no pasan el corte antes incluso de que la mayoría de las mujeres sepan siquiera que están embarazadas, este es un mecanismo que se pone en práctica con más frecuencia de la que puedas imaginar.

Los seres humanos tienen menstruaciones porque el desprendimiento del revestimiento endometrial permite a las mujeres ser exigentes respecto a la inversión en el embarazo. Y la razón de que hagamos esto contrariamente a casi todas las demás especies se debe a que los costes de la inversión en el embarazo equivocado son más altos en las hembras humanas que en las de otras especies. Además de unos costes iniciales mucho mayores que los exigidos a las hembras de la casi totalidad de las especies (nueve meses de embarazo no es precisamente un tema menor), el parto es mucho más peligroso para las hembras humanas que para las hembras de otras especies. La desafortunada combinación de unas caderas estrechas y unas cabecitas gigantescas hacen del parto una tarea complicada para los seres humanos. Los cuerpos de las mujeres son inteligentes y, por tanto, exigentes con respecto al embarazo. Y el desprendimiento del revestimiento endometrial es parte de esta sabiduría.[9]

Comprender a las mujeres exige comprender los principios biológicos que nos hacen quienes somos. Entender nuestro modo de funcionamiento nos da más poder y más control sobre nuestras propias vidas, no menos. Y ayuda a sentar las bases de la comprensi-

....

9. Aunque existen otras teorías acerca de la función del desprendimiento del revestimiento endometrial, esta es la que aporta la evidencia más convincente hasta la fecha.

ón de cómo algo tan pequeño y aparentemente sin importancia como las hormonas sexuales de las mujeres pueden influir en *todo lo que es una mujer*. Ello se debe a que la reproducción es el motor que impulsa el proceso de evolución por selección. Esto significa que todo lo relativo a nosotras se basa en la transmisión de los genes. Incluso cosas que jamás imaginarías que tuviesen que ver con el sexo o la reproducción —como el funcionamiento de la respuesta al estrés y el sistema inmune, así como tu apetencia e interés por probar nuevas cosas— existen en su formato actual porque ayudaron a optimizar la transmisión de genes. Esto significa que el sexo —y tus hormonas sexuales— son una parte esencial de quien tú eres.

2

TÚ ERES TUS HORMONAS

La manera en que las hormonas influyen en la psicología y el comportamiento de las mujeres es algo que ha sido banalizado, mal descrito y distorsionado de forma simultánea por personas que en la mayoría de los casos no tenían ni idea de lo que estaban hablando. Así pues, voy a hablarte de lo que son tus hormonas y lo que hacen para que te olvides de todas las ideas falsas y aprendas a apreciar todas las cosas increíbles que hacen estos mensajeros incomprendidos para que tú seas tú.

No obstante, antes de que profundicemos más en este punto, quiero pedirte que dediques unos momentos a tratar de entender la idea de que tú eres una entidad biológica. Y no tan solo por lo que se refiere al panorama general evolutivo de que «has heredado la sabiduría psicológica de tus antepasadas», sino también en cuanto a que «tu mente es un producto de los tejemanejes de los engranajes tu cerebro».[10] Esto es más difícil de lo que puedas pensar, porque a

---

10. Si crees que tenemos un alma independiente del cuerpo y esa es la esencia de una persona (y no su biología), quiero que sepas que respeto totalmente esta convicción. Todo lo que hay en este libro sigue siendo relevante para ti y es demasiado importante como para no tenerlo en cuenta. Me gustaría pensar que la gente puede dejar espacio a la biología en cualquier sistema de creencias que tenga. Esperemos que esto también sea cierto en tu caso.

la mente humana le cuesta creer que es el producto de lo que está haciendo el cerebro físico. Incluso las personas que estudian el cerebro durante toda su vida tienen dificultades para mantener esa idea en su cabeza durante mucho tiempo. Mi propio cerebro olvida oportunamente este pequeño detalle autobiográfico en el momento en que dejo de obligarme a pensar sobre ello. Esto está tan en desacuerdo con lo que se siente en cuanto a ser una persona que vive y respira, que tiene una vida social y unas preferencias gastronómicas determinadas, que nuestro cerebro tiene problemas para creer que es cierto. Pero lo es. Hay biología en la esencia de todo lo que hacemos, sentimos y somos.

Incluso la lectura de este libro es el resultado de actividades biológicas que están sucediendo en tu cerebro ahora mismo. Las palabras de esta página y las ideas que te estoy pidiendo que consideres están provocando que tus células añadan nuevas conexiones y eliminen otras. Si yo te conectara a un superescáner cerebral perfectamente sintonizado (un tipo de aparato que todavía no se ha inventado, pero, caramba, la esperanza es lo último que se pierde), veríamos que tu cerebro ha cambiado físicamente en respuesta al aprendizaje sobre sí mismo. La experiencia de ser tú es un fenómeno biológico creado por las actividades de las estructuras físicas del organismo.

Y esto es cierto con respecto a cualquier otro detalle singular sobre nosotros mismos que nos haga sentir como nosotros. Nuestra personalidad. Nuestras preferencias y aversiones. Nuestras emociones y nuestra capacidad para experimentar el amor. Todas las informaciones aprendidas y todas las ridículas y azarosas ideas que hayas considerado alguna vez se deben a unas señales eléctricas y químicas que se han liberado y transformado en el cerebro. Si yo te pidiera ahora mismo que te imaginaras a ti mismo bailando la canción *Macarena* con un chimpancé entrenado en una fiesta de cumpleaños para Justin Bieber, tu cerebro extraería instantáneamente del circuito neural todo aquello que está consagrado a juegos de fiestas infantiles, primates e ídolos para adolescentes para crear un cuadro mental de un hombre y un mono que juntos mueven rítmicamente brazos y piernas. Aunque estoy casi segura de que tú nunca has considerado la posibilidad de tener un circuito neural especializado en todas estas cosas, la realidad es que si puedes pensar en ellas, lo tienes.

Tú eres un ser total y dolorosamente biológico.

Aunque este es un detalle que solemos olvidar con una facilidad asombrosa, es importante en lo que respecta a reflexionar claramente sobre la píldora. Esto se debe a que, en lo relativo a aquello que te hace ser tú, las dos cosas que más importan son a) tu sistema nervioso (y sus mensajeros químicos, los neurotransmisores) y b) tu sistema endocrino (y sus mensajeros químicos, las hormonas). Aunque la mayoría de las personas están prestas a reconocer el rol de su sistema nervioso en hacerlas quienes son (el cerebro es parte del sistema nervioso, después de todo), suelen restar importancia al rol de sus hormonas. Hay una tendencia a externalizarlas y a pensar en ellas como algo que nos *ocurre* (como si nuestra esencia fuera una versión de nosotras libre de hormonas)[11] en lugar de como algo que forma parte de quienes somos nosotras. Pero, al igual que nuestros neurotransmisores y los patrones de disparo sinápticos de nuestro cerebro, las hormonas son una parte clave de lo que crea las experiencias de sentirnos como nosotras mismas. Y esto significa que algo como la píldora anticonceptiva —que cambia el perfil de las hormonas sexuales de las mujeres— puede cambiar a la persona que una mujer ha llegado a pensar que es.

---

11. No estoy segura del origen de la tendencia a externalizar nuestras hormonas, pero pienso que las principales conmociones biológicas, como la pubertad y el embarazo, podrían tener algo que ver con ella. Consideremos la pubertad, por ejemplo. Aquí estás tú: la Persona A. Luego, las hormonas sexuales entran en escena y, de repente, tienes vello, estás malhumorada y eres propensa a evadirte. Y todavía te sientes como la Persona A, pero como la Persona A bajo la influencia de las hormonas. Como estos cambios mediados por las hormonas son relativamente fáciles de identificar —y no nos haría ningún bien a ninguna de nosotras sufrir crisis de identidad importantes cada vez que nuestras hormonas intentaran alguna cosa nueva—, muchas de nosotras solemos pensar que nuestras hormonas son como un recubrimiento de quienes nosotras somos y no algo que forma parte de nosotras.

Así pues, empecemos con los conceptos básicos y hablemos sobre lo que son las hormonas. Las hormonas son unas moléculas señalizadoras que se sintetizan en una parte de nuestro cuerpo y que luego son liberadas en el flujo sanguíneo y captadas por todas aquellas células del cuerpo que tienen receptores hormonales compatibles. Como se difunden a través de la sangre, las hormonas pueden recorrer grandes distancias, llegando a ubicaciones de los receptores que están muy lejos de donde fueron generadas.[12] Este tipo de sistema de liberación difuso les permite actuar en muchos sistemas corporales diferentes a la vez, convirtiéndolas en un medio eficiente de comunicación de mensajes que deben ser escuchados a la vez por muchas partes distintas del cuerpo. En este sentido, son un poco como un altavoz. Emiten instrucciones a muchas y diferentes células del organismo (aquellas que tengan receptores para dichas hormonas), que escucharán y actuarán como consecuencia de esos mensajes.

La tarea principal de las hormonas es mantener todos nuestros sistemas corporales en sintonía con lo que el cuerpo debería estar haciendo en cualquier momento dado. Aunque esto es algo que la mayoría de nosotras damos por sentado, imagina por un momento el embrollo en que te verías si la mitad de tu cuerpo pensara que se está preparando para dormir mientras la otra mitad pensara que está huyendo de un oso. Peor todavía: imagina que todo esto estuviera sucediendo cuando te estás preparando para tener relaciones sexuales. Sería un desastre total. Si las hormonas no emitieran instrucciones que ayudan a que nuestros cuerpos funcionen de forma integrada y coordinada, pronto sucumbiríamos a la muerte por

....

12. Las hormonas van allí donde tienen que ir basándose en la presencia de receptores especializados en la membrana y en el citoplasma o el núcleo de células de todo el cuerpo. Funcionan según el modelo de ajuste llave-cerradura, en virtud del cual las hormonas serían unas minúsculas llaves que circulan por la sangre y abren solamente las puertas que tienen los ojos de cerradura apropiados. Así es como se consigue una acción específica por parte de las hormonas, a pesar del hecho de que se liberen de una forma difusa en el torrente sanguíneo.

cacofonía fisiológica. Y si crees que estoy dramatizando demasiado, veamos a continuación una lista no exhaustiva de algunas de las actividades que nuestras hormonas han estado coordinando recientemente: digestión, metabolismo, percepción sensorial, sueño, respiración, lactancia, estrés, crecimiento, desarrollo, relaciones sexuales, parto, ciclo menstrual, estado de ánimo y cualquier otra cosa que hayas hecho en el baño con la puerta cerrada. Aunque solemos reconocer las acciones de nuestras hormonas solo cuando algo no va bien (una tiroides que no funciona correctamente o un grano inoportuno), son esenciales para la supervivencia.

Y tú que pensabas que estabas infravalorada.

Tus hormonas coordinan en gran medida todo lo que hace tu organismo. Y no se trata tan solo de lo que ocurre del cuello para abajo. Tus hormonas también coordinan las actividades que tienen lugar en el cerebro. Aunque pueda parecer un tanto ilógico que el cerebro utilice las hormonas para influir en sus *propias* actividades, esta clase de tarea biológica es el tipo de cosa en que se especializa la evolución por selección: soluciones a problemas improvisados basándose en el *hardware* que ya existe.

Tú puedes pensar en el tipo de relación que existe entre el cuerpo, el cerebro y las hormonas como en la relación existente entre un avión (cuerpo), un piloto (cerebro) y el *software* de un plan de vuelo informatizado (hormonas). Si el piloto quiere ir a Roma, ejecutará el *software* correspondiente a Roma. Si quisiera ir a París, ejecutaría el *software* correspondiente a París. Y así con las demás. Cada programa de software permite a cada una de las partes del avión (por ejemplo, las alas, el timón, etcétera), así como al propio piloto, saber qué tiene que hacer para que el avión vaya en la dirección adecuada. El *software* de Roma hace que el piloto y el avión colaboren para llegar a Roma. El *software* de París hace que el piloto y el avión colaboren para llegar a París. Las hormonas indican al organismo y al cerebro cuál es el *software* que se está ejecutando para que todos estén en sintonía respecto a lo que deberían estar haciendo y hacia dónde deberían estar dirigiéndose.

Estas instrucciones no son solo para pequeños ajustes y mo-dificaciones menores. El impacto de las hormonas sobre la versión de nosotras que crea nuestro cuerpo es a veces enorme. Como ejemplo te voy a hablar de una disparatada especie de pez que tiene tres sexos. Te doy esta explicación para ilustrar hasta qué punto podemos ser diferentes bajo el influjo de diferentes conjuntos de hormonas.

EL PEZ CON TRES SEXOS

Aunque pueda parecer extraño hablar acerca de un pez en un libro sobre la píldora anticonceptiva, merece la pena hablar de este en el contexto de cualquier tema. Seguro que yo encontraría alguna forma de encajarlo en un libro acerca de los grandes dramas de la era isabelina si tuviera que hacerlo. Es especialmente interesante en el contexto de nuestra exposición porque realmente tiene tres sexos. La razón de que tenga tres sexos tiene que ver por completo con las hormonas sexuales.

El pez en cuestión es el pez guardiamarina o pez sapo *(Porichthys notatus)*, que es un pez nocturno extremadamente feo pero fascinante, nativo del océano Pacífico. La razón de que tenga tres sexos se debe a que hay dos tipos de macho, en lugar de solo uno. Y esos dos tipos de macho son tan diferentes entre en cuanto a apariencia y forma de actuar que los biólogos no podían clasificarlos en conciencia como la misma cosa. Son excesivamente diferentes.

El primer tipo de macho se llama macho Tipo I. Se trata de los musculosos y sexis Casanovas del mundo de los peces guardiamarinas. Son ocho veces más grandes que las hembras y producen unos fuertes gruñidos guturales que las hembras guardiamarinas encuentran irresistibles. Durante la primavera y el verano, estos machos sientan sus reales cerca de la costa, construyendo nidos cobijados entre las rocas. Luego, dan rienda suelta a sus murmullos guturales a lo largo de la noche para atraer a las hembras y que depositen sus huevos en los nidos.

El macho Tipo II, por su parte, es mucho más pequeño que el Tipo I. Su aspecto y comportamiento se parecen mucho más a los de una hembra que a los del macho Tipo I. La única forma de diferenciar a los machos del Tipo II de las hembras es por la presencia de sus órganos reproductores, que son *siete veces más grandes* que los de los machos del Tipo I.

Sí, eso he dicho: siete veces más grandes.

Ahora, antes de que nos desviemos demasiado, vale la pena destacar que estos peces se reproducen mediante la fecundación de los huevos de las hembras fuera de su cuerpo. En primer lugar, estas depositan sus huevos no fecundados en los nidos de los machos del Tipo I y luego se ocupan de sus cosas, a menudo dejando los huevos desatendidos, con la seguridad que da saber que sus huevos serán incubados sin problemas en este territorio defendido por el gran macho del Tipo I.

Bien, esto no deja demasiadas opciones a los machos del Tipo II. Son excesivamente pequeños para canturrear a las hembras o para defender sus territorios, así que tienen que recurrir a una estrategia de pillo si quieren reproducirse. Allí es donde su pequeño tamaño resulta útil. Como tienen las mismas dimensiones que las hembras, pueden entrar a hurtadillas en territorios defendidos por machos del Tipo I fingiendo que son guardiamarinas hembras (lo cual implica presumiblemente la puesta en práctica de una artimaña inteligente que distraiga al guardiamarina macho a fin de que no observe sus enormes genitales) y luego fecundar los huevos desatendidos que encuentran. Esta es la razón de que sus órganos reproductores sean tan grandes. Ese ataque por sorpresa puede ser la única oportunidad de que dispongan para reproducirse y, por lo tanto, lo mejor es disponer de una gran cantidad de esperma que aumente sus posibilidades de fecundar a unos cuantos de estos huevos.

Aunque ambos tipos de macho nacen con los mismos genes, en los machos del Tipo I se activan una serie de cambios inducidos hormonalmente, mientras que en los machos del Tipo II se activan una serie de cambios diferentes inducidos hormonalmente.[13] Y el resultado de dichos cambios es que estos dos tipos de macho parecen, actúan y experimentan el mundo de formas completamente diferentes, todo ello debido a las actividades de sus hormonas. Las diferentes hormonas a las que sus cerebros fueron expuestos durante

....

13. Aunque los biólogos aún están trabajando en los detalles de qué es lo que activa y desactiva tales cambios, es probable que tenga algo que ver con ciertas señales que indican cuál es la mejor ruta para promover el éxito reproductivo, teniendo en cuenta el entorno genético y externo del macho.

su desarrollo provocaron que sus cerebros se constituyeran de forma diferente. Los diferentes niveles de hormonas a los que sus cuerpos están expuestos en la madurez les hacen reaccionar de forma diferente ante su entorno. Sus hormonas desempeñan un papel clave en quiénes son.

Lo mismo es cierto para ti.

Tanto si eres un pez, una rana, un pájaro, un chimpancé o una persona, tus hormonas desempeñan un papel decisivo en todo lo que tu cuerpo hace. Como hay receptores hormonales en casi todas las células del organismo —incluyendo los miles de millones de células del cerebro—, el impacto de las hormonas sobre lo que piensas, lo que sientes y lo que haces está totalmente generalizado.

PERO, SOBRE TODO, TÚ ERES TUS HORMONAS SEXUALES

Aunque todas las hormonas de tu cuerpo realizan cosas importantes, es difícil imaginar cualesquiera otras que tengan una influencia más poderosa sobre las actividades del cerebro (o, de hecho, sobre el resto de tu cuerpo) que tus hormonas sexuales. Esto es del todo lógico si tenemos en cuenta el proceso que nos ha diseñado. Hemos heredado un cerebro de nuestras antepasadas que sitúa todo lo relativo a la transmisión de genes en el primer lugar de la lista biológica de cosas que hay que hacer, con el sexo destacado como primera prioridad.

Las hormonas sexuales predominantes en las mujeres son los estrógenos y la progesterona, siendo los primeros los que suelen captar la mayor parte de la atención.[14] Esto es así por una muy buena

....

14. Aunque las mujeres tienen tres tipos principales de estrógenos —estrona, 17-beta estradiol y estriol—, voy a limitar mi exposición sobre los estrógenos al 17-beta estradiol, el estrógeno principal de las mujeres en edad reproductiva y al que suele referirse la gente cuando habla de *estrógenos*. Por tanto, de aquí en adelante, cuando hable de estrógenos, me estaré refiriendo al 17-beta estradiol. Prefiero llamarlos así, por su nombre más popular, porque es más sencillo y reduce la probabilidad de que accidentalmente comiences a llamarle 17-beta estradiol en público, lo cual te expondría a más ojos en blanco y murmullos de los que cualquiera de nosotras sería capaz de soportar.

razón. Los estrógenos son las hormonas responsables de la mayoría de las cosas que pensamos cuando pensamos sobre lo que hace que las mujeres sean mujeres. Por ejemplo, son responsables del desarrollo y mantenimiento de las mamas y de la forma del cuerpo tipo «reloj de arena», así como del desarrollo y regulación del sistema reproductor. Los estrógenos son también determinantes a la hora de preparar a tu cuerpo cada mes, así como de motivar comportamientos que posibiliten el embarazo.[15] En el capítulo 3 hablaremos más sobre la naturaleza de los cambios psicológicos y conductuales que ocurren en el cuerpo de una mujer cuando los estrógenos son dominantes. Por ahora, merece la pena señalar que las mujeres se sienten un poco más coquetas y guapas durante la mitad del ciclo en que los estrógenos son dominantes.

La otra hormona sexual importante en las mujeres es la progesterona. Mientras que los estrógenos representan a la gatita coqueta y sensual de las hormonas de la mujer, la progesterona es más bien la hormona maternal que ayuda a coordinar todas las actividades de anidación que contribuyen a preparar el cuerpo para la posibilidad de implantación del embrión, y que ayuda a bloquear el cuello uterino contra cualesquiera gérmenes o espermatozoides que pudieran tratar de abrirse paso después de que la concepción haya tenido lugar. Cuando la progesterona entra en escena, la mujer suele tener más hambre y sueño y tiende a sentirse más relajada que en otros momentos del ciclo. Esta hormona induce a las mujeres a hacer el tipo de cosas que contribuyen a preparar sus cuerpos para la posibilidad de tener que hacer crecer en su interior a otro ser humano en un futuro no demasiado lejano.

Entonces, tal como cabría esperar de un cerebro que está programado para el sexo, hay receptores de las hormonas sexuales en casi todas las estructuras principales del cerebro. Reflexiona durante un minuto sobre lo que esto significa porque tiene una cierta profundidad. Cuando las células del cuerpo están equipadas con receptores hormonales, significa que están programadas para hacer cosas diferentes en función de si esa hormona está o no presente. Esto signifi-

_____

15. Sí, estoy hablando de relaciones sexuales.

ca que tu cerebro —ese CEO superpoderoso de tu sistemanervioso que está a cargo de todas las cosas acerca de ti que hacen que tú seas tú— ha sido programado para actuar de forma diferente dependiendo de las hormonas sexuales que estén siendo liberadas en el organismo.

La versión de ti misma que tu cerebro está creando *ahora mismo* es diferente de la versión de ti misma que se crearía en presencia de una serie de hormonas sexuales diferentes. Veamos, por ejemplo, el siguiente fragmento de una entrevista realizada a un hombre cuyo organismo había dejado de producir la principal hormona sexual masculina, la testosterona, a causa de una enfermedad. Vivió sin testosterona durante cuatro meses hasta que los médicos descubrieron el origen del problema.

Todo lo que yo identifico como ser yo: mi ambición, mi interés por las cosas, mi sentido del humor, la inflexión de mi voz, incluso la calidad de mi discurso..., todo cambió durante el periodo de tiempo en que estuve desprovisto de esta hormona. Había cosas que encontraba ofensivas acerca de mi propia personalidad que entonces estaban desconectadas. Estaba bien vivir sin ellas: la envidia, el deseo de juzgarme a mí mismo. Abordaba a la gente con una humildad que nunca había mostrado con anterioridad.

Así es, con la introducción de la testosterona volvió todo.

Cuando no tienes testosterona no tienes deseo. Y cuando no tienes deseo, no tienes ningún contenido en tu mente. No piensas en nada. La gente que está desprovista de testosterona no se transforma en alguien increíblemente racional. Se convierten en personas sin sentido porque son incapaces de distinguir entre lo que es y lo que no es interesante, y entre lo que merece la pena y lo que no merece la pena.

Crecí en una cultura, como todos nosotros, que separa el cuerpo del alma, y que esa es tu singularidad. Esa es tu originalidad. Y nada puede modificar esto. Entonces paso por esta experiencia donde se eliminan y luego se reintroducen pequeñas cantidades de una sustancia química corporal, y eso cambia todo lo que sé de mí mismo. Y quiebra la inviolabilidad de ese conocimiento, ese conocimiento de que quien tú eres existe independientemente de cualesquiera otras fuerzas del universo. Eso es humillante. Y es aterrador.

Tus hormonas sexuales desempeñan un rol en la creación de la versión de ti mismo que tú has llegado a conocer como tu yo. Obviamente, esto es de *enorme* importancia en el contexto de la píldora anticonceptiva. La mayoría de las mujeres que toman la píldora lo hacen en busca de un efecto muy concreto (evitar el embarazo) o por un pequeño puñado de otros efectos específicos (por ejemplo, tener la piel más clara o poder predecir el día exacto en que comienza la regla). Sin embargo, los efectos específicos no son posibles cuando se toma una hormona. *Especialmente* una hormona sexual. Por tanto, aunque conseguirás el efecto *deseado*, los efectos no serán específicos. Las hormonas de la píldora anticonceptiva son captadas por todas las células del organismo que tienen receptores de hormonas sexuales. Esto significa que están influyendo simultáneamente en las actividades de miles de millones de células, desde la cabeza a la punta de los pies. En especial en el cerebro. Como podrás ver en los capítulos siguientes, tus hormonas sexuales influyen en tu modo de pensar y sentir, en cómo contemplas el mundo, en cómo te comportas, en tu aspecto, en cómo hueles, en la excitabilidad de tus células cerebrales, en lo que hace tu sistema inmune, en la cantidad de alimentos que comes y en casi todo lo demás que seas capaz de imaginar.

POR QUÉ TAMBIÉN DEBERÍAS SENTIRTE BIEN CON ESTO COMO FEMINISTA

Ahora, ya sé que al menos unas cuantas de las que estáis leyendo este libro probablemente estaréis sintiéndoos un poco aprensivas respecto a la idea de que las hormonas de las mujeres —que cambian a lo largo del ciclo— desempeñan un papel importante en lo que piensan, sienten y hacen. Puedo ver cómo todo esto podría parecer la primera parte de un argumento de dos partes que proponga que las mujeres no deberían poder llevar a cabo tareas importantes como poseer tierras o votar porque sus hormonas en continuo cambio las convierten en seres totalmente volubles y poco fiables.

Pero esto no es así.

Para empezar, aunque nuestras hormonas varían de forma cíclica, no son volubles. En realidad, son muy predecibles. Si me dices cuál es la edad de la mujer y el primer día de su última regla, podré imaginar con bastante seguridad lo que estarán haciendo en ese momento sus principales hormonas sexuales. Tú misma puedes observar los efectos de esta ritmicidad llevando un diario donde reflejes cómo piensas y sientes a lo largo de tu ciclo. Advertirás, al igual que yo, que hay una enorme coherencia entre cómo te sientes cuando una hormona sexual es la dominante y cómo te sientes cuando la dominante es la otra hormona sexual. Las hormonas de las mujeres son cíclicas, pero no son volubles ni caprichosas.

Curiosamente, *no se puede decir* lo mismo de la principal hormona sexual del hombre, la testosterona. En realidad, la testosterona sí que es un tanto voluble y caprichosa. Por ejemplo, la testosterona cambia en respuesta a la edad, el momento del día, estar casado, tener hijos, la presencia de mujeres atractivas, la victoria o derrota del candidato político favorito, la victoria o derrota del equipo favorito, etcétera. Esta lista no es ni mucho menos exhaustiva. La testosterona de los hombres cambia constantemente. Esto quiere decir que si yo tratara de hacer una conjetura comparablemente acertada sobre lo que estuviera sucediendo con las hormonas sexuales principales de los hombres en un momento determinado, necesitaría saber, como mínimo, su edad, estado civil, si tiene hijos y el momento del día en que proporcionó su muestra, así como una descripción de todas sus actividades recientes, incluyendo si ha visto mujeres atractivas, competiciones deportivas o si ha encontrado armas mientras venía a realizar esta prueba.

Tanto hombres como mujeres tienen hormonas que cambian. Y cuando cambian, cambian lo que pensamos, sentimos y hacemos. Y esto es realmente *positivo*. Nos hace más inteligentes, más sabios y más competentes en todas las actividades que son necesarias para una reproducción y supervivencia satisfactorias. Permiten que todo nuestro cuerpo colabore para alcanzar cada uno de nuestros destinos evolutivos (por ejemplo, encontrar una pareja, tener hijos, cuidar de los hijos, establecer lazos afectivos con los seres queridos, hacer frente al estrés, etcétera) y conseguirlo sin perder un minuto.

Veamos, por ejemplo, el hecho interesante que le ocurre a la testosterona masculina cuando el hombre se casa y tiene hijos.

Tal como probablemente ya sepas, una de las características que definen a la testosterona es que es un potente motivador de la conducta sexual e, incluso más que eso, de los múltiples antecedentes de la misma (competencia por el estatus, inversión en la atracción de pareja). Por ejemplo, los niveles relativamente elevados de testosterona son responsables de que los hombres tengan más probabilidades que las mujeres de hacer cosas como snowboard hacia atrás o subir al monte Everest para impresionar a una potencial pareja sexual, y de que piensen en el sexo con tanta frecuencia que llega a convertirse en un fondo de pantalla mental. Esto tiene lógica desde el punto de vista de la evolución porque, como ambas sabemos, no pueden legarse a sí mismos. Los hombres con unos niveles más altos de motivación sexual se habrían esforzado más para atraer a más mujeres y, si tenían éxito, habrían traspasado más copias de sus genes que los hombres cuyos niveles de motivación sexual fueran menores.

Pero con una salvedad.

Contrariamente a lo que a la mayoría de los hombres les gustaría creer, no siempre les resulta beneficioso maximizar la producción de testosterona. Esto se debe a que hay más cosas en la vida aparte del sexo. Incluso para los hombres. Aunque los hombres se han beneficiado, evolutivamente, de ser más oportunistas que las mujeres desde la perspectiva sexual, también están programados para vivir en pareja y cuidar de los hijos. Nuestra necesitada y extremadamente dependiente descendencia así lo exige. Los hombres han desempeñado un rol crucial en la promoción de la supervivencia y el éxito reproductor de unos hijos altamente dependientes (así como de las madres de los niños), lo que desaconseja que tengan permanentemente apretado el pedal del acelerador de la testosterona. Los elevados niveles de testosterona y todo lo que ello conlleva (por ejemplo, estar muy sensibilizado a las señales de interés sexual por parte de otras mujeres y fantasear sin parar sobre la vecina), aunque son positivos para algunas cosas, pueden ser total y absolutamente contraproducentes en el contexto del vínculo de pareja a largo plazo y del cuidado de los hijos.

Afortunadamente, la selección natural tiene una solución para esto.

El cerebro de los hombres ordena a los testículos que reduzcan el volumen de producción de testosterona cuando se involucran en relaciones permanentes. Y les dice que reduzcan el volumen aún más cuando tienen hijos pequeños a los que cuidar. No reduce el volumen a un nivel tan bajo que convierta de repente a los hombres en peleles —eso jamás sería eficaz cuando tienen una familia que proteger y bocas que alimentar—. Por el contrario, lo que hacen es girar el dial lo suficiente para que disminuya el interés de los hombres en nuevas y apasionantes oportunidades sexuales y les quede margen para realizar actividades domésticas como cambiar los pañales o leer un cuento.

Por ejemplo, en un estudio realizado en más de 600 hombres, los investigadores midieron dos veces sus niveles de testosterona. Las primeras mediciones se tomaron cuando la mayoría de los hombres estaban solteros y sin hijos (Tiempo 1). Las segundas se efectuaron cuatro años y medio después, cuando la mayoría de los hombres habían empezado a asentarse y tener hijos (Tiempo 2).

Lo primero que descubrieron fue que los hombres que tenían unos niveles de testosterona más altos en el Tiempo 1 tenían más probabilidades de estar casados y con hijos en el Tiempo 2. Esto es coherente con el hecho de que la testosterona motiva el esfuerzo de encontrar pareja (los hombres que más se esforzaron por conseguir la chica lo consiguieron). También descubrieron que la testosterona disminuía de forma natural con la edad en todos los individuos que formaban parte de la muestra. Esto tampoco es sorprendente, ya que se trata de una de las cosas que se sabe que hace la testosterona. El resultado más interesante de este estudio fue que los hombres que habían sido padres mostraron un descenso de testosterona de más del doble que el observado en sus homólogos que no tenían hijos. *¡Más del doble!* Y los hombres que dedicaban más de tres horas al día al cuidado de sus hijos —dándoles de comer, bañándolos o pasando innumerables horas leyéndoles cuentos— mostraban el descenso más pronunciado de todos.

Los cerebros de los hombres han sido programados para el cuidado de los hijos. Y su testosterona cambiante es decisiva para que pasen de la modalidad «emparejamiento» a la modalidad «parental». Cuando llega el momento de pasar de don Juan a padre de alguien, los cerebros de los hombres ordenan una menor liberación de testosterona como medio de decirle al cuerpo que ha llegado la hora de ejecutar el *software* de padre.

Así pues, tanto hombres como mujeres tienen niveles hormonales cambiantes, y ambos sexos salimos ganando con ello. Estos cambios forman parte de la sabiduría biológica que hemos heredado de nuestros antepasados afortunados. No hay nada de cierto en la idea de que las hormonas de las mujeres cambian y las convierten en seres irracionales, mientras que esto no ocurre con los hombres. Lo dice la ciencia. Esta idea no es más que el reflejo una actitud de comodidad adoptada por sexistas estúpidos que desean evitar que las mujeres compitan por los recursos y posiciones que han sido monopolizados por los hombres desde siempre.

Como mujeres, tenemos que dejar atrás los falsos dobles estándares que nos dicen que las mujeres somos «hormonales» pero que los hombres no, y hablar libre y abiertamente sobre nuestras hormonas. Aunque minimizar el impacto de la biología en hacernos quienes somos es malo para todos, es especialmente malo para las mujeres.[16] Hemos llegado a un lugar en nuestra cultura en el que nuestras hormonas son tratadas con tal desconsideración que a las mujeres se les receta la píldora anticonceptiva —que cambia esencialmente su perfil hormonal— como primera línea de defensa incluso para las más pequeñas de las molestias, como erupciones cutáneas o menstruaciones irregulares. No es mi intención minimizar lo muchoque cuesta tratar estas molestias ni tampoco te estoy recomendando que

....

16. Por ejemplo, no puedo evitar pensar en aquellas personas que cuidarían mucho mejor su cuerpo si adoptaran de verdad la idea de que su cuerpo —del cual el cerebro y las hormonas forman parte— las hace ser quienes son. Comer de forma saludable, dormir lo suficiente, gestionar el estrés y hacer ejercicio son actividades excelentes para el cerebro. Cuando se hacen estas cosas cambia lo que el cerebro hace, logrando de ti la mejor versión de ti misma que puedas ser. No son solo buenas para tu cuerpo del cuello para abajo.

abandones la píldora en caso de que la uses para estos propósitos (nunca afirmaría que sé más acerca de lo que es mejor para ti que tú misma). Por el contrario, te digo esto a ti porque te mereces tomar decisiones acerca de tu salud con los ojos bien abiertos. Como mujeres, todas hemos tenido un enorme punto ciego por lo que se refiere a nuestras píldoras anticonceptivas. Tus hormonas sexuales influyen en la versión de ti misma que eres, lo cual quiere decir que tienes que saber quién eres cuando tomas la píldora y cuando no la tomas. Disponer de esta información te puede ayudar a escoger la versión de ti misma que quieres ser y a entender la versión que ya eres ahora.

Volveremos sobre estas ideas a continuación.

3

TÚ EN LA ÉPOCA DE FERTILIDAD

La idea de que las hormonas de las mujeres influyen en la versión de sí mismas en que se encuentran es algo que está muy bien ilustrado por las formas en que cambian los comportamientos de las mujeres como respuesta a los cambios hormonales que tienen lugar a lo largo del ciclo. Estos cambios son *bastante* más interesantes que la idea de que «las mujeres se deprimen antes de sus reglas» que ha dominado las conversaciones sobre las hormonas de las mujeres durante los últimos cientos de años. Esta tosca y poco halagadora caricatura oscurece lo que en realidad es un sistema asombrosamente bien diseñado y dirigido a promover la concepción e implantación. Y, como verás más adelante, estos cambios hormonales no solo influyen en lo que las mujeres piensan, sienten y hacen, sino que también tienen la capacidad de influir *en lo que otras personas piensan, sienten y hacen.*

TU CICLO DE OVULACIÓN (NO TU CICLO MENSTRUAL)

En caso de que esta sea la primera vez que lo hayas visto descrito de esta forma, la liberación mensual de un óvulo maduro que puede ser fecundado y desarrollarse en un minúsculo ser humano se llama ovulación. Y aunque la mayoría de la gente llama ciclos menstruales a los ciclos mensuales de las mujeres, yo creo que esta descripción está focalizada en el aspecto equivocado. La liberación de un óvulo es la estrella del show, no tu regla. Así pues, de aquí en adelante nos vamos a referir a los ciclos mensuales de las mujeres como sus ciclos de ovulación (que, en cualquier caso, es la terminología utilizada por los investigadores que los estudian), y pienso que estarás de acuerdo en que se trata de una función de neuroendocrinología perfectamente ajustada.

En términos generales, los ciclos de las mujeres pueden dividirse en dos mitades, cada una de las cuales está dedicada al cumplimiento de una de las dos tareas que deben ser realizadas en los cuerpos de las mujeres para que tenga lugar la reproducción. Estas dos tareas son la concepción (coordinada por los estrógenos, que son dominantes durante la primera mitad del ciclo) y la implantación (coordinada por la progesterona, que es dominante durante la segunda mitad del ciclo).[17]

La fase de concepción de tu ciclo (que se denomina fase folicular) comienza el Día 1 —cuando empieza tu menstruación— y continúa hasta que un óvulo[18] es liberado en la ovulación (lo cual suele ocurrir entre el décimo y el decimocuarto día). Los niveles de estrógenos aumentan durante esta fase, alcanzando su punto máximo justo antes de la ovulación con la liberación de un óvulo maduro (véase la imagen a continuación).

....

17. Esto es una simplificación, por supuesto. Si estás interesada en los detalles esenciales, te animo a que consultes al final del libro las referencias bibliográficas correspondientes a este capítulo.

18. Curiosamente, aunque varios folículos empiezan a desarrollar óvulos cada mes, solo al folículo más dominante se le permite madurar completamente un óvulo. Los demás folículos, con un desarrollo menos robusto, están programados para contraerse y morir, permitiendo al cuerpo proponer su mejor óvulo en cada ciclo. Es como un miniproceso de selección natural que tiene lugar *en el cuerpo de una mujer* antes de que se produzca la concepción. Durante este tiempo, los estrógenos aumentan, preparando la liberación del óvulo y ayudando a construir el revestimiento endometrial de la matriz con el fin de afrontar la posibilidad de embarazo. También cambia la textura del moco cervical con el objetivo de que el entorno sea más hospitalario para los espermatozoides que se encuentren por los alrededores.

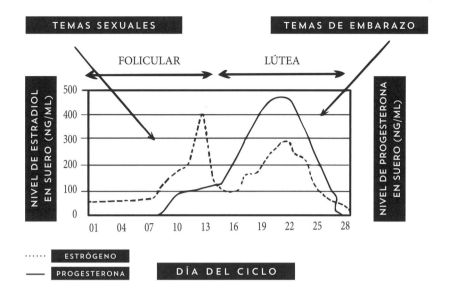

 Cambios hormonales en las mujeres a lo largo del ciclo de ovulación.

La fase de implantación del ciclo (que se denomina fase lútea) comienza después de la ovulación, cuando una estructura endocrina temporal llamada cuerpo lúteo o amarillo se forma en el folículo ovárico recién desocupado. Su tarea consiste en producir progesterona, que aumenta progresivamente a lo largo de la segunda mitad del ciclo y llega al punto máximo entre los días vigésimo y vigésimo segundo.

El ciclo de ovulación es en muchos aspectos la forma perfecta de ilustrar cómo el grado en el que cambian nuestras hormonas cambia lo que pensamos, sentimos y hacemos sobre la base de las actividades que cada hormona se encarga de coordinar. Como los estrógenos se encargan de coordinar las actividades relativas a la concepción, deberíamos descubrir que durante los momentos del ciclo en los que son las hormonas dominantes las mujeres son las versiones de sí mismas que ayudan a facilitar dichas actividades. Como la progesterona es la encargada de coordinar las actividades relativas a la implantación y el embarazo, deberíamos descubrir que durante los momentos del ciclo en los que es la hormona dominante las mujeres son las versiones de sí mismas que ayudan a facilitar dichas actividades.

El resto de este capítulo está dedicado a hablar sobre la psicología y el comportamiento de las mujeres durante los momentos del ciclo en los que los estrógenos son dominantes. Nos centraremos en especial en cómo los niveles crecientes de estrógenos que se manifiestan cuando la concepción es posible influyen en lo que las mujeres piensan, sienten y hacen. Esta investigación ilustra perfectamente el modo en que nuestras hormonas influyen en la versión que somos de nosotras mismas en un momento concreto del tiempo. También nos ofrece una instantánea de esa ruta hormonal que no es seguida por las mujeres que toman la píldora. Tal como expondremos con más detalle en el capítulo 4, una de las cosas que hace la píldora para evitar que las mujeres se queden embarazadas es impedir la sobrecarga hormonal que promueve la ovulación. Sin embargo, además de impedir la maduración y liberación de un óvulo (el efecto específico y previsto de la píldora anticonceptiva), también impide que los cuerpos y cerebros de las mujeres hagan todas las demás cosas que los cuerpos de las mujeres hacen en aquellos momentos del ciclo en los que un óvulo está preparado para ser liberado. Para algunas mujeres, esto podría ser positivo, mientras que para otras tal vez no. No obstante, no hay forma de saber lo que la píldora significa para ti si no sabemos quién eres tú sin ella.

Así que veamos cómo podría ser esta versión de ti misma.

EL SEXO EN LA ÉPOCA DE FERTILIDAD

Si eres como una de los millones de mujeres estadounidenses que han tenido que sufrir una embarazosa clase de salud cuando cursaban secundaria, hay muchas probabilidades de que hayas oído hablar de todo lo que los estrógenos hacen del cuello hacia abajo para promover la reproducción. Un poco de estimulación folicular por aquí y un poco de engrosamiento del revestimiento endometrial por allá. No obstante, hay una gran parte de este puzle de la que probablemente no hayas oído hablar mucho y que es tan importante para el proceso de reproducción como la liberación de un óvulo.

Y eso, amigas mías, es el sexo.

Aunque hoy en día las mujeres pueden quedarse embarazadas sin necesidad de pareja masculina, este no ha sido siempre el caso.

Durante la mayor parte de nuestra historia evolutiva, la reproducción se llevaba a cabo según el anticuado estilo tradicional: chico encuentra a chica; chico y chica se enamoran; chico y chica hacen niños a través de un agradable encuentro sexual que permite a los gametos masculinos (espermatozoides) la oportunidad de encontrarse en las proximidades de un óvulo. Por tanto, teniendo en cuenta que los estrógenos están a cargo de la concepción la mitad del ciclo, además de descubrir que hacen cosas como promover el desarrollo del revestimiento uterino, también deberíamos descubrir que influyen en la psicología y el comportamiento de las mujeres en el sentido de facilitar la concepción.

Empecemos hablando de los efectos de la fase del ciclo en el deseo de las mujeres de tener relaciones sexuales. Teniendo en cuenta que la reproducción exige la presencia de espermatozoides en las proximidades de un óvulo, esto quiere decir que ha exigido a las mujeres tener relaciones sexuales. Más concretamente, esto ha significado mantener relaciones sexuales en un momento del ciclo en el que sea probable que los espermatozoides estén presentes en el instante en que el óvulo haya sido liberado. Y aunque el óvulo es muy impaciente (se desintegraría antes que esperar sin ser fecundado durante más de 24 horas), los espermatozoides pueden permanecer vivos durante cinco días en el tracto reproductivo de la mujer en búsqueda de un óvulo. Esto quiere decir que para que se produzca la concepción las mujeres deben tener relaciones sexuales dentro de las 24 horas de ovulación o unos cinco días antes. Teniendo en cuenta que los estrógenos se encargan de coordinar las conductas del cuerpo que promueven la concepción, deberíamos descubrir que la oleada de estrógenos que se origina cerca de la ovulación da lugar a que las mujeres quieran tener más relaciones sexuales que en aquellos momentos del ciclo en los que la concepción no es posible.

Y, en efecto, es así. Numerosos estudios recientes han demostrado que la fase periovulatoria del ciclo (los cinco días, aproximadamente, anteriores a la ovulación y el mismo día de la ovulación) se caracteriza por el aumento del deseo sexual, que está impulsado por el aumento del nivel de estrógenos en dicha fase. Por ejemplo, en un estudio los investigadores descubrieron que los niveles cambiantes de estrógenos (medidos en las muestras diarias de saliva de mujeres a lo largo de dos ciclos) estaban relacionados *positivamente* con el deseo sexual de las mujeres a lo largo del ciclo, mientras que los niveles cambiantes de progesterona tenían el efecto opuesto. Estas pautas de deseo sexual mediadas hormonalmente también se encontraron en mujeres lesbianas e incluso en primates no humanos. (estoy segura de que jamás habrías imaginado que tenías *esto* en común con el macaco Rhesus).

Ahora bien, desde un punto de vista evolutivo, estos cambios en el deseo son solo importantes en la medida en que contribuyen a cambios en el *comportamiento* sexual. Subir a un avión no te llevará a Bora Bora a menos que el aparato despegue. Por tanto, también deberíamos descubrir que la fase periovulatoria del ciclo está asociada a un aumento del comportamiento sexual real.

Y así es.

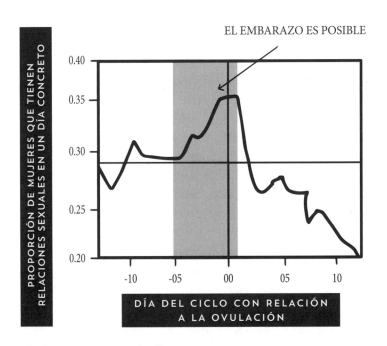

El deseo sexual de las mujeres es más elevado en los momentos del ciclo en los que la concepción es posible.

Por ejemplo, en un estudio realizado en 68 mujeres con pareja, los investigadores recogieron muestras diarias de orina a lo largo de múltiples ciclos con el objetivo de determinar con precisión el momento de la ovulación. Al mismo tiempo, se pidió a las mujeres que llevaran un registro diario de su conducta sexual. Los resultados de este estudio desvelaron la presencia de un salto impresionante en la conducta sexual de las mujeres en las proximidades de la ventana fértil del ciclo, seguido de un descenso sostenido a medida que la fertilidad cíclica decaía durante la segunda mitad del ciclo, cuando hay un nivel elevado de progesterona (véase la figura anterior). Muchos otros estudios han encontrado resultados parecidos y apoyado la idea de que estos efectos emergen a partir de cambios experimentados en las motivaciones sexuales de las mujeres en los momentos en los que la concepción es posible.[19] Esto es muy lógico desde el punto de vista evolutivo. Además de facilitar el vínculo de pareja mediante la promoción de la intimidad emocional (que es otra cosa genial que el sexo hace por nosotros),[20] las relaciones sexuales son un buen medio de conseguir que los genes pasen de una generación a la siguiente. Es perfectamente lógico desde el anticuado punto de vista evolutivo que nuestras hormonas promocionen el comportamiento sexual durante los momentos en los que la concepción es posible.

....

19. Ten en cuenta que te recordaré esto periódicamente porque es algo fácil de olvidar, lo que no significa que las mujeres estén esperando necesariamente quedarse embarazadas en esos momentos. De hecho, si tu historia es parecida a la mía, seguro que ha habido muchísimas ocasiones en que has tenido relaciones sexuales periovulatorias y has esperado desesperadamente no quedarte embarazada. Lamentablemente, al proceso de evolución le importan bien poco nuestros deseos relativos a la concepción. Al contrario, la selección favoreció los rasgos psicológicos, fisiológicos y conductuales que han promovido una reproducción satisfactoria, tanto si queríamos reproducirnos como si no. Pero no culpes a Darwin, sino a tu abuela. Nosotras hemos heredado esas características de nuestras antepasadas, que se reprodujeron en suficiente medida como para transmitirnos estos rasgos.

20. En un estudio especialmente destacable, los investigadores examinaron en 214 parejas recién casadas el rol de la satisfacción posterior al sexo (se trata de ese aturdimiento amoroso que experimentas después de haber tenido relaciones sexuales) en el favorecimiento de la intimidad emocional. Lo que descubrieron fue que la fuerza de la satisfacción posterior al sexo —es decir, los sentimientos persistentes de mayor satisfacción sexual que continúan después de un acto sexual— predice la satisfacción marital de dichas parejas.

Pero retrocedamos un poco. Como hemos visto, el sexo es positivo y el sexo es bello. Sin embargo, ambas sabemos que el sexo es mucho más eficaz en la transmisión de genes cuando se practica con una pareja que cuando se practica sola. No hay nada de malo en ello (y puedes estar prácticamente segura de que las mujeres también son más propensas a este tipo de práctica cuando la ovulación está próxima, con todo el exceso de deseo sexual flotando alrededor), pero si ese es el único sexo que tienes es un callejón sin salida evolutivo. Como el sexo no evolutivo de callejón sin salida ha exigido históricamente a las mujeres que tengan relaciones sexuales con un hombre que esté vivito y coleando, los investigadores han formulado la hipótesis de que los cambios hormonales que tienen lugar en las proximidades de la ovulación (niveles de estrógenos altos con relación a los de la progesterona) también deberían propiciar que las mujeres desempeñen su rol de atraer a sus parejas. Un juego.

Conforme a esta idea, el citado estudio revela que las mujeres se sienten más seductoras, más abiertas a nuevas experiencias y se esfuerzan más en aparecer más guapas en los momentos de alta fertilidad del ciclo. En los momentos de alta fertilidad las mujeres también se ponen más maquillaje, se ponen ropa más sexi, compran ropa más sexi y se ponen más prendas de color rojo, que es un color conocido por hacer que las mujeres aparezcan como particularmente atractivas y deseables para los hombres. El estudio indica que los estrógenos desempeñan un papel importante en la motivación de las mujeres por esforzarse en mejorar su aspecto físico, esfuerzos que alcanzan su punto culminante en paralelo con el nivel máximo de los estrógenos en el ciclo. Los estrógenos —debido a que coordinan actividades corporales que promueven la concepción— hacen que las mujeres se sientan más seductoras y más interesadas en actividades que maximicen su atractivo para los hombres. También incrementan su interés en las relaciones sexuales y aumentan las probabilidades de que las tengan.

... pero no con cualquiera.

Teniendo en cuenta la inversión sustancial que las mujeres tienen que hacer en la reproducción (recuerda los nueve meses íntegros, más el riesgo de muerte prematura en el parto de la que hablamos en el capítulo 1), deberíamos deducir que no todos sus esfuerzos estarán siendo dirigidos hacia la posibilidad de tener relaciones sexuales con cualquiera que tenga un cromosoma Y. Todo lo contrario: las mujeres deberían ser especialmente exigentes con respecto a los tipos de cualidades que buscan en sus parejas. En concreto, deberíamos darnos cuenta de que los estrógenos hacen aumentar el interés de las mujeres en cualidades poseídas por hombres que estén asociadas con resultados reproductivos positivos.

LA SENSUALIDAD SE ENCUENTRA EN LAS HORMONAS DE QUIEN MIRA

Esta es una idea que tiene un montón de capas, así que revisaré contigo la base teórica. Merece la pena señalar en primer lugar que hay dos tipos de beneficios evolutivos que las mujeres pueden obtener de su elección de parejas sentimentales y sexuales. Los primeros son aquellos que influyen en la propia capacidad de la mujer para sobrevivir y reproducirse (por ejemplo, su aptitud evolutiva). Se denominan beneficios *directos* e incluyen el amor, el cuidado, el cariño, las cenas fuera de casa, los depósitos realizados en cuentas corrientes conjuntas y la determinación de prestar cuidados parentales a los hijos presentes y futuros. Como este tipo de beneficios son más favorables cuando se producen a lo largo del tiempo (tienes una aventura sexual con un pescador, comes pescado un día; te casas con un pescador, comes pescado durante toda la vida), estas cualidades suelen ser las más beneficiosas en el contexto de relaciones a largo plazo.

Pero estos beneficios no son los únicos.

Una mujer también puede aumentar su aptitud evolutiva a través de la elección de parejas que tengan el potencial de ofrecer beneficios *indirectos* de aptitud. Se trata de los beneficios genéticos que una mujer puede dar a su hijo simplemente escogiendo a una pareja que tenga el tipo de genes que promuevan una descendencia sana y superviviente. Y, afortunadamente, los hombres que tienen más probabilidades de ofrecernos estos beneficios son en cualquier caso aquellos hacia los que nos sentimos más atraídas. Es cierto:

dirigir la atención a ese hombre con unos hombros impresionantes que ves en el gimnasio tiene realmente una auténtica función evolutiva. Es un medio de ayudarte a conseguir buenos genes para tu futura descendencia.

Y tú que pensabas que estabas siendo superficial.

Ya sé que suena demasiado bien para ser cierto, pero no es así. En realidad, no hay nada inherentemente «sexi» ni «deseable» en relación con los hombres sexis y deseables. Tú simplemente los catalogas así porque tu cerebro descubre que las cualidades que poseen son gratificantes. Hombres altos, simétricos, con voces profundas, ambición y arrogancia provocan que nuestro cerebro produzca unos hermosos fuegos artificiales que nos hacen sentir bien porque estas cualidades nos ofrecen señales de cosas como la salud y la estabilidad evolutiva, las cuales crean unos embarazos más satisfactorios y unos hijos más sanos. Y eso es todo lo que tiene que ocurrir para que evolucione la preferencia por una pareja. Tu cerebro ha heredado la tendencia a encontrar sexis a los hombres sexis porque tus antepasadas —al mostrar la misma preferencia— fueron capaces de transmitir genes a los suficientes hijos supervivientes para que tú estuvieras donde te encuentras hoy. La sensualidad está en el cerebro de quien observa. Y el cerebro está especialmente en sintonía con estas cualidades cuando los niveles de estrógenos son elevados.

Lo cual nos devuelve al tema de la fertilidad.

Teniendo en cuenta que la fase periovulatoria del ciclo es una época en la que la concepción es posible, tendría toda la lógica evolutiva que las mujeres mostraran una elevada preferencia por hombres sexis en este periodo. Hombres sexis quiere decir buenos genes (aquellos beneficios indirectos de aptitud), y unos buenos genes significan hijos sanos. Y si estos hijos son de sexo masculino, también reciben el beneficio añadido de disfrutar de una buena oportunidad de llegar a ser unos hombres sexis, lo cual ya sabemos que les concederá una ventaja reproductiva. Porque son sexis. Y a las mujeres les gusta eso. Por tanto, es perfectamente razonable predecir que las preferencias de pareja de las mujeres cambiarán cuando los niveles de fertilidad sean altos, de forma que se priorizará la sensualidad frente a prácticamente cualquier otra cosa que un hombre pueda ofrecer en este periodo. Tal cambio de preferencia incrementará la probabilidad de obtener buenos genes (genes que promuevan la supervivencia y la reproducción en un linaje genético) en un periodo en el que la concepción sea posible.

Más de dos décadas de investigación han encontrado ahora el apoyo a esta hipótesis (denominada hipótesis del cambio ovulatorio).[21] Las mujeres tienen una elevada sintonía con los marcadores de buenos genes cuando se encuentran en máximos de fertilidad potencial, y encuentran más sexis y atractivos a los hombres que los poseen. Por ejemplo, en los momentos de alta fertilidad las mujeres prefieren el olor de hombres que sean socialmente dominantes y tengan rostros simétricos. También prefieren rostros más masculinos, tonos de voz más masculinos y profundos y en general encuentran más atractivos a los hombres socialmente dominantes y seguros de sí mismos que en los momentos no fértiles del ciclo. En un estudio de este tipo especialmente riguroso, los investigadores descubrieron que la preferencia de las mujeres por la masculinidad facial (un marcador de testosterona) en los hombres funciona prácticamente en paralelo con sus niveles de estrógeno a lo largo del ciclo. A los estrógenos les encanta la testosterona (véase la figura a continuación). Y, aunque estos tipos de efectos son en general mucho más fiables y sólidos cuando las mujeres están considerando con quiénes quieren tener relaciones sexuales (parejas a corto plazo), las investigaciones realizadas también indican que las mujeres que están casadas con hombres que poseen estos rasgos comunican una mayor satisfacción conyugal en los momentos de alta fertilidad en comparación con los de baja fertilidad.

....

21. Aunque hay otros estudios que no han podido encontrar estos efectos.

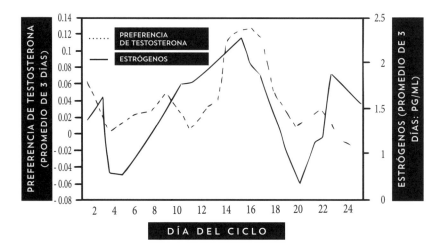

Los niveles de estrógenos de las mujeres predicen los niveles de testosterona que prefieren en sus parejas (a los estrógenos les encanta la testosterona).

En un estudio especialmente inteligente que analizaba el deseo de las mujeres hacia hombres sexis en diferentes momentos de su ciclo, los investigadores observaron las interacciones de las mujeres con los hombres en dos momentos distintos: uno de alta fertilidad y otro de baja fertilidad. En cada sesión de laboratorio, las mujeres interactuaban con dos hombres. Uno era seguro de sí mismo, carismático, del tipo «chico malo». El otro era una persona atenta, de fiar, del tipo «chico majo». Cada mujer interactuaba con los hombres, de uno en uno, a través de un sistema de videochat.[22] Durante

....

22. Bien, en cualquier caso eso es lo que se les dijo. En realidad, ellas estaban interactuando con un vídeo pregrabado de un hombre (para mantener la coherencia a lo largo de las sesiones), pero las mujeres no tenían idea de ello. Los videoclips del hombre fueron reproducidos de forma cuidadosamente programada de manera que este hacía las preguntas y luego la pantalla se oscurecía mientras las mujeres respondían a una cámara de vídeo. Una vez que las mujeres habían respondido a la pregunta, reaparecía el vídeo y el hombre formulaba otra pregunta. A las mujeres se les dijo que la interacción procedería de esta forma para tratar de minimizar los sentimientos de timidez al responder a las preguntas. La investigación psicológica es en parte ciencia y en parte truco.

cada interacción, el hombre se presentaba, hablaba un poco de sí mismo y luego formulaba a las mujeres preguntas sobre ellas. Las respuestas e interacciones de las mujeres con los hombres se grababan para que pudieran ser calificadas en cuanto a comportamiento de galanteo y, al final de cada sesión, los investigadores pedían a las mujeres que comunicaran su interés en cada uno de los hombres con los que ellas pensaban que habían interactuado.

Los resultados de este estudio descubrieron que las mujeres comunicaban un interés por los hombres sexis «chicos malos» como parejas para relaciones sexuales a corto plazo que era mayor en los momentos de alta fertilidad que en los de baja fertilidad. También se mostraban más coquetas con ellos en estos momentos del ciclo. Sin embargo, la fertilidad no tenía ningún impacto en el interés de las mujeres en este tipo de individuos como parejas sentimentales a largo plazo, ni tampoco influía en el grado de deseabilidad de los «chicos majos» para cualquier tipo de relación. ¿Cuál es la conclusión? Las mujeres están más interesadas en tener relaciones sexuales con hombres sexis en los momentos de alta fertilidad que en los de baja fertilidad. Esto es lógico desde el punto de vista evolutivo, ya que permitiría que la mujer accediera a genes de alta calidad para su descendencia en los momentos en que es probable que las relaciones sexuales den lugar a la concepción.

La idea de que las mujeres deberían perseguir relaciones sexuales a corto plazo con hombres carismáticos tipo «chicos malos» en los momentos del ciclo en los que es más probable que ocurra la concepción —a primera vista— puede parecer que contradice todo lo que hemos hablado al respecto en el capítulo 1. Como tal vez recuerdes, una de las razones de que las mujeres suelan ser menos oportunistas sexualmente que los hombres es que durante la mayor parte de nuestra historia evolutiva a los hijos de madres solteras no les ha ido muy bien. Las mujeres prestan atención al tamaño de la cuenta corriente de un hombre y a si interactúa amablemente con sus sobrinos y sobrinas, porque las mujeres ancestrales que prestaron atención a este tipo de cosas tuvieron más descendientes supervivientes que aquellas que no lo hicieron.

No obstante, esto no está necesariamente en desacuerdo con esta otra investigación, en absoluto. Ambos tipos de preferencias forman parte de la psicología de emparejamiento de las mujeres. Las mujeres lo quieren *todo*. Las mujeres quieren ser capaces de emparejarse con un hombre que posea marcadores de buenos genes en abundancia, que aporte seguridad económica, que esté interesado en ocuparse de los hijos y que ayude a lavar los platos del desayuno.

Por desgracia, la mayoría de nosotras ya somos dolorosamente conscientes de que la probabilidad de encontrar todas esas cualidades en un mismo hombre es bastante baja. Existe una tendencia bastante problemática por parte de los animales machos sexis, tanto grandes como pequeños, a evitar el compromiso. Por ejemplo, unos experimentos realizados con pájaros cantores descubrieron que cuando se manipula el aspecto de los machos para que sean irresistiblemente sexis para las hembras, los machos responden al consiguiente aumento de atención de la hembra disminuyendo su inversión en su pareja y sus crías. Y cuando ocurre lo contrario —y se manipula a los machos para que sean *menos* deseables para las hembras—, los machos compensan su menor sensualidad con un refuerzo del rol de padres y siendo más solícitos con sus parejas hembra. Aunque no podamos realizar este tipo de manipulaciones en los machos humanos, los estudios suelen revelar que los hombres masculinos, simétricos y socialmente dominantes tienden a comportarse de forma similar. Los hombres sexis suelen exhibir un interés menor en los bebés y las tareas de la crianza, muestran un mayor y permanente interés en oportunidades sexuales fuera del ámbito de la pareja y una mayor inestabilidad relacional que sus homólogos menos masculinos, menos simétricos y menos socialmente dominantes.

Así pues, ¿qué tiene que hacer una chica si lo quiere todo?

Aquí llegamos a un punto donde las cosas pueden volverse un tanto escandalosas.

La elección de pareja es algo que normalmente requiere algunas contrapartidas. Las investigaciones realizadas han descubierto que las concesiones que hacen las mujeres dependen en gran medida de si están eligiendo un novio/marido (una pareja a largo plazo) o una pareja sexual/rollo ocasional (una pareja a corto plazo). En el primer caso, las mujeres suelen priorizar los rasgos asociados a su potencial de padre, proveedor económico y socio cooperador (beneficios de aptitud directos). La inversión parental aumenta las posibilidades de supervivencia de los hijos y también promueve su salud, su bienestar psicológico y el potencial para ganarse la vida cuando sean adultos. Esta es la razón de que las mujeres prioricen las señales de amabilidad, fidelidad, potencial para ganarse la vida, ambición y potencial para ejercer de padre cuando seleccionan novios y maridos a largo plazo. Aunque la priorización de este tipo de características significará a menudo que las mujeres tendrán que hacer concesiones en cuanto a algunos de los rasgos sexis que también desean, la elección de parejas a largo plazo que estén dispuestas y sean capaces de invertir ha sido históricamente el camino que mejor promueve la supervivencia de sus hijos.

Cuando se eligen parejas sexuales a corto plazo, por su parte, las mujeres son capaces de hacer concesiones diferentes. Como el emparejamiento a corto plazo no implica, por definición, un volumen excesivo de inversión, las mujeres pueden coger todas las fichas que habrían invertido en adquirir una pareja que fuera una persona increíble, que se ganara muy bien la vida y amara a los niños, y transformarlas en más sensualidad de la que habrían sido capaces de obtener si también estuvieran buscando a alguien que se quedara con ellas y cuidara de los hijos. Esto quiere decir que cuando las mujeres están seleccionando parejas sexuales a corto plazo pueden priorizar cualidades como la masculinidad, la dominancia social, la simetría y otras que indiquen que dicho individuo tiene el tipo de genes que promoverán el éxito de sus hijos (beneficios de aptitud indirectos).

Lo más positivo es que —incluso frente a las concesiones que cada una de nosotras debe hacer cuando escoge pareja— las mujeres aún pueden conseguir lo mejor de ambos mundos para su descendencia... Esto podría significar tener que conseguir cada una de dichas cualidades de un hombre diferente. Quiere decir obtener inversión de un tipo de hombre (generalmente una pareja principal que sea una persona cariñosa, tierna y fiable) a la vez que se obtienen genes sexis de otro tipo de hombre (en general, un individuo desconocido para la pareja principal). Y si una mujer se sintiera inclinada a actuar así en la búsqueda totalmente inconsciente de unos buenos genes para su descendencia, ¿qué época mejor para esto que en las cercanías de la ovulación?

Bien, ya sé que hay muchas probabilidades de que algunas de vosotras encontréis espantosa esta idea. Es perfectamente comprensible. Sin embargo, merece la pena mencionar que la evolución de este tipo de estrategia condicional es *inevitable* siempre que haya hembras que obtengan beneficios de aptitud directos (inversión en recursos) e indirectos (genes) de sus parejas. Para las hembras de especies que solo obtienen beneficios indirectos del emparejamiento —lo cual es la norma general para la mayoría de los organismos que se reproducen sexualmente—, esto no es un problema porque ellas no tienen que preocuparse por la inversión. Lo único que estas hembras están buscando cuando seleccionan una pareja son sus genes. En cambio, cuando se trata de hembras de especies que obtienen tanto beneficios directos como indirectos de sus parejas, siempre habrá hembras que manipulen las normas del sistema emparejándose formalmente con un buen padre para el acceso a sus recursos y luego obtendrán unos genes sexis para su descendencia de su ardoroso vecino.

De hecho, haciendo trampas.

Una estrategia de emparejamiento dual de este tipo conseguirá, en general, que la mujer haga un mejor negocio del que podría hacer si obtuviera los beneficios de aptitud directos e indirectos de la misma pareja (aunque mi marido te dirá que yo soy la excepción a esta regla). Eso no quiere decir que esta sea la mejor estrategia para la mayoría de las mujeres. Es complicado sacarla adelante y suele ser una idea bastante mala ya que va acompañada del riesgo de abandono, violencia e incluso muerte si te atrapan. Más bien, se trata simplemente de decir que la psicología de emparejamiento de las mujeres ha incorporado en su diseño la *capacidad* para este tipo de estrategia. Disponemos de esta herramienta en nuestro arsenal mental para utilizarla en caso de emergencia. Y esto significa que incluso la más fiel y entregada de las esposas no es inmune a la manifestación de los tipos de cambios psicológicos en los momentos de alta fertilidad que promoverían la ejecución eficaz de esta estrategia de emparejamiento si se sintiera inclinada a actuar de acuerdo con ella.

Lo cual nos lleva a la parte más oscura de la hipótesis del cambio ovulatorio. Lo que todavía no te he contado acerca del efecto del estatus de fertilidad de las mujeres sobre su preferencia por la sensualidad es que este cambio de preferencia es a veces más pronunciado en mujeres que ya tienen pareja. Las mujeres con relaciones de pareja —en especial las mujeres que tienen relaciones con hombres que carecen de las cualidades que son conocidas como marcadores de buenos genes— suelen manifestar una marcada preferencia por hombres sexis en los momentos de sus ciclos en los que la concepción es posible. Y este patrón general está sustentado por cerca de casi 20 años de investigación al respecto.

Por ejemplo, en uno de los estudios, los investigadores pidieron a las mujeres que prestaran atención a nueve fragmentos de texto que se habían extraído de la revista *National Wildlife*. Los fragmentos trataban de diversos temas como geografía, conservación y diversos tipos de caza silvestre. No era un material especialmente excitante. Se pidió a las participantes que repitieran los fragmentos de viva voz a través de un micrófono fijado a sus auriculares. A continuación, se calificaron las grabaciones de acuerdo con los errores cometidos, palabras que faltaban y murmullos.

Y aquí estaba el truco.

Mientras las mujeres escuchaban los fragmentos sobre la naturaleza por un oído, por el otro escuchaban mensajes distractores a un volumen igualmente alto. Durante la mitad del tiempo, dichos mensajes de distracción tenían un trasfondo insinuante *(Te vi en el campus y estabas muy guapa)*, mientras que no era así en la otra mitad *(Esperaba que pudieras ayudarme en esta asignatura)*. También se identificaba el momento del ciclo de ovulación en que se encontraban las mujeres. ¿Se trataba de un momento en el que la concepción era posible y el nivel de estrógenos alto? ¿O era un momento del ciclo en el que la concepción no era posible y el nivel de estrógenos era relativamente bajo?

De acuerdo con la idea de que la psicología de emparejamiento de las mujeres está en sintonía con señales que pueden favorecer una estrategia de emparejamiento dual (si una mujer estuviera tan inclinada a ello), las mujeres con pareja estaban más pendientes de las distracciones provenientes del trasfondo insinuante en los momentos de alta fertilidad que en los de baja fertilidad. Las mujeres sin pareja, por su parte, no mostraban este efecto. Otra investigación similar ha descubierto que las mujeres con pareja —en particular aquellas cuyas parejas son hombres menos atractivos, menos simétricos y menos genéticamente compatibles— confiesan experimentar un mayor número de fantasías sexuales fuera de la pareja y una mayor atracción fuera de la pareja en los momentos del ciclo en los que la fertilidad es elevada en comparación con aquellos en los que la fertilidad es baja. Considerados en conjunto, ambos estudios indican que las mujeres con pareja pueden mostrar cambios psicológicos en momentos de alta fertilidad para contribuir a facilitar una estrategia de emparejamiento dual en los periodos del ciclo en los que se puede producir la concepción. Aunque esto no es algo que haga la mayoría de las mujeres, los estudios señalan que la psicología de emparejamiento de estas ha sido diseñada de tal forma para que esta elección ofrezca a sus hijos unos genes de mejor calidad que los que podrían conseguir de su pareja principal.

A la luz de estos tipos de efectos, tal vez no sea sorprendente que las mujeres que tienen novios y maridos sexis desconfíen de las mujeres que están ovulando. Las investigaciones han descubierto que las mujeres se hallan menos dispuestas a permitir que sus parejas interactúen con mujeres que están ovulando, y perciben que estas mujeres que están ovulando son menos de fiar que las mismas mujeres cuando están en una fase del ciclo en que no pueden concebir. Y todo esto sucede sin que las mujeres sean conscientes del estatus de fertilidad de la hembra rival. Las mujeres ven tan solo a otra mujer que se encuentra en un momento de alta fertilidad, y algo que advierten en ella hace que les incomode el hecho de que su pareja interactúe con ella. Tal vez ellas estén captando alguna cosa que sus parejas también podrían estar captando, lo cual nos lleva a otro aspecto interesante sobre los estrógenos que quizá tú no conozcas y que consiste en que nuestras hormonas, en los momentos de alta fertilidad, nos hacen parecer, sonar y oler más sexis que en momentos de baja fertilidad.

OVULACIÓN OCULTA: ¿REALIDAD O FICCIÓN?

Durante mucho tiempo se supuso que el estatus de fertilidad de las mujeres a lo largo del ciclo no importaba realmente tanto fuera del ámbito de la concepción. Esto es debido a que la mayoría de las mujeres —que no han recibido una enseñanza explícita acerca de las oscilaciones en sus ciclos— ni siquiera saben que está sucediendo. En general, las hembras del género humano no se dan cuenta de su estatus de fertilidad porque se haya producido un cambio llamativo en su aspecto, como ocurre con los genitales hinchados de las hembras de babuino, o porque entren en celo como las gatas o las perras. Y, aunque muchas de nuestras homólogas mamíferas solamente tendrán relaciones sexuales durante los momentos del ciclo en los que la concepción es posible, las hembras del género humano tendrán relaciones sexuales a lo largo de todo el ciclo. Por dichas razones —junto al hecho de que muchas mujeres se sentirían en apuros a la hora de decirte en qué fase del ciclo se encuentran—, durante mucho tiempo se creyó que el estatus de fertilidad de las mujeres estaba totalmente oculto.

Durante los últimos 20 años, aproximadamente, se ha demostrado que esta idea, de forma similar a la idea de que el Sol gira alrededor de la Tierra, parece razonable cuando la oyes, pero resulta no ser cierta. La ovulación puede no ser advertida por las hembras del género humano de la misma forma en que lo es por las hembras de babuino, pero hombres y mujeres parece que son capaces de percatarse de los indicios sutiles que conducen a los cambios en la forma en que se percibe a las mujeres en las diferentes fases de fertilidad.

Tal vez el estudio más comentado con relación a este fenómeno sea el realizado por Geoffrey Miller, un psicólogo que no teme provocar un poco en nombre de la ciencia. Miller y su equipo de investigadores querían explorar si los hombres podían encontrar mujeres más deseables en la época de alta fertilidad y querían estudiarlo en un entorno naturalista. Con este fin, el equipo de investigadores trasladó su laboratorio al escenario más improbable para un acto científico: un local de *striptease*. Ahora bien, antes de que sueltes un largo y profundo suspiro ante la mera mención de este tipo de estudio, escúchame, por favor. Un club de *striptease* proporciona una oportunidad interesante de ver si el estatus de fertilidad de las mujeres influye en su sensualidad hacia los hombres de una forma cuantificable, no reactiva. Esto se debe a que los hombres —sin la incitación de un investigador— cuantifican de forma natural su interés por las diferentes bailarinas dándoles una propina. Los hombres suelen dar mayores propinas a las bailarinas que prefieren, permitiendo así a los investigadores testar si los hombres encuentran más deseables a mujeres que están en momentos de alta fertilidad mediante el examen de la cantidad de propinas que obtienen las bailarinas a lo largo del ciclo. Piensa lo que quieras de los clubes de *striptease* y de los hombres que acuden a ellos, pero la verdad es que se trata de un método de recogida de datos muy ingenioso.

Para testar sus hipótesis, los investigadores pidieron a las bailarinas (la mitad de las cuales tenían un ciclo natural mientras que la otra mitad tomaban la píldora, lo cual impide la ovulación mediante el mantenimiento de las hormonas relativamente estables a lo largo del ciclo) que registraran sus ganancias en propinas en el transcurso de dos meses. Las mujeres también comunicaban las fechas de comienzo y final de sus reglas para que los investigadores pudieran calcular en qué momento de sus ciclos se encontraban.

Los resultados de este estudio revelaron que las bailarinas ganaban alrededor de unos 70 dólares por hora cuando estaban cerca de la ovulación, unos 35 dólares por hora durante sus reglas y cerca de 50 dólares en otros momentos del ciclo, cuando la fertilidad sufría altibajos. Las mujeres que tomaban la píldora ganaban un promedio de 37 dólares por hora, sin altos ni bajos como los que sí se observaban en las mujeres que tenían el ciclo de ovulación natural (véase la figura a continuación).

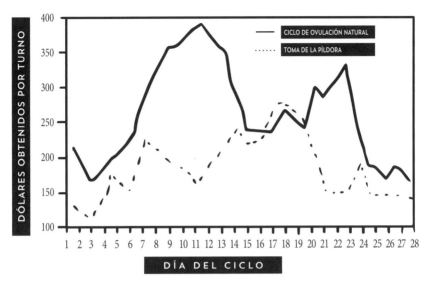

Las *strippers* que no están tomando la píldora son las que ganan más dinero en los momentos del ciclo en los que los estrógenos se encuentran en su máximo nivel.

Aunque este estudio no era perfecto, sí fue uno de los primeros que testaron, y descubrieron evidencia, de que los hombres hallaban más deseables a las mujeres cuando se encontraban en momentos de alta fertilidad que en momentos de baja fertilidad. Desde que se realizara dicho estudio, varios estudios más, muchos de ellos superiores en dimensiones y sistematicidad, han encontrado evidencias de esta hipótesis general. Por ejemplo, en uno de los estudios, los investigadores pidieron a 200 hombres que evaluaran el atractivo de los movimientos corporales de las mujeres a partir de unos videoclips que mostraban sus siluetas bailando y caminando en momentos de alta y baja fertilidad. Los hombres indicaron que los movimientos de las mujeres realizados en momentos de alta fertilidad eran significativamente más atractivos que los movimientos de las mujeres realizados en momentos de baja fertilidad.

Los investigadores también han descubierto que hombres y mujeres hallan las fotografías de rostros femeninos tomadas en la fase fértil de los ciclos más atractivas que las fotos de los rostros de las mismas mujeres tomadas en momentos sin fertilidad. Resultados parecidos se han encontrado en grabaciones de audio, según las cuales los hombres encuentran más atractivas a las mujeres en momentos de alta fertilidad que en los de baja fertilidad. Otros descubren que los estrógenos, además de asociarse a un mayor atractivo percibido, también modifican el grado de salud y femineidad que muestran las mujeres. Las mujeres son percibidas como más sanas y femeninas en la fase fértil del ciclo que en la fase no fértil. Y aún otros investigadores anuncian que los rostros y voces de las mujeres son considerados menos atractivos en los momentos del ciclo que están dominados por la progesterona que en los que están dominados por los estrógenos.

En conjunto, estos estudios indican que las mujeres aparecen más atractivas y deseables en los momentos del ciclo en los que la concepción es posible. Y esto es muy interesante porque la mayoría de nosotras ni siquiera sabemos lo que está sucediendo. Sin embargo, creo que algunas de las investigaciones más interesantes sobre el modo en que el estatus de fertilidad de las mujeres influye en su atractivo para los hombres proceden de estudios que examinan señales en las que participa el olor. Parece que las mujeres huelen mejor y más sensualmente para los hombres en momentos de alta fertilidad que en los de baja fertilidad. Varios estudios han descubierto que los olores naturales del cuerpo de las mujeres recogidos en momentos de alta fertilidad (habitualmente de las camisetas que han llevado) son calificados por los hombres como más deseables y agradables que los recogidos en momentos de baja fertilidad. Esta relación no se observa en mujeres que están tomando la píldora, las cuales carecen de la oleada cíclica de estrógenos. Otros estudios han desvelado que el olor de las secreciones vaginales de las mujeres se percibe como menos intenso y más agradable en los momentos de alta fertilidad en comparación con los momentos de baja fertilidad, y que la testosterona de los hombres aumenta después de oler camisetas que han llevado mujeres durante las fechas próximas a la ovulación, pero disminuye cuando huelen camisetas que han llevado las mujeres durante la fase lútea.

En un estudio de especial interés en esta línea, los investigadores querían determinar si los olores recogidos de las axilas y vulvas de las mujeres[23] influirían en la liberación de las hormonas sexuales y del estrés de los hombres (tal como comentaremos en el capítulo 7, las hormonas del estés se liberan cuando sucede algo relevante, ya sea bueno o malo). Del mismo modo que otros investigadores han descubierto que los hombres experimentan una oleada de testosterona como reacción al olor de las camisetas de mujeres que están ovulando, estos investigadores formularon la hipótesis de que deberían encontrar un patrón de resultados similar si los hombres accedían a olores liberados de otras partes del cuerpo que contuvieran una cantidad comparable de glándulas especializadas productoras de olor. Por consiguiente, la vulva. La vulva contiene tantas glándulas productoras de olor como las axilas —y, teniendo en cuenta su ubicación en el cuerpo, los olores producidos en esta zona parecen ser unos informantes razonables del estatus de fertilidad de la mujer—. La comunicación de señales de fertilidad en esta ubicación corporal podría beneficiar potencialmente a la hembra al ofrecer un incentivo añadido a su varón consorte para que produzca un eyaculado de alta calidad, tal como se observa en especies como el zorro volador de la India *(Pteropus giganteus)*. Esta idea puede parecer disparatada la primera vez que la escuchas, pero yo ya llevo el tiempo suficiente en el mundo científico para poder decirte que la realidad —en particular, en el ámbito de la biología evolutiva— es mucho más extraña e interesante que la ficción.

Pero me estoy desviando del tema. Para examinar cómo las hormonas masculinas reaccionan ante el olor de las axilas y vulvas femeninas en momentos de alta y baja fertilidad, los investigadores pidieron a un grupo de mujeres que proporcionaran una muestra

....

23. Para tu información, te diré que ese es el término oficial para las partes reproductivas externas de la mujer. Aunque la mayoría de nosotras llamamos *vagina* a todo el tinglado —probablemente porque la palabra *vulva* es muy fea—, este término es técnicamente incorrecto. La vagina es el túnel por el que penetran los penes y de donde salen los bebés. La parte externa se conoce como vulva. Si tuvieras mucho interés en organizar una petición para cambiar el nombre de esta asombrosa estructura, yo sería la primera en firmarla. Entretanto, seguimos con la palabra *vulva*. ¡Viva la vulva!

de cada una de ellas en la fase periovulatoria (cuando la concepción es posible) y otra en una fase posterior del ciclo (cuando la concepción no es posible).

¿Cómo lo hicieron?, te preguntarás.

Bien, los investigadores pidieron a las mujeres que pegaran una almohadilla de algodón en sus axilas durante la noche y que llevaran un salvaslip sin perfume durante 8 horas. Pusieron esto en práctica en momentos de alta y baja fertilidad. A continuación, las mujeres entregaron sus muestras, que los investigadores introdujeron directamente en la cámara medicinal de un nebulizador antes de solicitar a los hombres que inhalaran el olor. El aire que inhalaban estaba cargado de los olores proporcionados por una donante femenina o bien de aquellos procedentes de una almohadilla de algodón limpia y sin usar. Los resultados de este estudio indicaron que los olores de la muestra proporcionada por mujeres situadas en la fase fértil de sus ciclos provocaban el aumento de los niveles de hormonas sexuales y del estrés masculinas, obteniéndose el efecto más potente en el caso de los olores procedentes de la vulva. Estos hombres también comunicaron que estaban más interesados en mantener relaciones sexuales después de percibir los olores correspondientes a los momentos de alta fertilidad en comparación con cómo se sentían después de inhalar los olores correspondientes a los momentos de baja fertilidad. Igualmente, otros investigadores han descubierto que el olfateo de camisetas llevadas por mujeres en momentos de alta fertilidad promueve que los hombres comiencen a pensar espontáneamente en el sexo (¡como si necesitaran incentivos!) y que aquellos que interactúan con una investigadora atractiva en momentos de alta fertilidad incurren en más mimetismo conductual —algo que hacemos cuando alguien nos gusta y queremos también gustarle— que cuando interactúan con ella y se encuentra en momentos de baja fertilidad.

Por tanto, ¿está oculta la ovulación? Probablemente, no. Los estudios realizados nos indican que las mujeres llegan al nivel máximo de atractivo y deseabilidad para los hombres en los momentos del ciclo en que la fertilidad es alta (caracterizada por unos estrógenos elevados con relación a la progesterona). Puede que los hombres hayan evolucionado en lo que respecta a sintonizar con las sutiles señales del estatus de fertilidad porque sus antepasados, que captaron dichas señales —y descubrieron que las mujeres que las poseían eran más deseables—, habrían transmitido estas competencias a un mayor número de descendientes que los antepasados que fueron incapaces de captarlas o bien las captaron pero se mostraron indiferentes hacia ellas.[24] Pese a que el vínculo entre un mayor atractivo y la fertilidad no es algo de lo que seamos conscientes, la realidad es que no hace falta ser consciente para que la tarea se lleve a cabo. Encontrar a una mujer deseable motiva las relaciones sexuales y eso es todo lo que hace falta para que tenga lugar la transmisión de genes. La conciencia de ello no es necesaria.

ANTES DE QUE NOS ENTUSIASMEMOS DEMASIADO...

El momento del ciclo en el que te encuentres influirá en la versión de ti misma en que estés, pero cómo sea exactamente dicha versión (o hasta qué punto sea diferente de otras versiones de ti misma) variará de mujer a mujer. Las investigaciones realizadas indican que, para muchas mujeres, la versión de alta fertilidad (dominan los estrógenos) las hace ser más sexis, coquetas y estar más en sintonía con cualesquiera hombres apasionados que se encuentren en las proximidades que la versión de ellas en la que domina la progesterona. Pero, precisamente porque esto es lo que descubren los estudios, no significa que deba ser por fuerza así en tu caso. Controla cómo te sientes a lo largo de un par de ciclos, advirtiendo si la manera en que te sientes se basa en la versión de ti misma que tus hormonas están ayudando a crear. Para algunas mujeres, la versión de sí mismas que se crea durante la mitad del ciclo en la que dominan los estrógenos —en especial, en las proximidades de la ovulación, cuando los estrógenos aumentan bruscamente— es una versión divertida y energizante. Para otras, esta versión de sí mismas se descentra con demasiada facilidad. Solo tú puedes saber lo que es bueno para ti. Y a medida que averigües cómo tus diferentes

....

24. Aunque todavía está pendiente el veredicto acerca de si esas señales son suficientemente potentes para diagnosticar el estatus de fertilidad de una mujer cuando se utilizan en escenarios reales de elección de pareja.

hormonas te hacen sentir, si hay partes que no te gustan, ¡puedes cambiarlas! Hay muchas investigaciones que demuestran que cuando una es consciente de tendencias de comportamiento indeseables está más capacitada para cambiar sus conductas en la dirección que desea.

¿Y si esto no es eficaz?

Siempre estará la píldora anticonceptiva.

La píldora, como observarás a continuación, cambia tus hormonas para crear una versión diferente de ti misma. Y se trata de una versión de ti misma que carece de todos los cambios psicológicos, fisiológicos y de comportamiento que ocurren en los días de alta fertilidad.

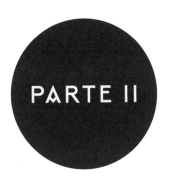

PARTE II

TU CEREBRO CUANDO
TOMAS FÁRMACOS

4

HORMONAS EN DIFERIDO

Si quieres comprender lo que hace la píldora, primero tenemos que hablar sobre cómo funciona. Aunque la píldora anticonceptiva actúa en tu cuerpo de dos formas diferentes, lo más importante que hace es evitar la ovulación. Sin óvulo, no hay fecundación, no hay concepción, no hay bebé. Una genialidad absoluta.

Ahora bien, para llegar a esta genialidad, en primer lugar tenemos que hablar de algunos aspectos técnicos. Como es un asunto bastante técnico, puede resultar un poco aburrido hablar de ello (también soy humana, después de todo). Sigue conmigo, sin embargo, porque saber cómo funciona todo te ayudará a comprender alguno de los grandes interrogantes relativos a la píldora..., cosas como: «¿Cuáles son todas esas hormonas que me acabo de tragar diciendo a mi cuerpo qué hacer... o no hacer?» y «¿Por qué me siento desquiciada con la misma píldora que le encanta a mi mejor amiga?» y «¿Qué pasa con todos esos demenciales efectos secundarios?». Como esto es algo importante que hay que saber, me he esforzado al máximo para hacerlo lo más sencillo posible. ¿Y si eso falla? Bien, he incluido algunas imágenes. Y, valgan o no más que mil palabras, sí podrían ayudarnos a entender las partes más complicadas.

Por tanto...

Los ciclos de ovulación de las mujeres están coordinados a través de una vía de comunicación corporal conocida como eje HPG (eje hipotalámico-pituitario-gonadal), constituido por el cerebro,[25] la glándula pituitaria y tus ovarios. Lo ilustro para ti en la figura de la página siguiente. Al igual que con la mayor parte de las cosas, tu cerebro da las órdenes mediante el eje HPG, pero hace la mayoría del trabajo indirectamente a través de la glándula pituitaria. El cerebro y la pituitaria colaboran para coordinar las actividades de los ovarios, los cuales son el extremo de esta vía de comunicación de tres pasos. Cerebro, pituitaria, ovarios. Enjabona, enjuaga y repite.

Tal como quizás recuerdes, el primer día de tu ciclo es el día en que comienza tu regla o menstruación. Esto sucede cuando la colisión de la hormona sexual que se produce al final de un ciclo sin concepción provoca que tu endometrio sin usar se despida afectuosamente de tu útero o matriz. También avisa al cerebro y a la pituitaria de que decididamente no estás embarazada y que ha llegado la hora de ponerse manos a la obra en otra ronda de maduración del óvulo y de apuntalar el revestimiento uterino para iniciar de nuevo todo el proceso.

La forma en que este proceso discurre es un poco como el juego del teléfono estropeado al que acostumbrábamos a jugar en grupo en la escuela primaria. Se trataba de transmitir un mensaje susurrado al oído de la persona de al lado. Se susurra un mensaje a Jaime, quien lo susurra a Juan, quien a su vez lo susurra a Pedro, y así sucesivamente.[26] Solo que en la versión HPG de este juego el mensaje químico que se transmite tiene que cambiar forzosamente. Cuando el cerebro necesita poner en marcha un nuevo ciclo de ovulación, libera una hormona llamada GnRH (hormona liberadora de gonadotropina), la cual es captada por la glándula pituitaria. Cuando la pituitaria escucha el susurro del cerebro «GnRH», transmite su versión de este mensaje a los ovarios a través de la liberación de la hormona folículo-

....

25. Específicamente, se trata del hipotálamo de tu cerebro, pero nosotras lo vamos a llamar simplemente *cerebro*. Es más fácil, menos formal y reducirá el número de errores tipográficos que tendré que corregir.

26. Cuando pienso en ello, recuerdo que este juego era una invitación a los problemas. Solía terminar entre lágrimas y castigos, porque el chico o chica que se encontraba al final de la cadena diría que el mensaje se había transformado en «Julia lleva un sostén de entrenamiento», «Ramona tiene la regla» o «Juan lo ha hecho con su hermana».

estimulante (FSH) y la hormona luteinizante (LH) (véase la figura a continuación). Esas dos hormonas de la pituitaria son responsables de estimular a los ovarios para que comiencen a madurar los folículos de los óvulos, lo cual provoca la liberación de estrógenos. Después de que se haya producido la ovulación, la ruptura del folículo del óvulo crea el cuerpo lúteo, el cual provoca a su vez la liberación de progesterona.

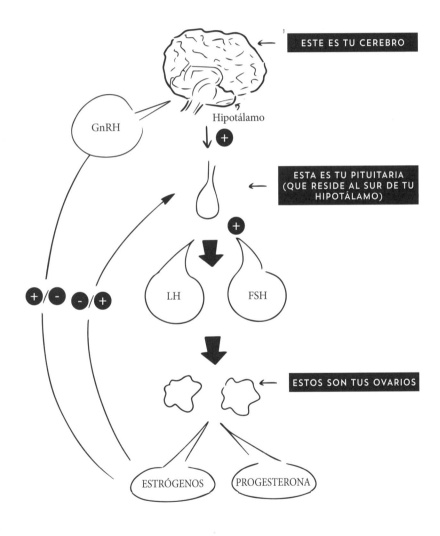

Tu eje HPG y la cascada hormonal que promueve la ovulación.

El eje HPG regula todas estas actividades utilizando una serie de bucles de feedback. Con este fin, cada uno de los principales participantes del eje HPG (cerebro, pituitaria y ovarios) tiene ubicados receptores especiales que controlan los niveles hormonales del organismo. La medición de estas hormonas les indica en qué fase del ciclo se encuentran y qué tienen que hacer a continuación.

Por ejemplo, cuando el cerebro y la pituitaria detectan que tanto los niveles de progesterona como los de estrógenos en el organismo son bajos, esto les está indicando que la persona no está embarazada y que ha llegado el momento de iniciar la liberación hormonal que promueva el desarrollo del óvulo para que el cuerpo pueda intentarlo de nuevo. Cuando los estrógenos aumentan abruptamente pero el nivel de progesterona es bajo, esto indica al cerebro y a la pituitaria que hay un óvulo maduro y listo para ser liberado, lo cual provoca una oleada de LH y, por consiguiente, se desencadena la ovulación. Y cuando *ambos*, estrógenos y progesterona, tienen unos niveles relativamente altos, esto indica al cerebro y a la pituitaria que debe relajarse la liberación de la hormona de la pituitaria, porque el organismo está esperando a ver si todo ese gran esfuerzo de la primera mitad del ciclo fructifica en forma de un embrión implantado.

La colisión hormonal que tiene lugar el Día 1 de tu ciclo inicia toda una oleada de señalización hormonal desde el cerebro y la pituitaria que ayuda a coordinar las actividades que rodean a la liberación y posible fecundación de un óvulo. Sin embargo, una vez que el óvulo ha sido liberado (duodécimo día), el cerebro y la pituitaria pueden descansar y ver una serie porque ya han realizado el trabajo duro de una temporada. Esto se debe a que el cuerpo espera a ver si se materializa alguna cosa en la última ronda de desarrollo del óvulo. En resumen: cuando los niveles hormonales son bajos, el cerebro y la pituitaria tienen que hacer un montón de cosas para iniciar la posibilidad de concepción (maduración del óvulo, etcétera). Cuando los niveles hormonales son altos, el cerebro y la pituitaria pueden descansar hasta la siguiente ronda de desarrollo del óvulo.

Este último es el momento del ciclo que es imitado por la píldora anticonceptiva.

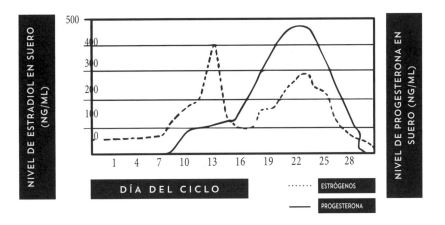

Las variaciones hormonales de las mujeres a lo largo de un ciclo natural son dinámicas y cambiantes.

En lugar de contar con unas hormonas que cambian dinámicamente a lo largo del ciclo, como es el caso de las mujeres con un ciclo de ovulación natural, las mujeres que toman la píldora reciben cada día el mismo mensaje hormonal (véase la ilustración de la página siguiente).[27] La píldora es capaz de obrar su magia de forma inteligente haciendo creer al cerebro que está permanentemente en una fase del ciclo en la que la FSH y la LH no son necesarias. Y cuando la FSH y la LH no están siendo liberadas en cantidad se evita la ovulación. Y la ausencia de ovulación significa no quedarse embarazada. Y no quedarse embarazada significa mantener relaciones sexuales siempre que se quiera. Lo mismo que los hombres han estado haciendo durante muchos años. Mediante unos pequeños cambios en su perfil hormonal, los cuerpos de las mujeres que toman la píldora evitan quedarse embarazadas al no liberar un óvulo. Evitación del embarazo a través del *déjà vu* hormonal una vez más. Y otra vez más. Lo cual, seas o no seas partidaria de la píldora, tienes que reconocer que es bastante inteligente.

....

27. Estas ilustraciones son recreaciones de algunas bonitas figuras que podrás encontrar en Bedsider (www.bedsider.org), que es un increíble recurso de internet para mujeres que quieran aprender más sobre sus hormonas y sus opciones de control de natalidad.

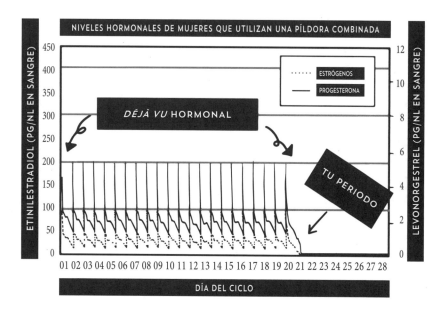

NIVELES HORMONALES DE MUJERES QUE UTILIZAN UNA PÍLDORA COMBINADA

ETINILESTRADIOL (PG/NL EN SANGRE)

LEVONORGESTREL (PG/NL EN SANGRE)

DÉJÀ VU HORMONAL

TU PERIODO

······ ESTRÓGENOS

—— PROGESTERONA

DÍA DEL CICLO

Las mujeres que están tomando la píldora tienen los mismos niveles de hormonas cada día (excepto cuando se encuentran en la semana en que toman su píldora de azúcar). En el gráfico de arriba hemos ilustrado la dosis diaria de hormonas de una popular marca de píldora que utiliza la progestina de segunda generación levonorgestrel.

¿QUÉ ES EL *DÉJÀ VU* HORMONAL?

Con la mayoría de las píldoras, el *déjà vu* hormonal se crea a través de una dosis diaria de estrógeno sintético y progestina (una progesterona sintética).[28] La dosificación hormonal ha sido diseñada para que sea «leída» por el cerebro como aproximadamente análoga a la progesterona que domina la segunda mitad del ciclo.

Ahora bien, tal vez podrías sentirte tentada a concluir que conocer a las mujeres que están tomando la píldora consiste simplemente en conocer y entender lo que los cerebros de las mujeres suelen hacer durante la segunda mitad del ciclo. Si esto fuera así, significaría que podríamos prever que los cerebros y cuerpos de las mujeres que están tomando la píldora deberían hacer algunos de los mismos tipos de cosas que los cuerpos de las mujeres hacen cuando se encuentran en la fase lútea del ciclo.

Parece ser que algo hay de verdad en esta idea general.

Pero se trata del tipo de verdad que viene acompañada de una gran advertencia. La razón de esta advertencia es que nadie sabe realmente cuál es el mensaje hormonal preciso que se transmite a los cuerpos y cerebros de las mujeres a través de la píldora.

Así pues, sabemos con seguridad que el cerebro y la pituitaria reaccionan frente a las hormonas artificiales utilizadas en la píldora anticonceptiva hasta el punto de inhibir la liberación de FSH y LH. También sabemos que dichas señales hormonales están siendo captadas por los órganos reproductores en la medida en que mantienen el endometrio (impiden el sangrado intermenstrual que tiene lugar cuando el nivel de las hormonas es demasiado bajo). Sin embargo, en el momento de escribir estas líneas, todavía no es bien

....

28. Fármacos como el Depo-Provera (inyección intramuscular de 150 miligramos de medroxiprogesterona cada 12 semanas para evitar el embarazo) y las píldoras que solo contienen progestina se las arreglan para engañar al cerebro utilizando solamente progesterona artificial. Su eficacia se debe a que los elevados niveles de progesterona que se alcanzan en la fase lútea son realmente una mina de oro por lo que se refiere a la evitación del embarazo. Sin embargo, a menudo se combina con un estrógeno, ya que las mujeres suelen preferir cómo se sienten cuando toman píldoras que contienen ambas hormonas.

conocido el alcance total de las hormonas artificiales de la píldora anticonceptiva en cuanto a su influencia sobre las demás células del organismo que tienen receptores para la progesterona y los estrógenos, ni si hacen que esos otros sistemas corporales también actúen como si se encontraran en la segunda mitad del ciclo, cuando la progesterona es dominante. Y esto es algo sobre lo que tenemos que aprender más, porque hay razones suficientes para creer que el mensaje hormonal que la píldora transmite —aunque bastante similar al mensaje de la «fase lútea» que impide la ovulación— no es del todo equivalente a ese mismo mensaje cuando es transmitido por las propias hormonas del cuerpo. En parte, la razón de esto es que las hormonas están compuestas por un material diferente.

Por ejemplo, aunque el estrógeno artificial (etinilestradiol) que se utiliza en la píldora se sintetiza a partir de estrógeno auténtico, la mayoría de las progestinas sintéticas que hay en el mercado están producidas a partir de testosterona.[29]

Sí, testosterona.

Como las propiedades estructurales de las moléculas de progesterona dificultan la manipulación para su uso como medicación, las progestinas que se utilizan para las píldoras se producen a partir de algo diferente. En la mayor parte de las píldoras anticonceptivas, ese algo diferente es la testosterona. Ahora bien, estas moléculas de testosterona han sido alteradas de tal modo que a tus receptores de progesterona les parece que son progesterona (evitando así la cascada hormonal que culmina con la liberación de un óvulo). Sin embargo, el acoplamiento no es perfecto. No se unen a los receptores de progesterona de forma tan exacta como la progesterona auténtica, y —como demostración de que las viejas costumbres se resisten a desaparecer, incluso en el caso de las hormonas— también tienen una

....

29. Al igual que la testosterona de los anabolizantes hormonales. Antes de que te asustes por esto, es importante señalar que el estradiol —que es sintetizado en tu propio cuerpo— también es producido a partir de testosterona utilizando una enzima denominada aromatasa. Por tanto, no es totalmente disparatado tener en un cuerpo femenino algo que se inició como testosterona. Sin embargo, la biosíntesis que transforma la testosterona en estradiol convierte por completo estas moléculas en moléculas que no se unen a los receptores de testosterona, lo cual no puede decirse de las progestinas artificiales.

tendencia inoportuna a unirse a los receptores de testosterona. Esto significa que las mujeres están un poco más influidas por la testosterona de lo que lo estarían en condiciones normales en la segunda mitad de sus ciclos. No estamos hablando de que esto te garantice un puesto en la liga de fútbol fantasía de tu novio ni tampoco de que vayas a ser eliminada de la competición en los Juegos Olímpicos, pero lo cierto es que tu píldora podría tener unos efectos masculinizantes que tú jamás esperaste. Más sobre este punto en un minuto.

Así pues, ¿qué significa todo esto? El mensaje hormonal preciso de las hormonas sintéticas de la píldora no imita necesariamente el mensaje hormonal que tiene lugar en el cuerpo de forma natural. El hecho de que las progestinas sintéticas se unan a otros receptores distintos de los receptores de progesterona (por ejemplo, los receptores de testosterona) significa que el mensaje hormonal transmitido por la píldora va a ser, como mínimo, un tanto diferente del mensaje hormonal transmitido normalmente por las hormonas reales de la fase lútea. Se trata de un punto de partida útil para predecir que las mujeres que toman la píldora mostrarán unas tendencias biológicas y de comportamiento más parecidas a las que vemos en la fase lútea de las mujeres que no toman la píldora (en espera de la implantación) que en los momentos de alta fertilidad. Sin embargo, los dos mensajes hormonales no son equivalentes.

Lo más positivo es que no tienes que esperar a que la ciencia determine todos esos detalles para ser capaz de tomar decisiones informadas acerca de lo que podría significar la píldora para ti. Sabemos suficientes cosas sobre las hormonas que hay en la píldora y sobre cómo la píldora cambia a las mujeres como para que tú puedas tomar decisiones más informadas acerca de tu salud. Por el momento, hablaremos de algunas de las diferencias hormonales que existen en los distintos tipos de píldoras que hay en el mercado. Porque resulta que hay montones de ellas, y diferentes píldoras hacen diferentes cosas, algo que es bueno saber cuando estás tratando de decidir cuál es la mejor opción para ti.

PÍLDORAS, PÍLDORAS Y MÁS PÍLDORAS

La mayoría de las píldoras anticonceptivas son píldoras combinadas que contienen estrógeno artificial y progestina (una versión artificial de la progesterona). Aunque casi todas las píldoras del mercado utilizan el mismo estrógeno artificial (etinilestradiol sintetizado a partir de estrógeno), se utilizan unas 10 versiones diferentes de progestinas artificiales. Estos diferentes tipos de progestinas se agrupan en cuatro «generaciones» distintas, según las moléculas de las que derivan y de la fecha de aparición en el mercado (véase la siguiente tabla). Podrás ver cuál es la píldora que tomas en la tabla que se encuentra al final de este capítulo.

DIFERENTES GENERACIONES DE PROGESTINAS	
GENERACIÓN	**NOTAS**
Primera	Derivadas de la testosterona (T). Altamente «progestacionales», (lo que significa que son eficaces para impedir la cascada HPG (hipotálamo-pituitaria-gónadas) y la ovulación.
Segunda	Derivadas de la testosterona (T). Se sabe que estas progestinas incrementan el riesgo de que la persona experimente efectos secundarios relacionados con la T; por ejemplo, descenso del colesterol bueno (HDL), aumento de peso, acné y crecimiento de vello en sitios donde no se desea. Estos efectos suelen verse contrarrestados por el estrógeno que contienen dichas píldoras, pero con todo algunas mujeres aún siguen experimentando este tipo de efectos secundarios.

Tercera	Derivadas de la testosterona (T). Sin embargo, las moléculas T de esta generación de progestinas han sido manipuladas de tal forma que se reducen los efectos secundarios molestos relacionados con la T (ganancia de peso, acné, pilosidad). Vienen acompañadas de un mayor riesgo de coágulos que las píldoras de segunda generación.
Cuarta (dienogest)	También derivada de la testosterona (T). Sin embargo, al contrario que las demás, esta bloquea realmente los receptores de T, haciendo que la T no pueda ser interpretada por tus células corporales. Así pues, aunque está hecha a partir de T, es antiandrogénica. Esto significa menos erupciones y menos ganancia de peso. Esta generación de progestinas (incluida la drospirenona que se describe más abajo) funciona realmente bien para las personas que tienen problemas de sangrado entre menstruaciones.
Cuarta (drospirenona)	Esta es la única progestina que no ha sido producida a base de testosterona, sino que se deriva de un diurético llamado espironolactona. De todas las progestinas, es la que tiene efectos antiandrogénicos más potentes. Promueve a menudo una piel más clara y una pérdida de peso inicial, ya que ejerce efectos que pueden disminuir la retención de líquidos provocada por el estrógeno.

Las tres primeras generaciones de progestinas (y una de las dos de cuarta generación) se sintetizan a partir de la testosterona. Aunque estas progestinas actúan como la progesterona auténtica en algunos aspectos (se unen a los receptores de progesterona, lo cual impide la cascada hormonal HPG que culmina con la liberación de un óvulo), las generaciones 1, 2 y 3 también se unen a los receptores de testosterona. Tal vez como recuerdes del capítulo 2, cuando algo se une a un receptor hormonal específico consigue que la célula haga lo que tiene que hacer en presencia de la hormona en cuestión. Esto quiere decir que las píldoras que utilizan progestinas derivadas de la testosterona pueden tener efectos masculinizantes en las mujeres, provocando erupciones, ganancia de peso y pilosidad en lugares en los que probablemente no se desea. Algunas investigaciones indican que también pueden tener ciertos efectos masculinizantes sobre el cerebro, como una disminución de la fluidez verbal y un aumento del rendimiento en tareas de rotación mental. Y si resulta que eres un lémur negro *(Eulemur macaco)* —un primate sexualmente dimórfico, cuyas hembras tienen el pelo marrón y los machos negro—, hacen que tu pelo se vuelva negro. Lo cual es totalmente engorroso incluso para un lémur hembra.

Las progestinas de primera y segunda generación son las más androgénicas, lo que significa que son las que producen más efectos secundarios relacionados con la testosterona. Las progestinas de tercera generación han sido modificadas para que tengan menos efectos secundarios masculinizantes, pero siguen siendo producidas a base de testosterona y aún estimulan los receptores de testosterona, aunque con menor intensidad. Estas progestinas son lo bastante poco masculinizantes como para que muchas mujeres no adviertan efectos secundarios no deseados. Sin embargo, si eres una de las pocas mujeres afortunadas (¡!) que son supersensibles a la testosterona, las píldoras de cuarta generación pueden ser la mejor opción para ti porque no solo no son masculinizantes sino realmente antimasculinizantes. Su estructura química bloquea los efectos de la testosterona en el organismo. Lamentablemente, el bloqueo de la testosterona viene acompañado de sus propios costes (son conocidas como «asesinas de la libido»), aunque algunas mujeres podrían considerar que estos costes merecen la pena para evitar pilosidades y erupciones en la piel.

Así pues, ¿qué demonios tienes que hacer con toda esta información?

Bien, espero que la utilices para saber más acerca de cuáles son tus opciones. Como he comentado anteriormente, hay una gran tabla al final de este capítulo con los principales fármacos anticonceptivos actualmente comercializados. Para cada uno de ellos he listado la cantidad de estrógeno artificial (etinilestradiol), así como el tipo, cantidad y generación de progestina. Aunque tú tendrás que descubrir junto a tu doctor cuál de estas píldoras —si es que hay alguna— es la mejor para empezar el tratamiento anticonceptivo, espero que dicha información te ayude a resolver este proceso de prueba y error, y a determinar lo que hace y lo que no hace en tu organismo.

Por ejemplo, si estás tomando ya una píldora con la que no estás especialmente entusiasmada, examina la tabla para ver: a) qué generación de progestina utiliza y b) qué dosis de progestina y estrógeno utiliza. Mi recomendación es que en primer lugar trates de resolver el tema de la progestina. Por ejemplo, si estás tomando una píldora que utiliza progestina de tercera generación y no te gusta, pídele a tu médico que te permita probar una de segunda o cuarta generación y valora luego cómo te hace sentir. Deja pasar un par de ciclos antes de tomar una decisión definitiva y considera la posibilidad de llevar un diario durante esta época. Anota todos los cambios que percibas por lo que se refiere a estado de ánimo, apetito, energía, sueño, libido y cualquier otra dimensión vital que creas que pueda ser relevante de cara a tomar tu decisión (algunas cosas más que conviene buscar pueden hacerse evidentes en capítulos posteriores). Una vez que hayas encontrado una progestina frente a la cual tu cuerpo responda, tú misma puedes colaborar con tu médico para tratar de minimizar algunas de las molestias menores, como el sangrado entre menstruaciones, jugando con diferentes dosis de estrógeno y progestina.

Encontrar la píldora apropiada puede llevar su tiempo y exigirá un poco de paciencia. Sin embargo, puede merecer de verdad la pena encontrar una que te guste. No tener que preocuparte de quedarte embarazada en una época inoportuna es el igualador definitivo y un gran beneficio para las mujeres. Podría no ser tan fácil. Una cosa que se verá cada vez más clara a medida que avancemos en la lectura de este libro es que la forma en que los cuerpos de las mujeres responden a diferentes formulaciones hormonales (o incluso a diferentes versiones de los fabricantes de las mismas hormonas sintéticas) puede variar enormemente. El cuerpo de cada mujer es diferente y reaccionará de forma diferente cuando se le añadan estrógenos artificiales y progestina. En algunas mujeres pueden verse incrementados los niveles de estrógenos o de progesterona con relación a los que había antes de la toma de la píldora. En otras, en cambio, dichos niveles decrecerán. Las maneras en que dichas hormonas influyen en todo lo demás que ocurre en el organismo y el cerebro diferirán en cada mujer.

Para darte un ejemplo rápido, te voy a contar la experiencia de una amiga mía que recientemente trató de cambiar de un tipo de píldora anticonceptiva a otro. No voy a citar aquí marcas concretas, pero sí te diré que la nueva píldora es la misma que yo tomé durante dos años y que me encantaba. La utilicé en la época que medió entre los partos de mis dos hijos y no tuve absolutamente ningún problema con ella (recuerda que yo no tuve la revelación del tipo «¡Madre mía! Me he pasado 10 años de mi vida medio dormida» hasta después de haber dejado de utilizar cualquier tipo de anticonceptivo hormonal). Bien, mi amiga tuvo una experiencia con esta píldora *completamente* diferente de la mía. Pero antes de que llegue al punto culminante, vale la pena mencionar que esta amiga mía es una persona emocionalmente estable y no tiene tras de sí una historia de problemas psicológicos.

Entonces llegó la nueva píldora.

Dentro de las primeras 48 horas desde la toma de la primera píldora experimentó un episodio psicótico muy alarmante, durante el cual se puso superansiosa y paranoica. Comenzó a creer que todos sus conocidos eran unos impostores, y no las personas que decían que eran. Este suplicio de cinco días de duración llegó a un punto crítico cuando uno de sus amigos la llevó a urgencias de un hospital para una evaluación psiquiátrica, después de que ella le enviara un mensaje de texto preguntándole si podía cortarle para cerciorarse de que él era una persona de verdad.

Te prometo que no me estoy inventando esta historia.

Después de llegar a urgencias y revisar si había experimentado recientemente algún cambio en su salud, la única diferencia que los médicos pudieron detectar entre el momento de su visita a urgencias y antes de su crisis fue el nuevo régimen anticonceptivo. Aunque nadie pensó que el nuevo régimen pudiera ser el responsable de su episodio psicótico, le aconsejaron que lo abandonara ya que no podían pensar en ninguna otra razón para esta ruptura psicótica de la realidad.

12 horas después.

Regresó a su antiguo yo.

En mi opinión, la píldora no es ese fármaco horrible que te hará enloquecer y que por tanto no deberías tomar. La mayoría de las mujeres no sufren tal experiencia con esta píldora y a muchas les encanta. A mí también me encanta. Lo que sucede es que las hormonas influyen sobre *miles de millones* de células, y lo que le hacen exactamente a cada una de estos miles de millones de células va a diferir un tanto de mujer a mujer. He escuchado toda clase de historias que seas capaz de imaginar con relación a cualquier tipo de píldora comercializada: llorar desconsoladamente al tomar la píldora X, estar tremendamente ansiosa al tomar la píldora Y o no tener conciencia de lo que se hace al tomar la píldora Z. Para cada historia de horror que he escuchado, también hay una cola de mujeres que están esperando ansiosas para contarme que precisamente esa píldora es lo mejor que les ha ocurrido jamás.

¿Y sabes qué?

Que todas tienen razón.

La forma concreta en que tu cuerpo reaccionará a las hormonas de la píldora dependerá de toda una serie de cosas que son específicamente tuyas. Aspectos como el perfil hormonal previo a la toma de la píldora, tu edad, tu salud, tu perfil de neurotransmisores cerebrales, tus genes y probablemente muchas otras cosas que todavía no conocemos. Esto significa que, a medida que avancemos y te vaya contando historias de mujeres y comente lo que las investigaciones han descubierto acerca de cómo la píldora cambia a las mujeres, es probable que te reconozcas en unas pero no en otras. Cada una de nosotras es única y, por tanto, lo que a ti te funciona tal vez no sea lo más eficaz para tu mejor amiga. Así pues, si te vas a tomar la píldora te recomiendo encarecidamente que investigues y pruebes algo más hasta que encuentres la que mejor te vaya.

TU CEREBRO (ÚTERO, OVARIOS Y TODO LO DEMÁS) CUANDO TOMAS FÁRMACOS

Uno de los mensajes importantes de este libro es que la persona que consideras que eres tú es un producto de los procesos biológicos que tienen lugar en tu organismo. Y entre los mediadores importantes de estos procesos se encuentran tus hormonas. Aunque la píldora fue creada para tener un efecto muy específico y muy selectivo sobre las mujeres (impedir la ovulación, lo cual significa ausencia de embarazo), la realidad es que las hormonas no pueden funcionar de esta forma. No hay una solución mágica. No se puede (repito: *no se puede*) enviar un mensaje hormonal selectivo a una parte del cuerpo y no a las demás. Y aunque esto sucede con cualquier medicamento que se quiera considerar (efectos secundarios,[30] etcétera), es *especialmente* cierto para los fármacos que influyen en tus hormonas. No importa el lugar en el que administres tus hormonas (tanto si se trata de un anillo vaginal como de un implante anticonceptivo en un brazo o de una inyección intramuscular de Depo-Provera en el trasero), todo acaba en el mismo sitio.

Y ese sitio es cualquier parte.

Toda hormona de tu organismo —ya sea una de las hormonas endógenas o bien una de las artificiales exógenas de la píldora— será captada por todas las células del cuerpo que tengan receptores para dicha hormona. Son capaces de activar y desactivar a la vez miles de millones de cambios por todo tu cuerpo, influyendo en la versión de ti que este crea. Esto incluye si se madura y libera o no un óvulo (que es el modo en que la píldora impide que te quedes embarazada), pero también muchas otras cosas. Es como dejar caer una bomba atómica sobre tu casa para apagar una vela. Tirar una bomba sobre

----

30. Llamar a los efectos no solicitados efectos secundarios es un truco inteligente dirigido a que los medicamentos aparezcan como más selectivos de lo que son y a minimizar nuestra atención hacia lo que no nos gusta.

una casa conseguirá apagar una vela. El problema es que sus efectos son bastante inespecíficos, lo que lo convierte en un medio bastante impopular de satisfacer una necesidad del estilo de apagar una vela.

A lo largo de los años, la atención de los médicos e investigadores médicos al analizar los posibles efectos secundarios de la píldora se ha centrado principalmente en aquellos puntos que plantean una amenaza importante a la supervivencia. Estamos hablando de coágulos, ictus, cambios en el perfil lipídico de la sangre, cambios peligrosos en el balance electrolítico del cuerpo. Pienso que estaremos de acuerdo en que este tipo de investigaciones es muy positivo para las mujeres. Puedes confiar en la seguridad de los anticonceptivos hormonales presentes en el mercado (teniendo en cuenta toda la letra pequeña y las advertencias de que no seas una fumadora de más de 35 años y esa clase de cosas). La razón para esta confianza es la consecuencia de décadas de investigación médica llevada a cabo de forma rigurosa. Los médicos han sido formados para proteger la salud y seguridad de sus pacientes, y los estudios que se han realizado con la píldora son un reflejo de este foco de atención.

Sin embargo, hasta hace muy poco tiempo se había prestado escasa atención a lo que la píldora anticonceptiva hace al *cerebro*... y, por tanto, a lo que hace a las mujeres..., a lo que hace a la *persona*. Se ha prestado tanta atención a la seguridad (que realmente es lo primero que debe considerarse en una medicación) que muy pocas personas se han parado a considerar el panorama general.

¿En quién se convierte una mujer que toma la píldora?

El cerebro y el resto del cuerpo tienen tal abundancia de receptores hormonales que es imposible que la píldora *no* cambie a las mujeres. Y no se trata tan solo de las áreas del cerebro y del cuerpo que son directamente responsables de orquestar tus ciclos y coordinar el embarazo. Estamos hablando de áreas del cerebro que son responsables de aspectos tales como el procesamiento emocional, las interacciones sociales, la atención, el aprendizaje, la memoria, el reconocimiento facial, el autocontrol, la conducta alimentaria y el procesamiento del lenguaje. También estamos hablando de otras partes del cuerpo al margen del cerebro, tales como el sistema inmune, la respuesta al estrés y las hormonas del intestino. Esto quiere decir que la píldora tiene muchísimos efectos sobre la totalidad de tu cuerpo, de arriba abajo. Y la forma en que la píldora influye en estas consecuencias suele ser lo bastante indirecta para que no siempre podamos afirmar que la píldora *provocó directamente* la consecuencia de que se trate, porque pocas cosas en biología funcionan de este modo.

Consideremos el aumento de peso, por ejemplo.

Nos guste o no nos guste, la idea de una ganancia de peso involuntaria es algo de suma importancia para la mayoría de las mujeres. A causa de esto, cuando consideran sus opciones de anticoncepción, muchas mujeres se preguntan si la píldora les puede provocar aumento de peso, porque el aumento de peso es algo que pretenden evitar.

Así pues, ¿produce aumento de peso?

Tal vez, pero probablemente no por las razones que piensas.

Cuando la mayor parte de las personas hablan de medicaciones que provocan aumento de peso, suelen pensar en un escenario en el que alguna sustancia química se introduce en el organismo y luego juguetea con su metabolismo, las células adiposas o cualquier otra cosa que ocasione acumulación de grasa. Pero este no es realmente el modo de funcionamiento en la mayoría de los casos. La acumulación de grasa que se produce en respuesta a las medicaciones, a los cambios hormonales (entre ellos la menopausia y el embarazo) o a tener determinados genes a menudo está mediada por cambios en el *comportamiento*,[31] en lugar de ser exclusivamente la consecuencia de algún tipo de cambio bioquímico inevitable. En un fármaco del que se sabe que está asociado a un aumento de peso, hay muchas posibilidades de que las sustancias químicas que lo integran no estén provocando directamente dicha ganancia de peso. Lo que hace el fármaco es que tengas más hambre o más sueño y, como consecuencia, comas más o te ejercites menos, que es lo que realmente provoca la acumulación de grasa.

Por tanto, ¿la píldora provoca aumento de peso?

Bien, una serie de estudios han demostrado que la píldora, *per se*, no provoca aumento de peso. Pero también hay muchos otros estudios

---

31. Hay excepciones, por supuesto. Existen algunos genes y fármacos que promueven el aumento de peso con independencia de que se produzcan cambios en el comportamiento. Se trata, sin embargo, de excepciones raras.

que indican que si se está tomando la píldora y se aumenta de peso, las hormonas contenidas en la píldora podrían tener algo que ver con ello.

Si digo esto es porque una gran parte de las investigaciones realizadas en humanos y animales demuestran que la oleada de estrógenos que promueve la ovulación predice una menor ingesta de alimentos. Se cree que esta reducción es el reflejo de una compensación motivacional inconsciente en la que la mayor motivación sexual de las mujeres (tal como se ha comentado a lo largo del capítulo 3) tiene lugar a costa de una menor motivación para hacer otras cosas, como comer y digerir.

En consonancia con esta interpretación, las investigaciones realizadas han descubierto que cuando los estrógenos y la motivación sexual se encuentran en los máximos niveles del ciclo, el hambre y la ingesta de alimentos están en sus niveles mínimos (véase la figura a continuación). Y, a la inversa, la ingesta de alimentos se encuentra en sus niveles máximos cuando la progesterona también llega a sus niveles máximos durante la segunda mitad del ciclo (cuando los cuerpos de las mujeres se están preparando ante la posibilidad de tener que proporcionar un suministro ininterrumpido de energía para desarrollar el feto a lo largo de nueve meses).

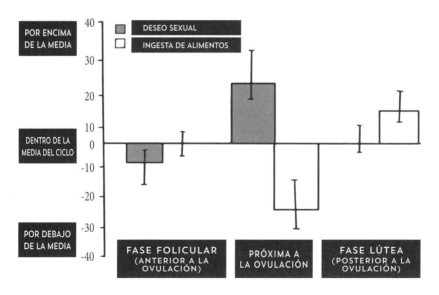

Cuando la concepción es posible, las mujeres comen menos y quieren más sexo.

Todo esto está muy bien a lo largo de un típico ciclo ovulatorio. Si las mujeres comen menos durante la primera parte del ciclo y más durante la segunda, su peso se mantendrá relativamente estable a lo largo del tiempo. Sin embargo, las mujeres que toman la píldora no tienen ciclos regulares. Se han quedado estancadas en una aproximación artificial a la fase lútea, donde las progestinas son las hormonas dominantes. La evidencia más contundente de que los anticonceptivos hormonales están vinculados a la ganancia de peso se encuentra en aquellos tipos en los que la proporción progestina/estrógeno es más elevada. Por tanto, la utilización de anticonceptivos hormonales como la píldora podría *no provocar* aumento de peso en el estricto sentido del término *provocar* (y hay suficientes estudios que demuestran que no existe asociación entre la toma de la píldora y el aumento de peso para señalar que esto es así). Sin embargo, hay buenas razones para creer que, para las mujeres que no son conscientes de los efectos de las hormonas sobre la conducta alimentaria (y que, por tanto, no controlan los cambios de ingesta que pueden ocurrir cuando toman la píldora), estar tomando la píldora podría promover cambios de comportamiento que provoquen aumento de peso. Esto quiere decir que para algunas mujeres la píldora podría asociarse a la ganancia de peso (para aquellas mujeres en las que se incrementa la ingesta), pero no para otras.

La cuestión es que los efectos de la píldora sobre las mujeres y el mundo (estoy hablando del panorama general) serán necesariamente bastante mayores que los efectos individuales de la píldora sobre partes específicas de las mujeres (panorama concreto, en sentido estricto). Como verás, el cambio de las hormonas en una mujer cambia lo que ella hace. Y cuando el comportamiento de una mujer cambia, también puede cambiar lo que hacen otras personas. Y cuando estos cambios a nivel individual se repiten en mujeres de todo el mundo, esto significa que pueden cambiar el mundo. Algunas veces para mejor, otras para peor.

En el resto de los capítulos que siguen vamos a revisar los diferentes modos en los que la píldora cambia a las mujeres. Hablaremos de cómo las hormonas contenidas en la píldora tienen consecuencias ulteriores en la forma de pensar de las mujeres, la forma de sentir, la forma de experimentar el estrés, la forma de escoger a sus parejas sentimentales, el grado de deseo de tener relaciones sexuales, etcétera. Seguidamente hablaremos de las muchas y muy amplias ramificaciones. Algunas procederán de las páginas de las publicaciones científicas, otras de las historias que las mujeres han compartido conmigo y otras más de las investigaciones llevadas a cabo en mi propio laboratorio. Aunque la ciencia es aún nueva y hay muchas preguntas que formularse acerca de algunos detalles, sabemos lo suficiente para que tú puedas tomar decisiones mejor informadas, no solo sobre tu salud sino también acerca de quién quieres ser.

PROGESTINAS Y ESTRÓGENOS (ETINILESTRADIOL) DE LOS ANTICONCEPTIVOS HORMONALES

Marca	Estrógenos (cantidad)	Tipo de progestina	Generación	Progestina (cantidad)
Alesse	0.02 mg	levonorgestrel	Segunda	0.10 mg
Apri	0.03 mg	desogestrel	Tercera	0.15 mg
Aranelle	0.035 mg	noretisterona	Primera	0.50 mg; 1.00 mg
Aviane	0.02 mg	levonorgestrel	Segunda	0.10 mg
Azurette	0.02 mg; 0.01 mg	desogestrel	Tercera	0.15 mg
Beyaz	0.02 mg	drospirenona	Cuarta	3.00 mg
Camila	N/A	noretisterona	Primera	0.35 mg
Caziant	0.025 mg	desogestrel	Tercera	0.10 mg; 0.125 mg; 0.15 mg
Depo-Provera	N/A	medroxi-progesterona	Primera	150.00 mg/cada 3 meses
Desogen	0.03 mg	desogestrel	Tercera	0.15 mg
Enpresse	0.03 mg; 0.04 mg	levonorgestrel	Segunda	0.05 mg; 0.075 mg; 0.125 mg
Errin	N/A	noretisterona	Primera	0.35 mg

Marca	Estrógenos (cantidad)	Tipo de progestina	Generación	Progestina (cantidad)
Estrostep Fe	0.02 mg; 0.03 mg; 0.035 mg	noretisterona acetato	Primera	1.00 mg
Gianvi	0.02 mg	drospirenona	Cuarta	3.00 mg
Heather	N/A	noretisterona	Primera	0.35 mg
Jencycla	N/A	noretisterona	Primera	0.35 mg
Jolivette	N/A	noretisterona	Primera	0.35 mg
Kariva	0.02 mg; 0.01 mg	desogestrel	Tercera	0.15 mg
Lessina	0.02 mg	levonorgestrel	Segunda	0.10 mg
Levlite	0.02 mg	levonorgestrel	Segunda	0.10 mg
Levora	0.03 mg	levonorgestrel	Segunda	0.15 mg
Lo/Ovral	0.03 mg	norgestrel	Segunda	0.30 mg
Loestrin	0.02 mg	noretisterona acetato	Primera	1.00 mg
Low-Ogestrel	0.03 mg	norgestrel	Segunda	0.30 mg
Lybrel	0.02 mg	levonorgestrel	Segunda	0.09 mg
Mircette	0.02 mg; 0.01 mg	desogestrel	Tercera	0.15 mg

Marca	Estrógenos (cantidad)	Tipo de progestina	Generación	Progestina (cantidad)
Mirena	N/A	levonorgestrel	Segunda	Approx. 20.00 mg/día
Natazia	3.00 mg; 2.00 mg; 1.00 mg	dienogest	Cuarta	2.00 mg; 3.00 mg
Nor-QD	N/A	noretisterona	Primera	0.35 mg
Nora-BE	N/A	noretisterona	Primera	0.35 mg
Nordette	0.03 mg	levonorgestrel	Segunda	0.15 mg
NuvaRing	0.015 mg/día	etonogestrel	Tercera	0.12 mg/día
Ocella	0.03 mg	drospirenona	Cuarta	3.00 mg
Ortho Tri-Cyclen	0.035 mg	norgestimato	Tercera	0.18 mg; 0.215 mg; 0.25 mg
Ortho-Novum	0.035 mg	noretisterona	Primera	0.50 mg; 1.00 mg
Ortho Micronor	N/A	noretisterona	Primera	0.35 mg
Previfem	0.035 mg	norgestimato	Tercera	0.25 mg
Reclipsen	0.03 mg	desogestrel	Tercera	0.15 mg
Safyral	0.03 mg	drospirenona	Cuarta	3.00 mg

Marca	Estrógenos (cantidad)	Tipo de progestina	Generación	Progestina (cantidad)
Seasonale	0.03 mg	levonorgestrel	Segunda	0.15 mg
Seasonique	0.03 mg	levonorgestrel	Segunda	0.15 mg
TriNessa	0.035 mg	norgestimato	Tercera	0.18 mg; 0.215 mg; 0.25 mg
Triphasil	0.03 mg; 0.04 mg	levonorgestrel	Segunda	0.05 mg; 0.075 mg; 0.125 mg
Velivet	0.025 mg	desogestrel	Tercera	0.10 mg; 0.125 mg; 0.15 mg
Yasmin	0.03 mg	drospirenona	Cuarta	3.00 mg
Yaz	0.03 mg	drospirenona	Cuarta	3.00 mg

LA SENSUALIDAD ESTÁ EN LA MIRADA DE QUIEN TOMA LA PÍLDORA

La mayoría de nosotras estaríamos de acuerdo en que la atracción, el amor, las relaciones sexuales y el matrimonio son el tipo de cosas que cumplen los requisitos del estatus de «asunto importante» en la vida de una persona. Y, como son un asunto importante, no son el tipo de cosas en las que quisiéramos ver involucradas nuestras píldoras anticonceptivas.

Pero, por supuesto, lo están.

Veamos a continuación las experiencias de Olivia y Anneliese,[32] dos mujeres que estaban tomando la píldora cuando escogieron a sus parejas y luego dejaron de tomarla.

Olivia es una abogada de 35 años que ha estado casada durante 10. Conoció a su marido en la facultad y se casó con él unos años después. Cuando le conoció ya estaba tomando la píldora, tal como había estado haciendo desde su último año en la escuela secundaria. Aunque la relación con su marido nunca había sido intensamente apasionada, nunca echó en falta que lo fuera. En realidad, se enorgullecía del he-

---

32. Cada una de estas dos mujeres es un personaje de ficción conformado por partes de historias de diversas mujeres (junto a algunos detalles inventados para humanizarlas). Personajes de este tipo se utilizarán a lo largo de todo el libro para ayudar a personificar las experiencias de mujeres con la píldora sin comprometer la confidencialidad de las personas que han compartido sus historias conmigo.

cho de que ya no prestaba la misma atención a los hombres y al sexo que en sus años universitarios. Estaba muy centrada en su carrera profesional y pensaba que no podía ser importunada por el tipo de intensas relaciones sexuales que había tenido en el pasado. Tenía sexo regularmente con su marido, pero sin pasión de ninguna clase. No dedicaba tiempo a pensar en el sexo y decía repetidamente a sus amigas que era capaz de no tener más relaciones sexuales y no sentirse molesta por ello. Creía que había dejado atrás los antojos de la atracción y el deseo, los cuales le habían absorbido una gran cantidad de energía mental cuando era más joven.

Dejó de tomar la píldora después del nacimiento de su primer y único hijo, cuando su marido se hizo la vasectomía. Aunque ella no se sintió diferente al principio, empezó a darse cuenta de que pensaba en el sexo con mucha más frecuencia de lo que acostumbraba con anterioridad. Lo más sorprendente es que descubrió que pensaba en relaciones sexuales con otros hombres que no eran su marido. Se sentía atraída sexualmente por hombres que conocía cuando viajaba por motivos de trabajo o cuando se hallaba en el parque con su hijo. Recuerda claramente una ocasión en que le pareció que algo estaba pasando. «Estaba a bordo de un avión con destino a Los Ángeles, donde tenía que hacer una presentación. Cuando entré en la cabina de primera clase, me encontré estableciendo contacto visual con algunos de los hombres con traje que allí se sentaban, tan atractivos, sexis y seguros de sí mismos. Ahí fue cuando supe que estaba en apuros. Me sentía como una tigresa sexual y era tan sorprendente para mí que me pregunté si todo lo que había creído cierto acerca de mí en la última década era en realidad falso.»

Poco tiempo después Olivia comenzó a cuestionarse la relación con su marido. Ahora experimentaba unas sensaciones hacia otros hombres que jamás había tenido hacia su marido y se preguntaba si tal vez se había casado con el hombre equivocado. Había creído durante mucho tiempo haber dejado atrás todos los líos asociados al deseo sexual, pero empezaba a darse cuenta de que estas sensaciones tan solo habían estado enterradas bajo la píldora. El deseo hacia su pareja seguía siendo plano, a lo cual puso pronto remedio involucrándose en una relación sexual con un atractivo juez al que conoció en una fiesta.

Sospechaba que haber dejado la píldora podía haber desempeñado un papel en el renacimiento del deseo y, a causa de esto, continúa acariciando la idea de volver a tomarla y poner orden en su vida, pero siempre vacila: «No quiero sentirme como si estuviera dormida nunca más». Ambas relaciones siguen vigentes y ella continúa debatiéndose sobre lo que tiene que hacer.

Veamos ahora el caso de Anneliese, de 23 años. Como muchas mujeres de su edad, Anneliese empezó a tomar la píldora a los 17 años para regularizar sus menstruaciones. Durante su tercer año en la escuela secundaria comenzó una relación con un muchacho al que había conocido en un viaje de estudios. Aunque también era estadounidense, tres estados separaban sus respectivas residencias. Al regresar a casa, mantuvieron durante un tiempo una relación «a distancia», hasta que finalmente él se fue a vivir con ella.

La relación estaba en su tercer año cuando ella dejó de tomar la píldora. Antes de empezar a tomarla, le gustaba hacer ejercicio físico, ir de compras y dedicar mucho tiempo a conformar atuendos informales a partir de ropa que compraba en tiendas *vintage* y a maquillarse y a peinarse. Su interés por estas actividades fue disminuyendo a medida que se acercaba su graduación en la escuela secundaria y su ingreso en la universidad, lo cual ella asumía que era la consecuencia de ser una persona más madura y seria con respecto a sus estudios. Después de dejar de tomar la píldora, se sintió como si ya no supiera quién era. En primer lugar, advirtió que su sensibilidad al asco era ahora algo fuera de lo común. Visiones y olores que antes no percibía le parecían ahora totalmente desagradables, entre ellos el olor de los perros de su pareja y (¡mucho peor!) de su propia pareja. También descubrió que volvía a estar interesada en ir de compras y hacer ejercicio. Perdió dos kilos. Más adelante se sometió a una intervención de aumento de pecho y rompió con su pareja (y sus perros). Ahora siente que vuelve a ser ella.

Antes de arrojarnos a las profundidades de lo que los estudios dicen acerca de todo esto, solamente quiero recordarte que la píldora anticonceptiva está compuesta por hormonas sexuales artificiales y que las hormonas sexuales activan y desactivan millones de cambios en células de todo el organismo, influyendo en la versión de quién eres. Esto significa que —*por supuesto*— la píldora va a interferir en tu circuito cerebral relacionado con el amor y el sexo. Si esto te parece perfectamente obvio, te encuentras dos pasos por delante de donde me encontraba yo cuando lo averigüé. A pesar de mis 20 años de investigación examinando las influencias biológicas sobre la psicología de las relaciones de las mujeres, fui pillada totalmente por sorpresa por la investigación que vamos a analizar en este capítulo y el siguiente. Esta investigación, aunque aún está en sus inicios, indica que la píldora tiene el potencial de influir en por quién te sientes atraída, la dinámica de tus relaciones, la calidad de tu vida sexual, la forma de reaccionar ante el rostro de tu pareja, hasta qué punto eres sexi para los demás y las probabilidades de que te divorcies. En otras palabras, la píldora influye en gran medida en todo lo que tiene importancia con relación al amor y al sexo. Este es un material bastante provocador, ya que sugiere que la píldora puede estar cambiando la faz de las relaciones de las mujeres modernas.

Tal vez las tuyas.

Empecemos hablando de la atracción. Ya hemos hablado mucho de las diversas formas en que las hormonas de las mujeres influyen en el tipo de hombres por los que ellas se sienten atraídas. Tal como hemos comentado en los capítulos precedentes, las investigaciones realizadas durante varias décadas indican que cuando los estrógenos aumentan a lo largo del ciclo, lo hace también la motivación sexual y la sintonía con las señales de una buena calidad genética en los hombres. En concreto, dichas investigaciones han descubierto que en los momentos del ciclo en los que los niveles de estrógenos son elevados —lo cual sucede de forma natural hacia la mitad del ciclo— las mujeres tienen una preferencia más acentuada por hombres cuyos rostros, voces y comportamientos incorporan marcadores de testosterona (estamos hablando de mandíbulas cuadradas, tonos de voz profundos y arrogancia) que cuando los niveles de estrógenos son bajos. Recuerda que a los estrógenos les encanta la testosterona. Las investigaciones también han descubierto que los estrógenos suelen aumentar la preferencia de las mujeres por el olor de los hombres que poseen marcadores de testosterona, que tienen rostros y cuerpos simétricos, y/o cuyos genes del sistema inmune son diferentes de los suyos. Esto último es algo que ayuda a impedir la endogamia y promueve la salud de los hijos resultantes de la relación al aumentar el número de patógenos que el organismo es capaz de reconocer y eliminar, reduciendo así el riesgo de infección y enfermedad.[33]

Pero ¿qué sucede con las preferencias de pareja de las mujeres cuando están tomando la píldora? Teniendo en cuenta que a) las mujeres que están tomando la píldora no ovulan y b) las hormonas artificiales de la píldora engañan al cerebro haciéndole pensar que se encuentra en la fase lútea del ciclo, en la que domina la progesterona, se plantea la posibilidad de que las píldoras anticonceptivas puedan tener la capacidad de influir en los tipos de hombres que las mujeres escogen como parejas.

No ha sido hasta hace poco que los investigadores han empezado a explorar esta posibilidad. Y, aunque estos estudios se encuentran todavía en sus inicios y los resultados son diversos, el cuadro que está comenzando a emerger es fascinante. Este indica que la píldora anticonceptiva puede influir en todo, desde la selección de pareja hasta la probabilidad de que te divorcies de ella.

---

33. Estoy hablando de los genes del complejo principal de histocompatibilidad (CPH; en humanos también se conoce como genes HLA). El CPH es un conjunto de genes que codifica marcadores de la superficie celular que el sistema inmune utiliza para distinguir sus propias partes y péptidos (las partes de tu cuerpo que hacen que seas tú) de aquellos que pertenecen a parásitos, virus y bacterias que te hacen enfermar. Las ubicaciones del CPH son altamente polimórficas, lo que significa que hay muchísimas versiones diferentes de ellos circulando alrededor de la reserva de genes; tantas que, de hecho, es poco probable que personas que no tienen ninguna relación posean idénticos genes CPH. Lo realmente positivo acerca de los genes CPH (y la razón por la que deberíamos querer parejas que tengan genes distintos de los nuestros) es que se expresan de forma copredominante. Esto quiere decir que ambos conjuntos de genes (los de mamá y los de papá) están activados. El saber actual nos dice que tener genes CPH variables (en lugar de parecidos) permite a la persona manifestar una amplia gama de péptidos derivados de patógenos para vigilar las células T, mejorar las defensas inmunitarias y hacer de ti una persona más sana.

A la luz de lo que hacen las hormonas artificiales contenidas en la píldora (hormonalmente hacen lo mismo cada día), es probable que no sea terriblemente sorprendente averiguar que las mujeres que toman la píldora no experimentan ninguna ciclicidad en sus preferencias de pareja. En lugar de experimentar una preferencia mayor por hombres sexis en los momentos de alta fertilidad, como les ocurre a las mujeres que tienen un ciclo natural, las que toman la píldora muestran una preferencia constante por aquellos hombres con rostros y voces *menos* masculinos, los cuales son los preferidos por las mujeres que tienen un ciclo natural durante la segunda mitad de sus ciclos, cuando los niveles de progesterona son altos.

Por ejemplo, en uno de los estudios los investigadores llevaron a dos grupos de mujeres a un laboratorio de investigación durante la fase folicular de sus ciclos y les facilitaron la utilización de un programa informático especial que les permitía manipular la apariencia de fotografías de rostros de hombres y mujeres. Podían alterar la apariencia de los hombres y las mujeres de las fotografías clicando con el ratón del ordenador, lo cual masculinizaba o feminizaba el prototipo facial mediante la modificación, por ejemplo, de la altura de la mandíbula, el ancho de la cara y la prominencia del pómulo en aumentos de un 10 %. Sin que lo supieran las mujeres participantes en el estudio, estos son los tipos de rasgos faciales que suelen variar dependiendo de los niveles de hormonas sexuales de la persona. Los investigadores pidieron a las mujeres que manipularan los rostros de los hombres para que se aproximaran a su ideal de pareja romántica a corto y a largo plazo. También les pidieron que manipularan las caras de las mujeres para crear una que fuera atractiva en grado máximo. Después de su primera sesión de laboratorio, la mitad de las mujeres empezaron a tomar la píldora anticonceptiva (el grupo experimental) y la otra mitad no lo hizo (el grupo de control). Ambos grupos de mujeres regresaron al laboratorio tres meses después y completaron esta tarea por segunda vez.

Cuando los investigadores compararon los dos conjuntos de imágenes creados por las mujeres con un ciclo natural (el grupo de control), no encontraron diferencias entre los rostros creados en el periodo 1 y en el periodo 2. Sin embargo, con respecto a las mujeres que habían empezado a tomar la píldora, descubrieron que los rostros de hombres ideales eran significativamente menos masculinos durante la segunda sesión. Cuando estaban tomando la píldora, las mujeres creaban caras más feminizadas, con maxilares más estrechos y contornos más redondeados que los que habían creado tan solo tres meses antes. Esto era así para los rostros que las mujeres habían creado de sus parejas ideales tanto a largo como a corto plazo. Es importante destacar que los investigadores no encontraron un efecto similar cuando compararon las caras femeninas ideales diseñadas por las mujeres. Fueron las mismas durante las dos sesiones, lo que venía a indicar que el efecto de la píldora sobre las preferencias de masculinidad es específico de sus preferencias por los *hombres*.

En un segundo estudio, estos mismos investigadores quisieron testar si las mujeres que tomaban la píldora escogían realmente como parejas de relación a hombres menos masculinos en comparación con sus homólogas que no tomaban la píldora. Con este fin, reclutaron una amplia muestra de hombres que tenían relaciones con mujeres. La mitad de la muestra estaba compuesta por hombres seleccionados por sus parejas cuando estas estaban tomando la píldora. La otra mitad de la muestra estaba compuesta por hombres cuyas parejas no estaban tomando la píldora en la época en que se encontraron. A continuación, los investigadores examinaron las fotografías de los hombres para poder comparar la masculinidad facial media de la muestra de hombres escogidos por mujeres que tomaban la píldora con la masculinidad facial media de los hombres escogidos por mujeres que no tomaban la píldora. Midieron la masculinidad subjetiva de los hombres (hasta qué punto parecían masculinas sus caras a unos calificadores externos) y la masculinidad objetiva (que se calcula evaluando la prominencia del pómulo, la altura de la mandíbula con relación a la altura de la parte inferior de la cara y la altura de la cara con relación a su anchura).

¿Has adivinado ya cuál fue la conclusión?

Los hombres seleccionados por mujeres que tomaban la píldora tenían rostros significativamente menos masculinos que los de aquellos seleccionados por mujeres que no tomaban la píldora.

Ahora bien, aunque hayas anticipado este resultado, tienes que reconocer que es bastante intrigante. La idea de que las mujeres puedan escoger parejas diferentes según estén tomando o no la píldora indica que esta puede tener un efecto dominó sobre la calidad y la dinámica de las relaciones a largo plazo de las mujeres. Tal vez incluso sobre el riesgo de divorcio o infidelidad. También plantea una serie de cuestiones provocadoras que los investigadores ni siquiera habían considerado formularse hasta entonces. Por ejemplo, si las mujeres que están tomando la píldora no están realmente interesadas en la sensualidad cuando seleccionan pareja, ¿qué es lo que están buscando exactamente? Y si la píldora hace que las mujeres centren su elección de pareja en una serie de cualidades pero no en otras, esto plantea la cuestión (potencialmente más seria) de lo que podría significar para las relaciones de las mujeres. Si escoges a tu pareja cuando estás tomando la píldora y luego dejas de tomarla, pueden surgir problemas en la relación. Ello es debido a que las hormonas presentes en la píldora están influyendo en la elección de pareja, mientras que cuando se deje de tomar la píldora estarán presentes otras hormonas que influirán en la relación con tu pareja —o en cómo tú percibes a tu pareja— de forma diferente.

Para abordar la primera pregunta, varios investigadores llevaron a cabo una encuesta sobre la calidad de la relación en una muestra de más de dos mil mujeres, cada una de las cuales tenía por lo menos un hijo. La mitad de las mujeres de la muestra estaban tomando la píldora cuando conocieron a sus parejas y la otra mitad no. El estudio formulaba varias preguntas a las mujeres acerca de la calidad de la relación con el padre de su primer hijo, independientemente de si todavía mantenían una relación de pareja con el mismo.

ASPECTOS	¿QUIÉN ESTÁ MÁS SATISFECHO?
Apoyo económico	Con la píldora > Sin la píldora
Inteligencia de la pareja	Con la píldora > Sin la píldora
Excitación sexual	Con la píldora < Sin la píldora
Audacia sexual	Con la píldora < Sin la píldora
Proceptividad sexual	Con la píldora < Sin la píldora
Atracción sexual	Con la píldora < Sin la píldora
Apoyo de la pareja	Con la píldora < Sin la píldora
Atractivo del cuerpo de la pareja	Con la píldora < Sin la píldora
Orgasmo con la pareja	Con la píldora = Sin la píldora
Fidelidad de la pareja	Con la píldora = Sin la píldora
Ambición de la pareja	Con la píldora = Sin la píldora
Rechazo de la pareja	Con la píldora = Sin la píldora
Cumplimiento de las relaciones sexuales	Con la píldora = Sin la píldora
Atractivo facial de la pareja	Con la píldora = Sin la píldora

Hasta qué punto están satisfechas las mujeres con diferentes aspectos de su relación en función de si seleccionaron a sus parejas cuando tomaban o no tomaban la píldora.

Puedes ver los resultados de esta encuesta en la tabla anterior. Las casillas con fondo blanco representan las áreas de satisfacción de la relación que fueron más positivas en las mujeres que escogieron a sus parejas cuando estaban tomando la píldora. Las casillas con fondo gris claro representan los aspectos de satisfacción de la relación que fueron más positivos en las mujeres que no tomaban la píldora cuando seleccionaron a sus parejas. Las casillas con fondo gris oscuro representan los aspectos de satisfacción de la relación que no difieren entre las mujeres que tomaban la píldora y las que no la tomaban.

Las mujeres con un ciclo de ovulación natural —además de escoger parejas más sexis— parecen disfrutar más de los aspectos relacionados con el sexo en comparación con las mujeres que escogieron a sus parejas mientras tomaban la píldora. Esto es del todo lógico si tenemos en cuenta todos los estudios que muestran que las mujeres con un ciclo natural están especialmente sintonizadas con la sensualidad, por lo menos en la fase de su ciclo en la que los estrógenos son dominantes. Y también tiene toda la lógica del mundo que las mujeres cuyas parejas son sexis estén más inclinadas a desear tener relaciones sexuales con ellas de lo que lo están las mujeres cuyas parejas son menos sexis. La elección de pareja cuando estás tomando la píldora parece predecir una menor atracción y satisfacción sexual a largo plazo que las que podrías obtener de una relación iniciada por la versión de ti misma que no toma la píldora.

Ahora bien, lo más positivo es que todo en la vida tiene una compensación, lo cual quiere decir que habrá una ventaja en el hecho de haber escogido a una pareja cuando tomabas la píldora anticonceptiva. Y resulta que se trata de una ventaja muy importante para muchas mujeres.

Como has podido observar en la tabla anterior, las mujeres que escogieron a sus parejas cuando tomaban la píldora estaban más satisfechas con la capacidad económica e inteligencia de sus parejas que las mujeres que escogieron a sus parejas cuando no la estaban tomando.[34] Se cree que este resultado tiene su origen en el perfil hormonal claramente inclinado a la progesterona (artificial) de las mujeres que toman la píldora, la cual, según se cree, provoca que sus cerebros destaquen las cualidades que ayudarán a mantenerlas sanas y salvas cuando se preparen para el embarazo. Este tipo de interpretación tiene su eco en los resultados de estudios de imágenes del cerebro. Cuando se comparan con mujeres que tienen su ciclo de ovulación natural, las que toman la píldora exhiben menos actividad en los centros de recompensa del cerebro cada vez que miran rostros masculinos, pero en cambio más actividad en dichos centros cuando examinan el dinero. No es un tema menor, porque el dinero y la seguridad económica son importantes. Así pues, el hecho de tomar la píldora probablemente no significa que las mujeres escojan parejas mejores o peores que las que habrían escogido si no la estuvieran tomando. Se trata tan solo de que tomar o no tomar la píldora hace que se prioricen cosas diferentes. Este pequeño cambio de prioridades puede venir acompañadode sus propios beneficios por lo que se refiere a la tasa de divorcios.

Otro patrón observado en este estudio fue que las mujeres que escogían a sus parejas cuando estaban tomando la píldora tenían, significativamente, *menos* probabilidades de divorciarse que las mujeres que escogían a sus parejas cuando no la estaban tomando. Por tanto, tal vez la clave de la felicidad conyugal a largo plazo (o por lo menos de permanecer casados a largo plazo) sea escoger a una pareja de acuerdo con su inteligencia y su capacidad económica, y no

....

34. Estas dicotomías son habituales en el mundo de la biología. La teoría de la historia de la vida (que es una teoría importante en el campo de la biología evolutiva) consiste en la predicción de cómo los organismos (o los individuos) invertirán su limitado tiempo y presupuesto energético para hacer todas las cosas que son necesarias para la reproducción y la supervivencia: crecimiento, maduración, emparejamiento y crianza de los hijos. Una de las dualidades de inversión de recursos clave a que se enfrentan los organismos es si deben invertir en emparejamiento o invertir dicho esfuerzo en adquisición de recursos, cuidado a los demás y crianza de los hijos. Si tú decides priorizar la elección de pareja (que la teoría de la historia de la vida relaciona con los hombres sexis porque estos cuentan con más probabilidades de tener más éxito y producir una descendencia más fuerte que los hombres menos sexis), esto significa que necesariamente vas a disponer de menos tiempo y esfuerzo para hacer otras cosas, como prestar cuidados a otras personas. Esta es la razón de que el emparejamiento y la crianza o cuidados de los hijos estén casi siempre dicotomizados en el arte y la literatura. El arte imita la vida. Y la vida está llena de trueques. Encontrarás la dicotomía virgen-prostituta en especies que van desde las abejas a los seres humanos, porque el emparejamiento y la crianza no se pueden maximizar de forma simultánea.

su sensualidad. O tal vez la píldora hace que las mujeres se concentren en alguna otra cualidad inmensurable que es la clave del matrimonio a largo plazo. Sea cual sea la razón, la pauta es intrigante. Aún más intrigante, sin embargo, es el hecho de que cuando estas mujeres que tomaban la píldora se divorciaron fueran ellas abrumadoramente las que tomaran la iniciativa: el 84.5 % de las veces fueron las iniciadoras del proceso, en comparación con el 73.6 % de las veces entre las mujeres que escogieron a sus parejas cuando no estaban tomando la píldora. Por tanto, aunque la priorización de la seguridad económica (a costa de la sensualidad) puede dar lugar a matrimonios más estables, una de las mayores amenazas que se ciernen sobre dichos matrimonios es que la propia mujer llegue a sentirse insatisfecha. Y este estudio indica que el culpable más razonable de dicha insatisfacción es la falta de atracción y satisfacción sexual.

La idea de que la calidad y longevidad de las relaciones a largo plazo de las mujeres puedan verse afectadas, para lo bueno y para lo malo, por su método de evitación del embarazo es casi increíble. Pero antes de que nos desviemos del tema, vale la pena advertir que los resultados de este estudio están abiertos a la interpretación. La científica que hay en mí está obligada a señalarlo, incluso frente a los apasionantes resultados de la investigación.

Por ejemplo, debido a que esta investigación comparó las consecuencias de la relación para las mujeres que estaban tomando la píldora cuando seleccionaron a sus parejas con las consecuencias para las que no la estaban tomando, es posible que los resultados reflejen diferencias preexistentes en los tipos de hombres preferidos por estos diferentes grupos de mujeres. Por ejemplo, las mujeres que siguen tomando la píldora aunque no tengan una relación (recuerda que nuestras tomadoras de la píldora ya la estaban tomando cuando conocieron a sus parejas) tal vez sean más propensas a escoger parejas sentimentales por razones racionales (*¿tiene una buena situación económica y es probable que sea fiel?*) que por razones emocionales (*¿es tan delicioso que quisiera morderle y estar sentada en su regazo todo el día?*). Por tanto, no podemos tener la seguridad de que la píldora sea la responsable de las diferencias observadas entre estos dos grupos de mujeres. También es difícil saber si cualesquiera diferencias observadas entre estos dos grupos de mujeres son la consecuencia de *estar* tomando la píldora, *seguir* tomando la píldora o *dejar* de tomar la píldora, porque los investigadores no midieron la utilización de las píldoras anticonceptivas por parte de las mujeres a lo largo de sus relaciones.

Para responder a estas preguntas, otro grupo distinto de investigadores analizó los datos recogidos en dos muestras de parejas casadas a las que se realizó un seguimiento a lo largo de un periodo de uno a cuatro años. Los investigadores tenían información respecto a si las mujeres que formaban parte de la muestra estaban tomando o no la píldora cuando escogieron a sus parejas, si posteriormente la tomaron o dejaron de tomarla y si experimentaron cambios en cuanto a su satisfacción sexual y conyugal como consecuencia de dicho cambio.

Lo primero que descubrieron estos investigadores fue que las mujeres que no estaban tomando la píldora cuando seleccionaron a sus parejas, pero que luego empezaron a tomarla, comunicaron como consecuencia un descenso de su satisfacción sexual. Revisaremos este punto con más detalle en el próximo capítulo, pero se parece mucho a lo que cabría esperar, teniendo en cuenta lo que las hormonas artificiales de la píldora hacen en la libido de las mujeres. Estas mujeres informaron de que no habían experimentado cambios en la satisfacción conyugal como consecuencia de haber empezado a tomar la píldora, lo que parece indicar que tomar la píldora podría disminuir la calidad de las vidas sexuales de las mujeres, pero sin perjudicar sus sentimientos con respecto a sus parejas o a la propia relación. Sin duda, el tema sexual es un fastidio, pero desde una perspectiva global estos resultados sugieren que empezar a tomar la píldora después del comienzo de una relación no parece que sea causa suficiente para provocar un terremoto que agriete permanentemente los fundamentos de la relación.

Conclusión (Parte I): pasar de no tomar la píldora a tomarla puede provocar que la satisfacción sexual disminuya, pero hay otras cosas que te aporta la píldora si te gusta todo lo demás.

Así pues, ¿qué sucedió con las mujeres que estaban tomando la píldora y dejaron de tomarla?

Si analizamos la pregunta desde una perspectiva estrictamente bioquímica, deberíamos esperar que cuando las mujeres abandonen la píldora *aumente* su grado de satisfacción con los aspectos sexuales de su relación. Como ya he mencionado anteriormente, las hormonas que contiene la píldora pueden ocasionar problemas en las hormonas que regulan el deseo y el apego sexual. Por tanto, las mujeres que conocen a sus parejas mientras están tomando la píldora y posteriormente dejar de tomarla —mientras todo lo demás continúa igual— deberían esperar un aumento de su satisfacción sexual.

Sin embargo, este estudio descubrió que no ocurría así. De hecho, estas mujeres experimentaron un *descenso* de su satisfacción sexual, lo cual parece no tener ninguna lógica. ¿Por qué razón dejar de tomar la píldora provocaría una disminución de la satisfacción sexual de las mujeres?

Aunque no tengamos plena seguridad, los datos indican con contundencia que este efecto podría tener algo que ver con el hecho de que la versión de una mujer que toma la píldora y la versión de la que no la toma pueden desear tener relaciones sexuales con diferentes tipos de personas. Recuerda que las mujeres que toman la píldora no manifiestan la preferencia por la masculinidad que sí se observa en aquellas que tienen un ciclo natural, y prefieren caras redondeadas, más feminizadas. Si ese es el tipo de hombre que una mujer escoge como pareja cuando está tomando la píldora, existe la posibilidad de que la versión de esa misma mujer cuando no tome la píldora no se sienta del todo atraída por él. Aunque esta interpretación pueda resultar preocupante, se repite en el patrón de cambios en la satisfacción conyugal observado entre aquellas mujeres que dejaron de tomar la píldora. En este punto, los investigadores descubrieron que el abandono de la píldora daba lugar a cambios en la satisfacción conyugal de las mujeres, pero que el hecho de que dichos cambios fueran positivos o negativos estaba en función de —redoble de tambores, por favor— cuán atractivos fueran sus maridos.

Y puesto que las mujeres que están tomando la píldora parecen menos sintonizadas con las señales de sensualidad que las mujeres con ciclos de ovulación naturales, los investigadores sospecharon que el atractivo de los maridos influiría en lo que sucede con la satisfacción acerca de la relación entre las mujeres que abandonan la píldora después de casarse. Así pues, se hicieron con fotos de los rostros de todos los hombres de ambos estudios puntuados según su atractivo, para testar si esto tenía algún impacto en el modo en que las mujeres percibían su relación después de dejar de tomar la píldora. Descubrieron que las mujeres que tenían maridos más atractivos comunicaban una *mayor* satisfacción conyugal después de abandonar la píldora que cuando la estaban tomando. Las mujeres con maridos menos atractivos, por su parte, experimentaron un *descenso* en la satisfacción con la relación después de abandonar la píldora.

Esto nos indica que si las mujeres que están tomando la píldora se las arreglan de alguna manera para iniciar una relación con un hombre atractivo (a pesar de no priorizar el atractivo), una vez que dejen de tomarla se sentirán más felices con su matrimonio. Además, intuyo que probablemente todas nos sentiríamos así si de repente nos diéramos cuenta de que nuestras parejas sentimentales son poseedoras de esta cualidad positiva que nunca hemos sabido que deseábamos pero que ahora estamos contentas de disfrutar. Por otra parte, las mujeres que no tuvieran tanta suerte —que no se toparan con una relación con un tipo sexi, sin siquiera intentarlo— se sentirían *menos* satisfechas con sus parejas una vez que dejaran de tomar la píldora y la sensualidad empezara a cobrar importancia.

Curiosamente, desde la época en que empecé a preparar este libro han aparecido estudios que no han podido encontrar diferencias entre las preferencias faciales de las mujeres o su satisfacción con la relación en función de si están o no tomando la píldora. Y así es como funciona la ciencia. El aprendizaje del comportamiento de las personas a través de la ciencia es algo que se manifiesta en una serie de pasos hacia adelante seguida de otra serie de pasos hacia atrás, y a continuación más pasos hacia adelante... No obstante, esto no quiere decir que tengas que olvidar todo lo que acabo de decirte. Lo que significa es que nos encontramos todavía en las fases iniciales de la ciencia y quizás estos resultados haya que tomarlos como preliminares. Es probable que todavía se tarde algunos años en obtener respuestas definitivas acerca de la fiabilidad con la que la píldora influye en las preferencias faciales y en la satisfacción con la relación de las mujeres. Y todavía se tardará más en saber si estos efectos varían en función de la composición hormonal de las píldoras que toman las mujeres (que sospecho que desempeña un rol importantísimo en impulsar resultados contradictorios). Hasta entonces, puedes utilizar esta información para que te ayude a saber qué es lo que tienes que buscar en tus propias relaciones. La experiencia con la píldora por parte de cada mujer será ligeramente distinta de la del resto, y la única persona que puede decirte si estos resultados son importantes para ti eres tú misma.

OLORES O SENSIBILIDAD

La toma de la píldora podría cambiar las cualidades que las mujeres priorizan en sus parejas. Como las mujeres que están tomando la píldora no ovulan, no experimentan la oleada preovulatoria de estrógenos que aumenta la atención prestada a los marcadores de la calidad genética de los hombres. Por tanto, es probable que al estar tomando la píldora —como mínimo— disminuya la prioridad que las mujeres asignan al atractivo sexual del hombre cuando escogen pareja. Y es fácil asumir que este tipo de cambio es algo que ocurre porque las mujeres que están tomando la píldora están decidiendo de forma deliberada no priorizar la sensualidad en una especie de abordaje cerebral al emparejamiento que no juzga por las apariencias. En este escenario, las mujeres que están tomando la píldora restan importancia a la sensualidad de sus parejas, porque han escogido en cambio priorizar las cualidades de atención y cuidado a los demás como respuesta al perfil hormonal en que domina la progesterona y que es imitado por la píldora.

Sin embargo, las investigaciones realizadas en los campos de la neurociencia y la psicofísica indican que la falta de preferencia por marcadores sexis de calidad genética por parte de las mujeres que toman la píldora puede ser más profunda que un simple intercambio de «forma por fondo» o de «este por aquel». En lugar de ser algo que las mujeres *advierten* pero deciden ignorar, esta línea de investigación sugiere que las mujeres que están tomando la píldora podrían no darse cuenta en absoluto de dichas diferencias. La píldora podría realmente atenuar la agudeza sensorial de las mujeres, de forma que las incapacitara para poder diferenciar a los hombres que tienen marcadores de alta calidad genética de aquellos que no los tienen.

Por ejemplo, en un estudio los investigadores midieron la sensibilidad de las mujeres a seis olores diferentes. Tres de los olores —menta, rosa y limón— no tenían gran cosa que ver con el sexo o la elección de pareja. Los otros tres eran olores de lo que se creía que desempeñaba un papel clave en la capacidad de las mujeres para discriminar entre parejas de alta y baja calidad. Se trataba de olor a almizcle (similar al olor corporal natural del hombre) y dos metabolitos de la testosterona, androstenona y androsterona. Los investigadores midieron la agudeza sensorial hacia cada uno de estos tipos de olores en tres grupos de mujeres: mujeres que tomaban la píldora, mujeres con un ciclo de ovulación natural durante la fase periovulatoria del ciclo (en la que dominan los estrógenos) y mujeres con un ciclo de ovulación natural durante la fase lútea del ciclo (en la que domina la progesterona).

En lo referente a los olores no asociados al sexo, no se advirtieron diferencias entre los grupos de mujeres. Las que tomaban la píldora eran tan sensibles a los olores de la menta, la rosa y el limón como lo eran los dos grupos de mujeres con un ciclo de ovulación natural. En lo relativo a los olores sexis, sin embargo, surgieron diferencias entre las mujeres que tomaban la píldora y las que tenían un ciclo de ovulación natural. Las mujeres con un ciclo natural eran significativamente más sensibles al olor del almizcle y de los dos metabolitos de la testosterona que aquellas que estaban tomando la píldora. Las mujeres que tomaban la píldora no comenzaron a detectar estos olores hasta que se sintieron más o menos agobiadas por ellos. Los análisis de seguimiento descubrieron que las diferencias entre las mujeres que tomaban la píldora y las que no la tomaban eran más acusadas cuando las primeras eran comparadas con aquellas que tenían un ciclo natural durante la fase preovulatoria del mismo (cuando el riesgo de concepción es alto). Las mujeres eran menos sensibles a cada uno de estos olores durante la fase lútea de sus respectivos ciclos, con unos umbrales de sensibilidad más similares a los de las mujeres que tomaban la píldora (aunque sin llegar nunca al nivel más bajo).

Pese a que pueda parecer un poco sorprendente que el sentido del olfato esté influenciado por las hormonas sexuales (tanto si se toma como si no se toma la píldora), en realidad tiene toda la lógica del mundo si pensamos en lo que hacen los diferentes sistemas sensoriales. Un cometido principal de dichos sistemas (que incluyen no solo el sentido del olfato sino también el del oído, la vista y el gusto) es advertir y discriminar entre las distintas cosas que hay en el entorno, para que se pueda diseccionar el mundo en categorías significativas como bueno/malo, caliente/frío y abordar/evitar. Cuanta más agudeza posean tus sentidos, mejor discriminarás entre las cosas que residen conjuntamente en la misma categoría de estímulo.[35] Por ejemplo, si tienes un paladar sensible, serás capaz de discriminar entre el gusto de un cabernet sauvignon y el de un cabernet franc. Si tu sentido del oído es bueno, podrás diferenciar entre las notas musicales C y D (y la diferencia entre una A aguda y una A llana).

Ahora bien, teniendo en cuenta lo que hacen los sistemas sensoriales, es lógico que dichos sistemas sean sensibles a la presencia de hormonas sexuales. Debido a que los niveles relativamente elevados de estrógenos están indicando al cuerpo que se está ejecutando el programa de *software* «la concepción es posible», es perfectamente razonable que el cerebro concentre todos sus esfuerzos en aumentar la capacidad de nuestro sistema sensorial para discriminar en este momento entre hombres de alta y baja calidad. Recuerda que el proceso de evolución por selección —el proceso que te diseñó a ti y a todos tus increíbles rasgos— produce su mágico efecto sobre la base de heredar rasgos que ayudaron a promover la *reproducción*. A causa de esto, la capacidad de discriminar entre parejas (y entre las distintas calidades de sus genes) es una de las funciones más valiosas que tu cerebro realizará jamás. *Especialmente* cuando la concepción

---

35. Por supuesto, también hay un componente de aprendizaje en todo esto. Tú puedes aumentar tu capacidad para discriminar entre estímulos a través de la experiencia y el entrenamiento en discriminación. Por ejemplo, si asistes a un curso sobre vinos, puedes entrenar a tu cerebro en encontrar la diferencia entre un cabernet y un malbec (y entre un malbec de 9 dólares y uno de 150 dólares). Este entrenamiento dará lugar a un mayor número de conexiones sinápticas en las áreas de tu cerebro que son responsables del disfrute del vino. ¡Viva tu cerebro!

es posible. Estamos hablando de decisiones que influyen en qué genes se interrelacionarán con los tuyos e impactarán así en tu destino evolutivo final. Este no es el tipo de asunto con el que la selección natural vaya a tontear.[36]

Es perfectamente lógico desde la perspectiva evolutiva que nuestro cerebro concentre todos los recursos disponibles en la maximización de su capacidad para discriminar entre parejas de alta y baja calidad cuando los niveles de estrógenos son elevados y la concepción es posible. Experimentar una mayor sensibilidad a las señales sensoriales cuando la fertilidad es elevada es el tipo de cosa que habría ofrecido a las mujeres una ventaja de emparejamiento clara, ayudándolas a separar los hombres de los muchachos. Teniendo en cuenta los estudios que demuestran cambios basados en los ciclos en las preferencias de las mujeres por la masculinidad tanto vocal como facial, es probable que pronto descubramos que las hormonas sexuales de las mujeres también incrementan su sensibilidad a visiones y sonidos. Tu cerebro debería mostrar su naturaleza más inteligente y sensible en los momentos en los que la concepción es posible.

....

36. Si no te lo crees, evalúa el caso de la araña macho de espalda roja. Estos machos suelen permitir que sus amantes los devoren durante el coito. Lo hacen porque la probabilidad de inseminación aumenta cuando el macho permite que la hembra actúe de este modo (aparentemente, las convulsiones espásticas que acompañan a la canibalización posibilitan que el esperma penetre de forma más profunda). Los machos que actúan así han heredado este espasmo mortal de unos antepasados que tuvieron éxito en el empeño y que lo transmitieron en cantidades mayores que las copias de códigos genéticos para unas prácticas sexuales más seguras y convencionales. Cuando las características están determinadas por la evolución por selección, el sexo gana casi siempre. Aunque te mate.

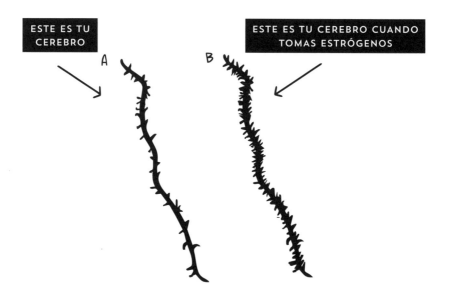

Una visualización de las diferencias en el número de espinas dendríticas de las células cerebrales de las mujeres según los estrógenos estén presentes o ausentes.

La idea de que los cerebros de las mujeres deberían funcionar a plena potencia en los momentos de alta fertilidad está apoyada por investigaciones realizadas en el campo de la neurociencia, lo cual demuestra que los estrógenos actúan como fertilizantes de múltiples regiones de los cerebros de las mujeres. Aunque solemos pensar que el cerebro es una entidad estable que no cambia mucho a lo largo de las semanas y los meses, la realidad es que se trata de un sistema muy dinámico que cambia continuamente, y los estrógenos son actores importantes de esta dinámica. Para muchas poblaciones clave de células cerebrales —incluyendo las que participan en el olfato, el aprendizaje y la memoria—, los estrógenos provocan que broten nuevas conexiones en dichas células (véase la imagen anterior) y que estas sean más excitables y sensibles a su entorno. Así pues, por lo que respecta al cerebro, los estrógenos acompañan a la primavera hormonal, cuando todo florece en sus formas más bellas, aumentando la sensibilidad al entorno en las épocas en que la concepción es posible. Y luego, cuando decaen los niveles de estrógenos, estas conexiones se retiran a su estado latente, acompañando al invierno hormonal.[37]

Aunque es posible que a las mujeres que toman la píldora les importen menos las señales de alta calidad genética que a las mujeres con ciclos de ovulación naturales (y valoren, en cambio, las señales de potencial económico, atención y cuidados o conversaciones inteligentes), también es posible que las mujeres que están tomando la píldora simplemente no se den cuenta de la diferencia existente entre hombres que poseen estos buenos marcadores genéticos y los que no los tienen. Y como no la advierten, no manifiestan una preferencia por el tipo de hombres con buenos marcadores genéticos. Debido a que los cerebros de las mujeres que están tomando la píldora están en un perpetuo estado de invierno hormonal, su agudeza sensorial puede no estar sintonizada con las señales de calidad y compatibilidad genética de la misma forma en que lo están los cerebros de las mujeres que tienen un ciclo natural.

Independientemente de cuáles sean las razones, estas diferencias pueden originar problemas a las mujeres si escogen a sus parejas cuando están tomando la píldora y luego dejan de tomarla. Al margen de los problemas encontrados por las Olivias y Annelieses de este mundo, si nos tomamos en serio los estudios sobre los cambios cíclicos de las preferencias sentimentales de pareja por parte de las mujeres, la ovulación aumenta nuestras preferencias por cualidades

....

37. El vínculo entre fertilidad y agudeza sensorial también puede ilustrarse perfectamente a través de los cambios que ocurren en la agudeza sensorial a lo largo de la vida. Por ejemplo, a los 65 años los seres humanos han perdido más de 30 decibelios de sensibilidad al sonido. Este mismo patrón se observa en los otros sentidos; por ejemplo, en nuestra agudeza visual y olfativa. Esta es la razón de que las personas suelan llevar gafas, hablar más alto y usar perfumes cada vez más intensos a medida que envejecen. Antes de que me acuses de discriminación por motivos de edad y de perpetuación de estereotipos, permíteme añadir que observamos los mismos patrones en los pájaros y otros animales (podría seguir y hablaros de los estudios realizados al respecto en aves cantoras). Uno de los trabajos más importantes que realizan nuestros sistemas sensoriales es ayudarnos a discriminar entre los genes que queremos y los que no queremos, haciendo que nuestros sistemas sensoriales sean altamente sensibles a nuestras hormonas sexuales y a nuestro estatus reproductivo.

de los hombres que ayuden a promover la replicación continuada de nuestros genes. La idea de que existe una sabiduría innata en nuestras preferencias de pareja —y que estas nos ayudan a guiarnos hacia aquellos hombres que tienen unos genes saludables y compatibles— aumenta las posibilidades de que la selección de nuestras parejas cuando estamos tomando la píldora pueda provocar problemas en lo que respecta a la reproducción.

ADVERTENCIA: EL SIGUIENTE APARTADO ES EXTREMADAMENTE ESPECULATIVO

Si por naturaleza preferimos hombres cuyos genes se combinen perfectamente con los nuestros, tal vez sea más difícil que las mujeres que conocieron a sus parejas cuando estaban tomando la píldora se queden embarazadas. Los cuerpos de las mujeres exploran la salud de los embriones antes de permitirles que se implanten (hablamos de este tema en el capítulo 1). Por tanto, si las mujeres que están tomando la píldora corren un riesgo de escoger parejas genéticamente incompatibles mayor que las mujeres que no la están tomando, no es del todo descabellado pensar que las mujeres que escogieron a sus parejas cuando estaban tomando la píldora puedan tener más dificultades para quedarse embarazadas que las mujeres que seleccionaron sus parejas cuando no estaban tomando la píldora. Hablaremos mucho más sobre esta posibilidad en el capítulo 9, pero por ahora es tan solo una idea para reflexionar una vez consideremos todo lo que esta investigación podría significar para las mujeres que escogen a sus parejas mientras están tomando la píldora.

Una segunda posibilidad que surge si aceptamos el enfoque de la «sabiduría de nuestros antepasados» con respecto a las preferencias de pareja es que los hijos nacidos de mujeres que escogieron a sus parejas cuando estaban tomando la píldora serán menos sanos que los nacidos de mujeres que escogieron a sus parejas cuando no estaban tomando la píldora. Aunque hay muy poca investigación sobre este tema, un estudio reciente indica que escoger a la pareja cuando se toma la píldora podría anticipar que los hijos tendrán más problemas de salud. En este estudio, los investigadores realizaron una encuesta a 192 madres con hijos cuyas edades oscilaban entre 1 y 8 años. Se les pasó un cuestionario con 23 puntos sobre la salud de sus hijos y sobre si habían conocido al padre mientras estaban o no tomando anticonceptivos hormonales. Aunque la mayoría de las mujeres participantes en el estudio dijeron que habían empezado la relación con el padre de su hijo cuando no estaban tomando la píldora, una tercera parte dijo que sí la estaba tomando. Cuando se comparó la salud de los niños nacidos de parejas que se habían conocido cuando la mujer estaba tomando la píldora con la de los niños de parejas que se habían conocido cuando la mujer no la estaba tomando, los investigadores descubrieron que la salud de los niños nacidos de parejas que se habían conocido cuando la mujer tomaba la píldora era peor en términos generales. Los niños eran más propensos a contraer infecciones, tenían una percepción más negativa de su salud que la de sus homólogos, habían acudido más veces a visitar al médico durante los últimos tres meses y durante el último año, y estaban enfermos más a menudo que los niños nacidos de parejas que se habían conocido sin la influencia de la píldora.

Teniendo en cuenta que se trataba tan solo de un estudio preliminar para tratar de determinar si existían diferencias en los resultados reproductivos derivadas del hecho de tomar la píldora, debemos ser prudentes. Las diferencias entre estos dos grupos de niños podrían haber sido consecuencia de millones de cosas diferentes, entre ellas las diferencias preexistentes entre los tipos de mujeres que tomaban la píldora desde hacía mucho tiempo y los que la tomaban desde hacía poco. Por ejemplo, tal vez las mujeres que estaban tomando la píldora lo hicieran a causa de unos ciclos irregulares, lo cual está asociado por sí mismo a un peor estado de salud. O tal vez eran de más edad, ya que las mujeres que toman la píldora a menudo lo hacen para labrarse una carrera profesional antes de tener hijos. También es posible que las mujeres que toman la píldora de forma crónica se sientan más inclinadas a pensar en cosas relacionadas con la salud y, como consecuencia, perciban subjetivamente que sus hijos están más enfermos. A estas alturas no hay forma de saberlo con certeza, ya que la investigación necesaria para ello todavía no se ha llevado a cabo.

¿Hay que alarmarse por la salud de tus futuros hijos si conoces a tu pareja mientras estás tomando la píldora?

La respuesta concisa es no. Todavía no sabemos si escoger pareja mientras se está tomando la píldora aumenta el riesgo de infertilidad de la mujer con su pareja o bien aumenta el riesgo de que los hijos tengan problemas de salud. Y, aunque los estudios encontraran al fin una evidencia concluyente de que es así, tampoco se trataría de un escenario apocalíptico. Los estudios realizados sobre la elección de pareja por parte de mujeres que toman la píldora indican que estar tomándola puede incrementar el *riesgo* de las mujeres de escoger a una pareja con genes menos compatibles. Es algo parecido al hecho de que comer alimentos procesados aumenta el riesgo de enfermar de diabetes tipo 2. Es bueno saber estas cosas y tomárselas en serio, pero no implican que estés totalmente perdida si seleccionas a tu pareja cuando estás tomando la píldora (del mismo modo que no estás totalmente perdida si tomas más dulces que zanahorias). Se trata tan solo de disponer de buena información —información que te mereces conocer— cuando tengas que tomar decisiones relativas a la píldora y a la selección de parejas a largo plazo.

Lo cual nos lleva a...

Conclusión (Parte II): cuando se pasa de tomar la píldora a no tomar la píldora no hay necesidad de alarmarse, pero tal vez sí de proceder con cautela. Aunque no existe una opinión homogénea sobre cómo influye la píldora en la elección de pareja, si tú conoces a tu pareja cuando estás tomando la píldora probablemente no será perjudicial[38] que determines cómo te sientes acerca de tu pa-

---

38. No obstante, ¡por el amor de Dios!, haz esto solamente si te estás protegiendo frente a un embarazo no deseado de alguna otra forma. Quedarse embarazada en el momento inapropiado por la persona inapropiada es bastante, BASTANTE peor para ti que cualquier otro problema con el que te puedas encontrar como consecuencia de elegir pareja cuando estés tomando la píldora. Cuando estás buscando una pareja sentimental a largo plazo, tal vez sea mejor opción dejar de tomar la píldora hasta después de haber iniciado la relación. Esto ayudará a minimizar el riesgo de haber escogido a una pareja que tus hormonas del ciclo natural desaprobarán y a permitir que te protejas de un embarazo una vez que la relación entre en una fase sexual. En caso de que no andes persiguiendo una pareja a largo plazo pero quieras mantenerte abierta a la posibilidad de tener relaciones sexuales cuando lo desees sin quedarte embarazada, puedes olvidarte de los deseos de las hormonas propias de tu ciclo natural y buscar tan solo protegerte.

reja cuando no estés tomando la píldora antes de hacer algo permanente. Tener los dos grupos de hormonas para que pongan a prueba a futuras parejas a largo plazo reducirá la probabilidad de cualesquiera sorpresas desagradables después de que hayas dado el sí.

SI TE SIENTES ENOJADA O DEPRIMIDA POR ESTO

La idea de que tu píldora anticonceptiva pueda influir en tu elección de pareja de tal forma que se puedan generar problemas con el tiempo es aterradora. Pero las relaciones son siempre escalofriantes. Esto aporta tan solo una nueva dimensión al tema. Tanto si escoges a tu pareja mientras estás tomando la píldora como si lo haces cuando no, siempre estarás intercambiando un conjunto de ventajas y desventajas por otro. Si escoges a tu pareja actual mientras estás tomando la píldora, esto no quiere decir que tu relación vaya a desbaratarse si dejas de tomarla o que tú y tu pareja seáis genéticamente incompatibles. Tampoco significa necesariamente que vayas a tener problemas para quedarte embarazada ni, en caso de que te quedes embarazada, que tus hijos vayan a tener una salud precaria. La mayoría de las mujeres que seleccionan a sus parejas mientras están tomando la píldora no tendrán problemas más adelante. Pero merece la pena destacar que algunas de ellas sí los tendrán. Y, aunque los estudios realizados indican que la píldora puede tener un impacto en el tipo de concesiones que las mujeres hacen cuando escogen a sus parejas, en realidad se trata de concesiones que las mujeres han estado haciendo desde el principio de los tiempos —lo que ocurre es que en el pasado eran menos inconscientes.

También es digno de atención que, por cada Olivia y Anneliese, haya muchas otras mujeres que escogieron a sus parejas cuando tomaban la píldora y no hayan sufrido estas consecuencias. La historia de la píldora de muchas mujeres es: «Yo escogí a mi pareja cuando estaba tomando la píldora y luego dejé de tomarla, y mi vida es ahora casi exactamente igual que antes». Para algunas mujeres que conocen a sus parejas cuando están tomando la píldora, el hecho de dejar de tomarla *aumenta* la satisfacción de la relación.

De hecho, aunque estar tomando la píldora cuando seleccionas a tu pareja puede aumentar el riesgo de tener ciertos tipos de problemas en la relación, disminuye espectacularmente el riesgo de sufrir otros. Por ejemplo, estar tomando la píldora reduce el riesgo de las mujeres de tener que casarse por necesidad económica o a causa de un embarazo inesperado. Aunque no hay estudios que comparen la satisfacción con respecto a la relación de las mujeres que escogieron a sus parejas mientras tomaban la píldora con la de aquellas que escogieron a sus parejas por necesidad económica o a causa de quedarse embarazadas de forma inesperada, yo estaría dispuesta a afirmar que las primeras serán más felices que las segundas. El hecho de tomar la píldora concede a las mujeres la oportunidad de dedicar tiempo a descubrir la pareja apropiada y les permite cumplir sus objetivos profesionales y ser menos dependientes económicamente de los hombres. Ambas cosas aumentan la capacidad de las mujeres de encontrar relaciones satisfactorias, así como de alejarse de relaciones que no cubren sus necesidades. Desde un punto de vista general, es indudable que la píldora ha sido más beneficiosa que perjudicial para la calidad de las relaciones y la satisfacción conyugal de las mujeres.

Saber lo que la píldora hace con respecto a la selección de hombres significa que tú vas a escoger quién quieres ser y lo que priorizas en tu pareja. Y eso es empoderador. Tanto si estás tomando la píldora como si no, tú vas a escoger lo que ocurre a continuación.

6

LAS RELACIONES SEXUALES CUANDO SE TOMAN FÁRMACOS

Si tomas la píldora, hay bastantes posibilidades de que seas una mujer sexualmente activa (o al menos que aspires a serlo). Después de todo, se llaman píldoras anticonceptivas y lo que mejor hacen es impedir que te quedes embarazada de cualquiera de las relaciones sexuales que has tenido o... esperas tener. Si tenemos en cuenta que las píldoras anticonceptivas facilitan en gran medida la conducta sexual, podría pasar a la historia como una de las grandes ironías de nuestro tiempo el hecho de que puedan tener el efecto de hacer que las mujeres pierdan en general interés por el sexo. Y podrían incluso influir en hasta qué punto te encuentra sexi tu pareja.

Piensa en lo que le ocurrió a Katie, que tenía 22 años cuando empezó a tomar la píldora, seis meses después de entablar una relación seria con su novio. Ella odiaba tener relaciones sexuales con preservativos (a su novio tampoco le entusiasmaban) y a menudo se encontraban con que no estaban preparados para tener relaciones sexuales en los momentos que querían. Esto concluía a menudo en relación sexual, remordimiento y visita a la farmacia para comprar la píldora del día después. Katie detestaba la píldora del día después, porque era cara, la hacía sentir enferma y no le gustaba nada tener que ir a la farmacia a adquirirla. Aunque no se avergonzaba de mantener relaciones sexuales con su novio, en el fondo sentía que estaba siendo juzgada por el farmacéutico (que debía de tener, por lo menos, 107 años y que, probablemente, pensaba que Katie iría al infierno). Después de muchas experiencias desagradables con todo esto, decidió empezar a tomar la píldora (que eligió adquirir en otra farmacia).

Poco después de haber empezado a tomar la píldora, Katie se dio cuenta de que ya no estaba interesada en el sexo. Sucedió de forma gradual, pero llegó a un punto en el que no quería tener relaciones sexuales. Cuando se sentía de esta manera pasaba un mal rato hablándose a sí misma de tener relaciones sexuales, y ello a pesar de que quería desear tenerlas. No podía entender por qué se las arreglaba para hacer *otras* cosas que no quería hacer (como los estúpidos deberes de contabilidad), pero no tenía relaciones sexuales con su novio, al que amaba, sin sentirse contrariada por ello. De todas formas, se odiaba a sí misma por no ser capaz de tener relaciones y se resignaba a la idea de que su novio probablemente la engañaría o rompería con ella. Simplemente no tenía interés por el sexo y pensaba que el mundo sería un lugar mucho más feliz si las relaciones sexuales no fueran algo que se esperaba que la gente tuviera que hacer.

Katie habló con su médico acerca del marchitamiento de su deseo sexual, porque quería saber si podía tomar alguna cosa para que las cosas mejoraran. El médico le dijo que la píldora podría ser parte del problema, pero que a su vez era normal que en las parejas que tenían una relación duradera la actividad sexual decayera después de un tiempo. Le comentó que su falta de interés sexual era algo con lo que debía familiarizarse si iba a tener una relación estable. Katie pensó que su médico probablemente tenía razón. Esta era la relación más prolongada que jamás había tenido, y tal vez ese era el verdadero problema. No percibía diferencias en ninguna otra cosa desde que había empezado a tomar la píldora. Katie se marchó de la consulta del médico pensando que su problema era probablemente tan solo consecuencia de una relación a largo plazo.

Poco después de su visita al médico, Katie y su novio rompieron. En esa época, Katie se incorporó a un nuevo empleo y no quería salir con nadie, así que dejó de tomar la píldora para centrarse en el trabajo. La única diferencia que advirtió después de dejar de tomar la píldora fue que sus reglas se hicieron más difíciles de predecir.

Sin embargo, todo esto cambió cuando se topó con su exnovio en Starbucks mientras se dirigía al trabajo, pocos meses después de haber dejado de tomar la píldora.

Cuando le vi me sentí como si me hubiera alcanzado un rayo. Él era tan excitante. Estar cerca de él me hacía sentir como si me hubieran electrocutado. No podía creer que en el pasado yo no hubiera querido tener relaciones sexuales con este hombre tan guapo. Comenzamos a hablar y a enviarnos mensajes de texto y poco tiempo después volvimos a estar juntos. Esto sucedió hace dos años y las cosas han sido impresionantes desde entonces. Nuestra relación no es perfecta, pero es increíble la diferencia que el deseo de tener relaciones sexuales produce en una relación. Las cosas son mucho más fáciles ahora que tengo mi DIU [de cobre]. No puedo creer que pensara que mi falta de deseo sexual era algo normal. Mi médico me hablaba como si fuera una posmenopáusica que hubiera estado casada durante 50 años y yo solamente tenía 22. ¿Cómo pude ser tan estúpida al pensar eso de una relación de tan solo ocho meses?

Un determinado número de mujeres que toman la píldora, aunque no todas, se vuelven como Katie,[39] y esto puede convertirse en un gran problema en las relaciones de las mujeres porque para ellas tener un bajo deseo sexual corre el riesgo de transformarse rápidamente en un bloqueo a gran escala. La reacción de las mujeres del tipo «yo

39. Algunos interesantes trabajos realizados en chimpancés indican que el hecho de que tú seas o no seas como Katie podría estar influenciado de forma significativa por la calidad de la relación con tu pareja antes de tomar la píldora. En concreto, estos investigadores descubrieron que las hinchazones sexuales y la conducta sexual de las hembras de chimpancés disminuían cuando tomaban la píldora, aunque la magnitud de este descenso estaba directamente relacionada con la calidad de la relación social y sexual de la pareja *antes* del tratamiento. Las parejas más compatibles y que copulaban con mayor frecuencia siguieron copulando una vez que las hembras empezaron a tomar la píldora (aunque a un ritmo más bajo). ¿Y qué ocurría con las parejas menos compatibles y que copulaban con menor frecuencia? Una vez que las hembras empezaron a tomar la píldora, dejaron de tener relaciones sexuales por completo.

no quiero hacer esto» referida al sexo es mucho más firme que su reacción «yo no quiero hacer esto» referida a la necesidad de cargar el lavavajillas o sacar la ropa de la lavadora. La toma de decisiones sexuales de las mujeres ha sido programada por selección natural para disponer de un elemento de consecuencialidad que no está presente en otros tipos de cosas que tal vez no queremos hacer.

En el peor de los casos, cargar el lavavajillas cuando no queremos hacerlo nos ensuciará las manos. Un pronóstico que no cambia la vida y que puede rectificarse con un poco de agua y jabón. Sin embargo, tener relaciones sexuales cuando tú no lo deseas podría significar tener que invertir un mínimo de nueve meses en un hijo para el que no estás preparada y la posibilidad de muerte en el parto. Este es un problema mucho mayor que el de las manos sucias. A causa de esto, la evolución por selección ha programado nuestra psicología sexual para que tengamos un pedal de freno muy firme que dificulte a las mujeres hablarse a sí mismas sobre tener unas relaciones sexuales que no desean tener, aunque desearan querer tenerlas. Para los cerebros de las mujeres, *No tengo ganas de lavar los platos* se percibe como *No tengo ganas de lavar los platos*, pero *No tengo ganas de sexo* se percibe como **No tendré relaciones sexuales**.

Las mujeres modernas —aunque estemos tomando la píldora y el embarazo no sea posible— aún tenemos este pedal de freno como parte de nuestra psicología sexual. Forma parte de la sabiduría heredada de nuestras antepasadas. Tener un potente «no» como respuesta a las relaciones sexuales ayudó a nuestras antepasadas a impedir embarazos para los que no estaban preparadas y contribuyó a protegerlas de agresiones sexuales (lo cual, lamentablemente, es algo que las mujeres han tenido que afrontar desde el inicio de los tiempos). Sin embargo, puede dificultar enormemente las cosas en las relaciones de las mujeres cuando están experimentando un bajo deseo sexual. Las mujeres se frustran porque no entienden la razón de que sus cerebros y sus cuerpos se rebelen ante el pensamiento de tener unas relaciones sexuales que no desean (pero que querrían desear). Y los hombres ven sus sentimientos lastimados porque no entienden el motivo de que sus parejas estén más dispuestas a lavar los platos o a sacar la ropa de la lavadora que a tener relaciones sexuales con ellos.

Sin duda, esta es también la razón de que algunas mujeres, como Katie, piensen que sus médicos no se toman muy en serio sus inquietudes con relación al deseo sexual cuando están tomando la píldora. Históricamente, la mayoría de los doctores han sido hombres. Y muchísimos de los hombres de hoy en día —incluso aquellos que no son de la Edad de Piedra y escuchan de verdad a las mujeres— no acaban de entender del todo lo que significa para una mujer no desear mantener relaciones sexuales. Esa es la razón de que los hombres tengan un pedal de freno sexual totalmente distinto del nuestro. [40] Desde una perspectiva evolutiva, los hombres nunca han tenido casi nada que perder y, en cambio, mucho que ganar con las relaciones sexuales. Teniendo en cuenta que su nivel de inversión mínima en la reproducción es tan bajo, incluso una mala relación sexual con alguien que en realidad no les guste demasiado tiene el potencial de ser una victoria reproductiva. A causa de esto, cuando los hombres pisan el pedal de freno de las relaciones sexuales, es menos probable que lo transformen en el bloqueo sexual que es para las mujeres.

Muchas investigaciones han descubierto que las mujeres que están tomando la píldora tienen un deseo sexual más bajo del que se observa en aquellas que tienen un ciclo de ovulación natural. También demuestran tener relaciones sexuales con menos frecuencia y que son más propensas a padecer problemas de dolor o incomodidad con las relaciones sexuales que las mujeres que no están tomando la píldora. Esta pauta se observa cuando se comparan grupos de mujeres que están o no tomando la píldora, y también cuando se aprecian cambios en el funcionamiento sexual individual de mujeres después de empezar a tomar la píldora. En conjunto, este cuerpo de investigación indica que empezar a tomar la píldora —cosa que se hace a menudo

....

40. Reconozco que los hombres también pueden experimentar un bajo deseo sexual. Esto puede ser un problema enorme para los hombres porque —además de no querer tener relaciones sexuales— en su caso tienen que lidiar con las expectativas culturales de que los hombres son un manantial inagotable de motivación sexual. Sin embargo, los hombres son mucho menos propensos que las mujeres a entrar en una modalidad de bloqueo sexual pleno, aunque no tengan muchas ganas de mantener relaciones sexuales.

en nombre del sexo— puede tener unos potentes efectos secundarios antisexo en algunas mujeres.

Y no se trata simplemente de que pueda hacer que las mujeres crean que no desean tener relaciones sexuales. También influye en el grado en que nuestro cerebro desea albergar los pensamientos de carácter sexual que se nos imponen. Veamos, por ejemplo, los resultados de un estudio en el que los investigadores pidieron a las mujeres que estaban tomando la píldora y a las que tenían ciclos naturales que analizaran unas 100 fotografías sexualmente explícitas mientras utilizaban un dispositivo de rastreo ocular. Deseaban determinar si la píldora tenía un impacto en el interés de las mujeres por el sexo, incluso al nivel de atención. Así pues, mostraron a las mujeres fotografías de parejas mientras realizaban diversos actos sexuales y registraron hacia dónde se dirigían las miradas de todas ellas.

¿Qué descubrieron?

Bien, lo primero que descubrieron fue que *todas* las mujeres participantes en el estudio dedicaron la mayor parte del tiempo a mirar directamente a los genitales.[41] Este fue un resultado que sorprendió a todos porque ni siquiera los hombres son tan groseros por lo que se refiere a mirar imágenes explícitas. Los hombres —a pesar de su reputación de depravación sexual— dedican la mayor parte del tiempo a mirar los rostros de las mujeres. Nadie esperaba que las mujeres superaran a los hombres en lo que respecta a ir al grano a la hora de mirar las fotografías.

No obstante, lo hicieron y a fondo.

Lo cual es un gran momento para nosotras como sexo.

Además, los investigadores también descubrieron la existencia de diferencias notables en los comportamientos de las miradas de las mujeres que estaban tomando la píldora en relación con los de las mujeres con ciclos de ovulación naturales. Aunque ambos grupos de mujeres dirigían su mirada en primera instancia a los genitales,

....

41. Curiosamente, la fase del ciclo no afectó a los patrones de mirada de las mujeres con un ciclo de ovulación natural. Testaron a estas mujeres en tres ocasiones diferentes en busca de efectos en función de la fase del ciclo y no encontraron ninguno.

las que estaban tomando la píldora perdían más rápidamente el interés y empezaban a mirar a cualquier otra parte. En lugar de mirar las caras o los cuerpos de los participantes en el acto sexual, era más probable que sus ojos vagaran hacia otros puntos de las fotografías que no tenían absolutamente nada que ver con el sexo. Eran más propensas a dirigir su atención a la ropa que llevaban los modelos o a los objetos que se encontraban en segundo plano. Esto indica que los cerebros de las mujeres que toman la píldora —incluso a nivel preconsciente— pueden estar menos cautivados por cosas relacionadas con el sexo y en cambio más prestos a centrarse en temas más ordinarios (*... ¿está tumbada sobre una* chaise longue *de la época victoriana? Quedaría genial en el salón de estar de mi casa...*) que los de sus homólogas con ciclos de ovulación naturales.

Por tanto, la píldora puede hacer que tu cerebro esté menos interesado en el sexo. Y esto no es muy divertido. De hecho, puede ser increíblemente estresante. Y si tú te encuentras en esta situación, recuerda que debes ser considerada contigo misma. Ya es suficientemente duro ser una mujer, y todavía más ser una mujer sin ninguna motivación sexual. No estás loca ni estás averiada. Sé paciente contigo (y con tu pareja) mientras trabajáis juntos para decidir entre las diferentes opciones anticonceptivas. Aunque pasar por esto puede ser temible, recuerda que no estás sola en ello. La solución puede ser tan sencilla como encontrar un nuevo médico, una nueva píldora o un nuevo medio anticonceptivo.

Pero hay más.

El sexo es algo más que tan solo sexo. El sexo también es compras y maquillaje, ejercicio físico y creatividad, y toda una serie de cosas que probablemente no hayas contemplado hasta ahora. Como el sexo está en el fondo de muchas de las cosas que hacemos (también puedes dar gracias a la evolución por esto), la píldora puede cambiar más cosas y no solo las actividades que se realizan en el dormitorio. Nos centraremos ahora en esta idea.

Aunque esto pueda parecer un modo reduccionista de ver el mundo, la motivación sexual se encuentra en última instancia en la esencia de muchas cosas que hacemos. Es una de esas molestas consecuencias de estar diseñadas por un proceso que recompensa la transmisión de genes. Muchos de nuestros rasgos —especialmente aquellos que florecen en toda su plenitud cuando la fertilidad se encuentra al máximo nivel potencial— siguen formando parte del manual de estrategias de la naturaleza humana porque ayudaron a uno de nuestros antepasados a reproducirse. Esto quiere decir que la motivación sexual —que es un programa psicológico coordinado por nuestras hormonas sexuales— está relacionada con multitud de cosas que parece que no tienen nada que ver con el sexo.

Algunas de las cosas que hacemos para atraer a nuestras parejas son muy evidentes. Por ejemplo, arreglarnos para ser atractivas. Esto es algo que las mujeres hacen por muchas razones, pero una de dichas razones es que aumenta su atractivo para los hombres. Esto no quiere decir que yo sea sexista, simplemente es lo que nos dicen las investigaciones realizadas. Cuando las mujeres buscan atraer la atención de un hombre o seducir a una pareja que ya tienen, una de las primeras (y más eficaces) cosas que hacen es dedicar un poco de esfuerzo adicional a su apariencia. Por ejemplo, los estudios realizados han descubierto que las motivaciones de emparejamiento de las mujeres están en el fondo de cosas tales como la elección de ropa y el uso de cosméticos, así como el seguimiento de dietas, la práctica de ejercicio físico y el uso de camas bronceadoras. El esfuerzo de emparejamiento engendra el esfuerzo de embellecimiento[42] y, por

....

42. Ten en cuenta lo que yo *no* estoy diciendo aquí. No estoy diciendo que cualquiera de estas conductas esté motivada por una reflexión consciente del tipo: «¡Oh, Dios mío!, ¿qué puedo hacer para atraer a este hombre? Soy una débil e insignificante mujer cuya vida está incompleta si no tengo a mi lado a un hombre que me cuide». No creo que la mayoría de nosotras funcionemos ya de esta manera. Lo que quiero decir es que la selección natural nos ha programado de tal forma que los comportamientos que incrementan nuestra deseabilidad para nuestras parejas están estimulados por la motivación sexual.

tanto, puede que los esfuerzos de las mujeres por mejorar su aspecto también disminuyan cuando están tomando la píldora.

Pero probablemente se trata de algo más profundo que esto. Porque el sexo también está en el fondo de conductas menos obvias.

La música, por ejemplo.

La música es interesante porque es una creación de todas las culturas, pero sin un propósito de supervivencia obvio. Habitualmente es el sello distintivo de una conducta que realiza una función de seducción.

Conforme a esta interpretación, casi todos los organismos que crean señales acústicas complejas lo hacen con el propósito de atraer a sus parejas. Esta es la razón de que los pájaros canten, los monos aulladores aúllen y los ciervos bramen. Las señales acústicas son un magnífico medio de comunicación para discriminar posibles parejas porque proporcionan todo tipo de información útil a las hembras (que son las que habitualmente escogen) para que determinen si un macho es o no es de elevada calidad. Esto se debe a que el ritmo es un producto del sistema nervioso. Y los sistemas nerviosos bien constituidos pueden producir ritmos más coordinados y complejos que otros no tan bien constituidos. Esta es la razón de que muchas especies utilicen manifestaciones rítmicas, por ejemplo cantos y danzas, como medio de atraer a la pareja. Nos están indicando algo acerca del control motor del individuo, así como de su nivel de auto-confianza y creatividad, que son otros rasgos que denotan el grado de calidad genética.

No hay ninguna razón para pensar que los seres humanos sean una excepción a esta norma.[43] Las manifestaciones rítmicas creadas por ballenas, chochines, ranas, moscas, abejas y seres humanos son demostrativas del funcionamiento del sistema nervioso para las futuras parejas. Y las hembras prestan atención a ellas. El efecto Keith Richards —en virtud del cual un tipo feo y ajado pero con buenas

----

43. Algunos piensan que el esfuerzo de emparejamiento también está en el fondo de la creatividad, el humor y en los intentos de probar nuevas cosas. Hay algunas otras áreas que pueden percibir el amplio alcance de la píldora.

habilidades musicales puede tener acceso a un número impresionante de parejas sexuales— no es ningún chiste. Esta es la razón de que en algún momento casi todos los adolescentes varones prueben suerte con la guitarra. Una manifestación rítmica bien ejecutada atrae parejas. Si no me crees, pregúntale a Keith.

Ahora bien, teniendo en cuenta que toda manifestación de seducción que merezca la pena tendrá una audiencia que estará en sintonía con todos sus brillantes matices rítmicos, también deberíamos descubrir que la sintonía de las mujeres con las manifestaciones rítmicas está de igual modo vinculada al esfuerzo de emparejamiento. Aunque esta es una idea relativamente nueva (estamos investigando ahora mismo esta cuestión en nuestro laboratorio), hay buenas razones para prever que la fertilidad incrementará la sintonía de las mujeres con la calidad de las manifestaciones rítmicas. La capacidad de las mujeres para discriminar entre manifestaciones de alta y baja calidad debería ser más acentuada en los momentos de alta fertilidad y menor en otros momentos del ciclo debido a que la concepción es posible.

Así pues, ¿qué significa la píldora para las mujeres? Bien, hay que llevar a cabo muchos más estudios sobre este tema antes de que lo sepamos a ciencia cierta. Sin embargo, creo que hay numerosas posibilidades de que la píldora pueda influir en los esfuerzos directos de las mujeres para atraer parejas (embellecimiento y actitudes similares), así como en su sintonización con las señales de seducción, como la música.

Hago esta afirmación por un par de razones.

En primer lugar, esto es lo que sugeriría la teoría. Las hormonas sexuales estimulan los esfuerzos de emparejamiento, los cuales impulsan la atracción de las parejas y la sintonía con las señales de cortejo o seducción. No hace falta tener una imaginación desbordante para predecir que la evitación de la oleada hormonal que promueve el esfuerzo de emparejamiento (tanto por lo que se refiere a la liberación del óvulo como al deseo de mantener relaciones sexuales) también suprimirá las consecuencias conductuales de esa misma ruta motivacional.

En segundo lugar, aunque necesitamos más datos concretos sobre esto, esta idea surge en innumerables ocasiones cuando hablo con las mujeres sobre sus experiencias al tomar y dejar de tomar la píldora. Muchas de las que he entrevistado me han dicho que han notado un repunte del interés por su aspecto después de dejar de tomar la píldora que ha coincidido con el regreso de su deseo sexual. Para algunas, esto ha significado empezar de nuevo a comprar ropa y dejarse crecer el pelo después de llevarlo corto durante los años en que estuvieron tomando la píldora. Para otras, esto ha significado mostrar un renovado interés por la comida sana y el ejercicio físico. Y para otras más, esto ha significado someterse a intervenciones de cirugía plástica y de blanqueamiento dental. Ahora bien, no tengo la seguridad de que la píldora, *per se*, sea responsable de alguna cosa de las citadas. Ahora mismo, esta evidencia es anecdótica. Y tampoco estoy diciendo que sea malo que te ocupes menos de tu deseabilidad. La mayoría de nosotras probablemente se beneficiaría de una dosis saludable de «me importa un pito mi aspecto». Esto es algo que podría merecer la pena tener en cuenta cuando consideres tus opciones y experiencias.

Para mí, el cambio más evidente se dio en el aspecto musical, y desde que me di cuenta me lo han repetido varias mujeres.

Para ofrecerte algún contexto, te diré que me encantaba escuchar música durante mis años de secundaria y mis primeros años en la universidad, y entonces... dejé de escucharla. Nunca me cuestioné por qué había sucedido. En realidad, ni siquiera me di cuenta. Simplemente dejé de escucharla y di preferencia a los *podcasts* y la radio pública nacional cuando viajaba en avión o en mi coche. Aunque no lo tengo perfectamente documentado, este cambio en los hábitos de escucha correspondía a la época en que empecé a tomar la píldora.

Avancemos ahora unos 10 años (un par de meses después de dejar de tomar la píldora), cuando comencé a descargar listas de canciones para escucharlas en mi coche por primera vez en mucho tiempo. Me suscribí a Spotify. Finalmente descargué Pandora. Fue solo después de que un amigo me hablara de mi reavivado interés por la música que presté atención a este hecho. Incluso entonces, estimé que mi renovado amor por la música era probablemente consecuencia de la necesidad de escuchar más cosas desde que hacía mucho más ejercicio físico del que acostumbraba. Y aunque no puedo estar segura al cien por cien acerca de la implicación de la píldora en todo esto (y puedes estar segura de que vamos a recoger datos sobre este asunto), me sorprendería mucho que no hubiera sido así. El esfuerzo de emparejamiento y la sintonía con las señales de seducción están impulsados por las hormonas sexuales. Hay buenas razones para pensar —como mínimo en el caso de algunas mujeres— que estas cosas podrían cambiar cuando se toma la píldora.

Por tanto, el sexo es más que tan solo sexo. El hecho de tener un limitado deseo de sexo real puede equivaler al caso del canario en la mina de carbón, es decir, un indicador de muchos más cambios generalizados en los estados motivacionales de las mujeres. Aunque una gran parte de este pensamiento está todavía en sus albores, merece la pena considerar si estos resultados podrían ser significativos para ti.

UNA RECETA PARA EL ANTÍDOTO SEXUAL

Por tanto, ¿por qué la píldora interfiere con las motivaciones sexuales de las mujeres?

Cuando las mujeres están tomando la píldora, por lo menos tres cosas entorpecen su motivación sexual. La primera de ellas es la misma que hace que la píldora sea tan eficaz para impedir el embarazo.

Tal vez recuerdes que la píldora actúa mediante la supresión de la cascada hormonal que pone en marcha la liberación de un óvulo maduro. Sin óvulo no hay embarazo. Lamentablemente, como también quizás recuerdes del capítulo 3, la oleada de estrógenos preovulatorios, que es una parte clave de la cascada hormonal, también es conocida por alimentar el deseo de las mujeres por las relaciones sexuales. Riesgo de concepción y motivación sexual van codo con codo porque (afrontémoslo) la evolución por selección natural no lo plantea de otra forma. Hemos heredado rasgos que promovieron la reproducción satisfactoria de nuestros antepasados, y pocas cosas fomentan más la reproducción que las relaciones sexuales cuando la concepción es posible. Por tanto, aunque la ausencia de una oleada de estrógenos sea un plan infalible para evitar la liberación de un óvulo, también puede dictar la sentencia de muerte de tu impulso sexual. Ambas cosas están alimentadas por los estrógenos. Los niveles de estrógenos de las mujeres que toman la píldora permanecen relativamente bajos y estables a lo largo del ciclo, lo cual significa que no consiguen disfrutar del aumento natural de la libido que tiene lugar cuando tu cuerpo se encuentra en modalidad de fecundación del óvulo.

Una de las razones por las que la píldora puede destruir tu impulso sexual es su supresión de la ovulación y de la oleada de estrógenos que la precede. Esto es magnífico para impedir el embarazo, pero es malo para las relaciones sexuales.

La biología puede ser una fuerza cruel y despiadada.

La píldora también puede ser negativa para tu impulso sexual a causa de su influencia en la testosterona (T). Aunque solemos pensar en la T como en una cosa típicamente masculina, las mujeres también la tienen. Y, al igual que ocurre en los hombres, la T desempeña un importante rol en la función sexual de las mujeres. Desempeña un papel en la excitación sexual y en la capacidad de respuesta sexual, y es necesaria para que el cuerpo sintetice estrógenos, los cuales son los otros grandes impulsores de la motivación sexual de las mujeres. Existe un cuerpo de investigación bastante sustancial que demuestra que la píldora puede provocar que los niveles de T libre en las mujeres (que es la que el organismo puede realmente utilizar: piensa en ella como la T utilizable) decaigan con fuerza. ¿Hasta qué punto decaen?, te preguntarás. Bien, la mayoría de las investigaciones indican que los niveles de T libre en las mujeres que toman la píldora son del orden del 61 % más bajos que los de las mujeres con ciclos de ovulación naturales.

Esto les ocurre a las mujeres que toman la píldora por un par de diferentes razones. La primera es que la píldora provoca que tus ovarios y glándulas suprarrenales produzcan menos T. Debido a que toda síntesis de hormonas sexuales está orquestada por las mismas hormonas hipofisarias, la inhibición de dichas hormonas para impedir la ovulación (que es lo que hace la píldora) también garantiza en gran medida que se perjudique la producción de T. Este es el ataque número uno a las mujeres que están tomando la píldora. Menos T producida significa que habrá menos T circulando.

El otro aspecto que ocasiona el derrumbe de los niveles de T libre de las mujeres que toman la píldora es que las hormonas de esta hacen aumentar los niveles de SHBG[44] (globulina fijadora de hormonas sexuales). Esta encantadora molécula se une a la T y la inactiva. Por tanto, aunque la T está allí, realmente no puede hacer nada. Es como la reina de Inglaterra. O como la cerveza sin alcohol. Al incrementar los niveles de SHBG, la píldora produce más T biológicamente inutilizable en las mujeres que toman la píldora.

Y no son solo los niveles de base de T los que parecen verse afectados por la píldora. La *respuesta* de la T de las mujeres a aspectos relacionados con el sexo también parece verse afectada negativamente por la píldora. Por ejemplo, en un estudio los investigadores hicieron contemplar a las mujeres una escena de amor de la película *El diario de Noa* o uno de los tres vídeos de control que no tenían nada que ver con el amor o el sexo. Midieron la magnitud de la respuesta de la T de las mujeres a cada uno de los diferentes vídeos. La visión de la escena de amor provocó en la mayoría de las mujeres un aumento de la T. Reaccionaron ante el sexo que parecía flotar en el ambiente ordenando la liberación de T para ayudar a que sus cuerpos se prepararan para la eventualidad de que les tocara el turno a continuación. Sin embargo, las mujeres que estaban tomando la píldora reaccionaron al vídeo liberando T de forma más amortiguada. Y esto ocurrió así a pesar del hecho de que su T era significativamente más baja de inicio. Otros estudios similares han descubierto que la T de las mujeres que estaban tomando la píldora *disminuía* como respuesta a la visión de escenas sexuales.

....

44. Los estudios realizados indican que las mujeres que toman píldoras anticonceptivas que contienen de 20 a 25 miligramos de etinilestradiol experimentan un aumento menor de SHBG que aquellas que toman formulaciones de la píldora con 30 a 35 miligramos de etinilestradiol. La generación de la progestina contenida en la píldora también parece tener importancia: las progestinas de segunda generación propician un menor aumento de SHBG y las progestinas de tercera y cuarta generación propician un mayor aumento.

Aunque no se trata de un asunto vital ni nada parecido, tu T es una sustancia importante. La falta de T utilizable en el organismo puede provocar que el impulso sexual se desplome y tu excitación sexual disminuya. Además del descenso del deseo de tener relaciones sexuales, los menores niveles de T se han asociado a una menor lubricación vaginal y a un mayor riesgo de dolor durante el acto sexual. Este tipo de cosas no ayudan precisamente al deseo de mantener relaciones sexuales.[45] Además, lo que es alarmante en este punto (aunque no en el sentido de perder los papeles sino en el de tomárnoslo seriamente) es que algunas investigaciones sugieren que los niveles de SHBG de las mujeres (esa sustancia que se une a la T y la inactiva) pueden seguir siendo elevados en las mujeres incluso *después* de que dejen de tomar la píldora.

Así pues, la píldora puede provocar que tus niveles de T desciendan de forma espectacular, lo cual no es positivo para el sexo. Esta es la segunda razón por la que la píldora puede perjudicar tu vida sexual, tal vez incluso después de que dejes de tomarla.

La siguiente posible interferencia de la píldora con tu libido es algo que solo se ha considerado desde hace poco tiempo a raíz de alguna nueva investigación provocadora sobre la vía de señalización de la oxitocina en mujeres que toman la píldora y en mujeres con un ciclo de ovulación natural.

La oxitocina es una hormona que desempeña un rol indispensable en la regulación sexual, los lazos afectivos y las interacciones sociales. Cuando se libera oxitocina, se comunica a tu cerebro

....

45. Estoy segura de que habrás comprendido que las mujeres que están tomando la píldora tienen todas las desventajas y ninguna ventaja por lo que se refiere a la T. Por una parte, las progestinas de la píldora pueden unirse a los receptores de la T, lo cual puede ocasionar la salida de acné y de vello en ubicaciones embarazosas (un efecto secundario de un exceso de T). Por otra parte, esto puede anular tu motivación sexual y dar lugar a la práctica de unas relaciones sexuales dolorosas (un efecto secundario de la escasez de T). Aunque las razones de esta cruel paradoja no son todavía bien conocidas, es probable que signifiquen que las progestinas derivadas de la T se están uniendo a los receptores de la T de las mujeres de un modo diferente a como se une la T real. Esta es la razón de que en tu cuerpo aparezcan algunas cosas típicas de la T (acné y vello) pero no otras (relaciones sexuales).

que la persona con la que estás —ya se trate de tu bebé recién nacido, tu mejor amiga o tu pareja sentimental— es alguien especial al que amas y aprecias, y en cuyo bienestar estás interesada. Por ello, desempeña un papel clave en tu capacidad para establecer lazos afectivos con los demás, entre ellos tu pareja sentimental. La oxitocina hace que tus centros de recompensa cerebral se iluminen como un árbol de Navidad en respuesta al rostro de tu pareja sentimental, ayudando a reforzar la creencia de tu cerebro de que él es la persona principal para ti. Separa a tu pareja de cualquier otro hombre que pueda haber en el mundo y lo califica como alguien diferente, especial y merecedor de tu devoción eterna.

Como la oxitocina promueve las relaciones sentimentales de pareja, los investigadores descubrieron que la administración de una dosis de oxitocina por vía nasal provocaría que se viera a la pareja sentimental como una persona más atractiva que otras a las que se estuviera mirando. Esto forma parte de la calificación de tu pareja como alguien especial. También provocaría que los centros de recompensa del cerebro —incluido el núcleo accumbens, que es la parte más importante del centro de recompensa cerebral— se activaran en respuesta a tu pareja.

A menos que estés tomando la píldora.

Cuando se administra una dosis de oxitocina por vía nasal a mujeres que están tomando la píldora, ellas no contemplan a sus parejas de una forma diferente a como lo hacen en ausencia de oxitocina. Las mujeres que toman la píldora tampoco experimentan una mayor actividad en los centros de recompensa de su cerebro cuando miran fotos de sus parejas. Por el contrario, cuando las mujeres que están tomando la píldora contemplan fotografías de sus parejas es como si estuvieran mirando el rostro de un extraño. Los procesos biológicos normales que se producen en respuesta a la oxitocina para ayudar a etiquetar a tu pareja como alguien especial y señalarle como un reforzador (al igual que los alimentos, el sexo o la morfina) no se llevan a cabo en las mujeres que toman la píldora.[46] Además de ocasionar problemas en las relaciones de las mujeres mediante la interferencia en las vías de señalización que promueven los lazos afectivos,[47] hay buenas razones para creer que esto también estorba las relaciones sexuales. Los sentimientos de intimidad y apego emocional pueden engrasar las ruedas de una respuesta sexual, especialmente en las mujeres, lo que implicaría que la falta de regulación en la señalización de la oxitocina en las mujeres que están tomando la píldora sería otra potencial responsable de la baja libido.

Por último, las investigaciones realizadas en animales sugieren que la píldora también podría dar lugar a menores concentraciones de alopregnanolona en el cerebro. La alopregnanolona es un neuroquímico que está implicado en los estados de ánimo y la memoria, y que también tiene una participación en la motivación de la conducta sexual. Comentaremos esto con más detalle más adelante cuando hablemos de los estados ánimo. Por ahora, merece la pena señalar que los descensos de alopregnanolona en respuesta a la píldora también podrían causar un efecto negativo en el deseo de tener relaciones sexuales.

¿Y sabes que probablemente hay docenas de formas adicionales con las que la píldora puede interferir en tu impulso sexual?

....

46. Aunque los investigadores no sean concluyentes acerca de por qué esto sucede, tal vez sea debido a que los esteroides sexuales de la píldora se oponen a los efectos normales de la oxitocina en el cerebro, o bien se unen a los receptores de oxitocina, lo cual hace que tales receptores sean menos sensibles a la oxitocina.

47. Este estudio es también verdaderamente provocador en lo que se refiere a la capacidad de las mujeres para establecer lazos afectivos con sus bebés si comienzan a tomar la píldora poco después de dar a luz. Por ejemplo, todos sabemos que la señalización de receptores de oxitocina desempeña un papel importante en la capacidad de respuesta de las mujeres a sus bebés. Al igual que con los estudios de los rostros de parejas sentimentales, las investigaciones realizadas han descubierto que la oxitocina administrada por vía nasal aumenta la capacidad de respuesta de las mujeres a las caras y sonidos de los bebés. Si la señalización de los receptores de oxitocina también se ve perturbada en las respuestas a los bebés por parte de las mujeres que están tomando la píldora, esto podría significar un mayor riesgo de depresión posparto entre las mujeres que toman la píldora. Aunque todavía no existen estudios experimentales que analicen esta posibilidad, yo sería extremadamente cuidadosa con la píldora en el posparto si la mujer tiene una historia de depresión o de depresión posparto. No puedo pensar en ninguna razón por la que la píldora obraría efectos extraños en este sistema de señalización en lo que concierne a las parejas sentimentales pero no a los bebés.

Si tenemos en cuenta que las hormonas de la píldora encienden y apagan miles de millones de interruptores por todo el organismo, lo que sabemos acerca de las formas en que la píldora influye en el funcionamiento sexual de las mujeres es infinitamente menos de lo que no sabemos. Pero, aunque todavía tenemos mucho que aprender, sí puedes utilizar lo que ya sabemos para ayudarte a tomar una decisión sobre si la píldora va a ser un instrumento eficaz para ti. Si estás padeciendo efectos secundarios sexuales cuando tomas la píldora pero te gusta todo lo demás de ella, resuelve los problemas. La solución tal vez sea tan sencilla como modificar tu rutina previa al sexo de forma que contribuya al arranque de la excitación sexual.[48] O tal vez consista en hablar con tu médico sobre probar una nueva píldora. Por ejemplo, algunos de los estudios realizados han descubierto que las píldoras de cuarta generación (con 20 a 30 miligramos de etinilestradiol) podrían ser una buena opción para las mujeres que experimentan efectos secundarios sexuales al tomar la píldora. Los resultados de ciertos estudios indican que las píldoras de cuarta generación pueden provocar que las mujeres tengan un mejor funcionamiento y satisfacción sexual, y también pueden mejorar la sintomatología entre las mujeres que presentan una historia de dolor durante las relaciones sexuales. Es probable que no sean la panacea, pero por lo menos es bueno saber que existen otras opciones en el mercado. Además, en el momento en que estés leyendo este libro, espero que todavía haya más opciones. Habla con tu médico sobre los resultados de las investigaciones más recientes en este campo (la investigación avanza más rápidamente que la publicación de libros) para ver si hay otras alternativas que merezca la pena probar. Estar protegido frente al embarazo no deseado y tener una vida sexual gratificante no deberían excluirse mutuamente.

---

48. Aquí te es posible usar la imaginación, lo que podría incluir desde un masaje hasta complacerte con uno de los muchos productos eróticos disponibles en el mercado.

Hemos estado hablando de cómo la píldora puede hacer que te sientas menos interesada por el sexo, pero los estudios realizados señalan que el impacto de la píldora en los aspectos relacionados con el sexo es de doble filo, ya que en esta situación los *hombres* también estarán menos interesados en tener relaciones sexuales *contigo*.

Lo cual no es tan aceptable para la mayoría de las mujeres.[49]

Sabemos por los estudios que hemos comentado en el capítulo 3 que en la fase periovulatoria de tu ciclo (la franja de tiempo previa a la ovulación, cuando los estrógenos son dominantes) es cuando generalmente las mujeres parecen y se sienten más sexis. Los hombres encuentran los rostros, las voces y los aromas corporales más atractivos en los momentos de alta fertilidad. Por su parte, las mujeres también visten de forma más sexi y flirtean más en estos periodos. Esto se debe a que la oleada de estrógenos periovulatoria indica a los cuerpos de las mujeres que retiren todos los obstáculos para convertirse en la versión más sexi y seductora que puedan.

Esos óvulos no van a fecundarse a sí mismos, como ya sabes.

Y como las mujeres que están tomando la píldora no ovulan, se pierden todo este empuje de sensualidad natural y gratuita propia de la mitad del ciclo. Aunque este pueda no ser un gran problema para todas, sí podría serlo para ti. La mayoría de nosotras desea disfrutar de todos los impulsos de sensualidad posibles. Y las mujeres que están tomando la píldora no van a poder obtener este pico de sensualidad mensual de sus hormonas sexuales.

Así pues, la píldora puede hacer que pierdas un poco de tu punta de sexualidad a lo largo del ciclo al no recibir la oleada de estrógenos. Sin embargo, hasta qué punto todo esto se manifiesta en la dinámica sexual de hombres y mujeres puede ser difícil de estudiar, porque es complicado observar el comportamiento sexual en estado salvaje,

---

49. Por supuesto, la valía de una mujer no debería estar asociada a su atractivo físico. No obstante, creo que la mayoría de nosotras quiere ser la mejor versión posible de sí misma, y para muchas de nosotras esto incluye sentir que tenemos el mejor aspecto.

por así decirlo. Por fortuna, alguien fue lo bastante inteligente para darse cuenta de que este es el tipo de cuestión que puede estudiarse en primates no humanos que tomen el mismo tipo de píldoras anticonceptivas que prescribimos a los humanos.

Además de impedir los embarazos no deseados en poblaciones de primates que viven en cautividad (la principal razón de que se les administre la píldora), la administración de la píldora a los primates también sienta las bases para un tipo de investigación interesante acerca de cómo los primates machos responden sexualmente a los primates hembras que están tomando la píldora. Evidentemente, esta no es una analogía perfecta sobre lo que ocurre en los seres humanos, pero sí podemos averiguar unas cuantas cosas sobre cómo los hombres podrían reaccionar frente a las mujeres en función de si estas toman o no toman la píldora, y ello a partir de la observación de las desvergüenzas sexuales de nuestros parientes vivos más cercanos.

Los resultados de esta investigación muestran con bastante unanimidad que el hecho de tomar la píldora[50] hace disminuir las probabilidades de que las hembras sean escogidas como pareja. Por ejemplo, se ha descubierto que los chimpancés hembras y los macacos Rhesus hembras que están tomando la píldora tienen menos probabilidades de ser abordadas por los machos para tener relaciones sexuales, y también se reduce el número de intentos espontáneos de montarlas que reciben. Aunque tú y yo podamos pensar que esto último es una vulneración flagrante del protocolo de citas (especialmente cuando se realiza sin aviso ni presentación), en realidad se trata de un cumplido enorme a las hembras de dichas especies, para las que una tentativa de ser montadas es algo sumamente romántico. Una reducción aún más ofensiva del interés sexual se observa en el macaco cangrejero *(Macaca fascicularis)*. Aunque estos machos son tan propensos a practicar sexo con hembras que tienen el ciclo natural como con las que están tomando la píldora, cuando tienen relaciones sexuales con hembras que están tomando la píldora no eyaculan. No les importa. Es como si conocieran, de algún modo, que la hembra

---

50. Aunque en algunos casos no se trataba de la píldora, *per se*, sino de una dosis de hormonas sintéticas similares a la píldora.

que está tomando la píldora es una vía sin salida reproductiva y prefirieran reservar unas energías necesarias para la liberación de gametos para hacer otra cosa, por ejemplo, ir a buscar un tentempié o intentar atraer a una pareja que sí pueda ovular.

Curiosamente, las investigaciones en humanos indican que los machos (estos simios ligeramente menos velludos que llamamos hombres) también podrían cambiar sus comportamientos relacionados con la pareja dependiendo del estatus reproductivo de esta.

Veamos los resultados de un estudio que se realizó en una muestra de parejas de recién casados para analizar la relación existente entre el nivel de compromiso de las mujeres con sus parejas y los comportamientos de vigilancia de la pareja por parte de los hombres. La vigilancia de la pareja se define como todo el revoltijo de actividades que las personas que mantienen una relación podrían realizar para evitar que su pareja descarríe. Por ejemplo, cuando tu pareja te envía un mensaje de texto para preguntarte con quién has salido, eso es vigilancia de pareja. Vigilancia de pareja también es lo que ocurre cuando agarras la mano de tu novio siempre que hay mujeres atractivas alrededor. Vigilamos a la pareja para ayudar a mantener intactas nuestras relaciones románticas en un mundo lleno de oportunidades sexuales y ladrones de parejas.

Ahora bien, normalmente existe una relación entre el bajo compromiso presente en uno de los miembros de la pareja y una mayor vigilancia de la pareja en el otro. Esto tiene su lógica. Los miembros de la pareja no comprometidos son más propensos a descarriarse que los comprometidos, haciendo que sea una buena idea aumentar la vigilancia de la pareja cuando esta parece menos comprometida con la relación. Así pues, no deberíamos sorprendernos demasiado de que este sea el patrón observado en muchas de las parejas de recién casados participantes en este estudio. Un bajo nivel de compromiso por parte de las esposas predecía una mayor vigilancia hacia ellas por parte de sus maridos.

Eso es así, a menos que los hombres estuvieran casados con mujeres que estaban tomando la píldora.

En el caso de los hombres casados con mujeres que tomaban la píldora, aunque tenía lugar un repunte de celos en respuesta al bajo compromiso de sus parejas (que también se observó en las otras parejas, como cabía esperar), no se producía un aumento de las conductas de vigilancia de pareja. Aunque estos hombres tenían más celos que los hombres con parejas más comprometidas, emprendían menos acciones para mantener alejadas a sus parejas de otros hombres. Es como si no pudiera molestarles la situación si la integridad de la matriz vacía de sus parejas no estaba en juego. Al igual que los macacos cangrejeros que no eyaculan, los hombres parece que cambian el comportamiento hacia sus parejas cuando la concepción no es posible. Podrían reducir las conductas de vigilancia de pareja en respuesta al menor riesgo de que su pareja se quede embarazada de otro hombre.[51] Aunque esto podría ser positivo en ciertos aspectos (te libera de la inquietud que te produce una pareja dominante, un contexto que puede estar asociado a la violencia y el abuso), puede ser negativo en otros. La vigilancia de la pareja puede promover grandes actos románticos dirigidos a mantener a las mujeres felices y satisfechas.

Por tanto, la moraleja es que estar tomando la píldora puede ponerte en una desventaja de sensualidad mediante la supresión del aumento de atracción que acompaña de forma natural a la oleada de estrógenos periovulatoria. Este pequeño empujón de la sensualidad puede ayudar a atraer las miradas de un extraño atractivo que te llevará a París a pasar el fin de semana más increíble de tu vida. Por otra parte, esto podría ser algo que desees evitar porque tienes cosas más urgentes de las que ocuparte y no quieres verte molestado por

....

51. Esta idea también está respaldada por investigaciones que demuestran que las conductas de vigilancia de la pareja por parte de los hombres son sensibles al estatus de fertilidad cambiante de sus parejas a lo largo del ciclo. Desde luego, también es posible que estos hombres vigilen menos a sus parejas porque estas no estén emitiendo señales de fertilidad y, por tanto, a los hombres no les preocupe que sean deseadas por otros hombres. O también que les preocupe menos que sus parejas se descarríen porque estas desean menos sexo, lo cual es algo que sabemos que también puede ocurrir cuando se toma la píldora. O podría tratarse de algo completamente diferente. De todas formas, es un patrón de resultados interesante que sugiere que la píldora podría influir en las dinámicas de relación de unas formas que ni siquiera hemos empezado a considerar.

insinuaciones indeseadas, conductas de vigilancia de pareja o (si tomamos en consideración el estudio con los chimpancés hembras) intentos espontáneos de coito. También es posible que tener o eliminar un empujón de atractivo basado en el ciclo no tenga en absoluto un impacto significativo en ti. Con todo, merece la pena conocer esta información relativa a la píldora. Puedes utilizarla como ayuda para conseguir la versión de ti misma que más desees.

UNA COSA MÁS ANTES DE QUE DEJEMOS ATRÁS EL SEXO

Como científica, me topo de vez en cuando con algunas investigaciones que tengo que comentar a la gente. Y este es uno de esos estudios. Trata de lo que le ocurrió a un grupo de lémures hembras de cola anillada a las que se administró una inyección de un anticonceptivo hormonal que contenía una progestina de primera generación (acetato de medroxiprogesterona).

No voy a aburrirte con toda una serie de detalles acerca de los lémures de cola anillada que tú no has pedido, pero merece la pena señalar que (a) somos primates, (b) ellas son primates y (c) como consecuencia de (a) y (b), tenemos muchas cosas en común. Ambas somos extremadamente sociables, a ambas nos gusta pasar el rato y tomar el sol con nuestras amigas y ambas estamos perfectamente sintonizadas con las señales de olores. Tanto en los seres humanos como en los lémures, las señales de olores proporcionan información a los demás sobre identidad, calidad genética y estatus de fertilidad. Esto hace del lémur un buen modelo animal para conocer el impacto de los anticonceptivos hormonales en las señales olfativas de las hembras.

Los investigadores del estudio de lémures estaban interesados en saber si los anticonceptivos hormonales podían alterar las señales de olores que se producían de forma natural y que los lémures hembras utilizaban para identificarse entre sí y para que les ayudaran a informar de su elección de pareja. Al igual que en los seres humanos, una de las zonas del cuerpo donde es más abundante la liberación de estas señales de olores únicas e informativas es el área genital.

Teniendo en cuenta que las señales de olores de los seres humanos también pueden influir de forma importante en la atracción de la pareja, si la composición de las sustancias químicas de las secreciones vaginales de los lémures hembras cambia en respuesta a las hormonas artificiales de la píldora, eso es algo que probablemente querrás saber.

Para testar si los anticonceptivos hormonales influyen en las señales de olores de las hembras, los investigadores analizaron la composición química de las secreciones labiales liberadas por las hembras cuando estas tomaban anticonceptivos hormonales y cuando no los tomaban. El análisis del mismo grupo de hembras cuando estaban tomando y cuando no estaban tomando anticonceptivos hormonales permitió a los investigadores observar los cambios que tenían lugar en cada hembra. Midieron la «riqueza» o diversidad química presente en las secreciones labiales, así como la abundancia relativa de cada tipo de compuesto químico en las secreciones.

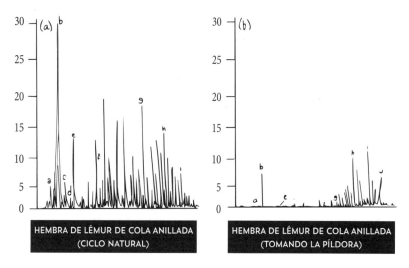

El número de compuestos químicos diferentes (y sus cantidades) en las secreciones labiales de una hembra de lémur en función de si está tomando o no la píldora. Cada letra corresponde a un compuesto químico. Observa que algunos compuestos químicos están presentes solamente en las hembras que están tomando anticonceptivos hormonales, mientras que otros solo están presentes en las hembras que tienen un ciclo de ovulación natural.

En la figura de arriba puedes observar las diferencias existentes en el perfil químico de una de las hembras del estudio. Cada letra del histograma corresponde a un compuesto químico encontrado en las secreciones. En la izquierda (histograma a) se representa la diversidad y abundancia de los diferentes compuestos químicos que se encuentran en las secreciones labiales cuando la hembra no está tomando la píldora. En la derecha (histograma b) se representa el perfil químico de la hembra cuando toma la píldora.

Como puedes ver, el hecho de estar tomando anticonceptivos hormonales diezmó el número de compuestos químicos en los perfiles olfatorios de los lémures hembras. También mermó la abundancia de los diferentes compuestos químicos que conformaban los olores. Había un compuesto químico (representado por la letra j) que *solamente* se encontró en las hembras que tomaban anticonceptivos. Estar tomando anticonceptivos hormonales también eliminaba el olor químico exclusivo de cada hembra, que se reemplazaba por un olor genérico de «hembra X al azar que toma anticonceptivos». Curiosamente, el sello químico genérico de las hembras que tomaban anticonceptivos no se parecía al de una hembra con un ciclo de ovulación natural en ningún momento del ciclo. Por el contrario, es específico de las hembras que están tomando anticonceptivos, eliminando, por otra parte, la relación que de forma fiable tiene lugar entre la complejidad de los olores de las hembras y su calidad genética.

Estos cambios no pasan inadvertidos a los machos. Los lémures macho mostraron una clara preferencia por los olores de las hembras cuando estas no estaban tomando anticonceptivos hormonales. Esto se descubrió que era así independientemente de si las hembras con el ciclo de ovulación natural se encontraban en momentos de alta o baja fertilidad.

Ahora bien, hemos de hacer algunas precisiones con respecto a todo esto. Para empezar, estoy asumiendo que tú no eres un lémur hembra. Y si mi hipótesis es correcta, esto quiere decir que no sabemos a ciencia cierta si el mismo patrón regiría para ti. En segundo lugar, también hay que considerar si esto sucede con todos los tipos de anticonceptivos hormonales. Todos estos lémures hembras estaban tomando acetato de medroxiprogesterona (AMP), por lo que es posible que este patrón se observe exclusivamente con esta progestina concreta. No podemos descartar del todo la posibilidad de que esta investigación sea relevante solo para aquellas hembras de lémur que están tomando AMP.

Sin embargo, aunque esta es una posibilidad, yo diría que es dudosa. Sabemos que las hormonas sexuales de las mujeres influyen en la composición y el olor de sus secreciones vaginales. Sabemos que la píldora modifica el perfil hormonal de las mujeres y actualmente también sabemos que los lémures hembras que toman anticonceptivos hormonales experimentan cambios en la composición química de sus secreciones labiales. No es exagerado predecir que la píldora también actuará sobre la especificidad y complejidad del sello químico característico de las mujeres en otras ubicaciones del cuerpo, como la piel y la saliva. Se trata de algo que todavía no sabemos a ciencia cierta. Y tú debes decidir sobre lo que esto significa para ti. Si eres alguien a quien le gustaría mantener su sello oloroso específico, esto podría constituir un punto negativo. Si eres más bien un tipo de chica del *statu quo* y preferirías ser tan poco única como sea posible en cuanto a la composición de tus secreciones labiales y vaginales, esto podría ser un punto positivo. Lo que todo esto signifique para ti depende de quién seas tú y de quién quieras ser.

7

EL CURIOSO CASO DEL CORTISOL DESAPARECIDO

La mayor parte de la gente no dedica demasiado tiempo a pensar sobre la respuesta al estrés. No tenemos que hacerlo. Es una de estas raras y hermosas características de nuestro cuerpo, que hace lo que tiene que hacer sin que nosotros tengamos que pensar sobre ello. Al igual que sucede con la respiración, la digestión y el enamoramiento, el hecho de saber cómo funciona no nos hace mejores en dicha actividad. Con todas las cosas que la mayoría de nosotras tenemos en marcha en nuestras vidas, este es un mecanismo de acción con el que la mayoría de nosotras no tiene ninguna intención de interferir.

Como probablemente imaginas, aquí es donde yo te hablo de cómo mi propia desatención benigna a la respuesta al estrés llegó a su fin a causa de un acontecimiento desencadenante e inesperado, consistente en una nota metodológica a pie de página en la presentación de un estudio sobre algo completamente diferente.

Ahora bien, para entender esta historia, en primer lugar hace falta saber que un marcador clave que los científicos utilizan para definir la experiencia de estrés es la liberación de cortisol, la hormona del estrés. Comentaremos más adelante más cosas respecto a la acción de esta hormona, pero lo que tienes que saber por el momento es que una oleada de cortisol es algo tan característico de la respuesta al estrés que es uno de los medios que los científicos emplean para determinar cuáles son los factores estresantes. Si se libera cortisol, sabemos que una persona está experimentando estrés. Si no se libera, asumimos que no lo experimenta. El estrés engendra cortisol, y su liberación forma parte del modo en que definimos y medimos el estrés.

La presentación del estudio en cuestión versaba en torno a los efectos de la adversidad durante la infancia en la liberación de cortisol en respuesta al TSST (Test de Inducción al Estrés Social), un procedimiento experimental para activar una respuesta al estrés en un laboratorio de investigación. Y es tremendamente eficaz. El TSST exige que las personas se preparen y den una charla improvisada sobre su idoneidad para un empleo ante un panel de expertos con rostro serio y una cámara de vídeo. Luego tienen que contar hacia atrás desde 1.022 en intervalos de 13 sin cometer errores. Es el criterio de referencia para activar una respuesta al estrés en el laboratorio porque está arrancado directamente de las páginas de las pesadillas que tenemos todos. A la mayoría de las personas les duplica o triplica los niveles salivales de cortisol, lo cual es la respuesta típica de alguien que está estresado.

Pero no para todos.

Cuando el investigador revisó su método de recogida de datos, mencionó casualmente que solo había recurrido a hombres en la muestra final de datos analíticos porque la mayoría de las mujeres de su estudio estaban tomando píldoras anticonceptivas. Las mujeres que toman píldoras anticonceptivas, siguió explicando, aunque indiquen que *se sienten* estresadas en respuesta al TSST, no experimentan cambio alguno en sus niveles de cortisol. Como el cambio en los niveles de cortisol era su medida de interés clave, testaron sus predicciones solamente en hombres puesto que no había suficientes mujeres con un ciclo de ovulación natural —que liberaran cortisol en respuesta al estrés— para incluirlas en sus análisis de forma apropiada.

Aunque la idea de que la píldora podía destruir la respuesta del cortisol al estrés de las mujeres no era el tema de la charla (era una línea de pasada del apartado de metodología), estuve pensando en ello durante el resto del día. Podría parecer a simple vista que no se trata de un gran problema (incluso podría parecer el mejor efecto de los anticonceptivos hormonales, además de una piel clara, reglas predecibles y evitación del embarazo), pero probablemente lo es. Nuestra capacidad de responder al estrés nos permite adaptarnos a cualquier tipo de situación en la que nos veamos inmersos. La ausencia de esta capacidad no es una solución inmediata al estrés sin costes, sino que estaremos menos capacitadas para afrontarlo. Dicha incapacidad predice problemas con la regulación emocional, el aprendizaje, la memoria y el funcionamiento social. Aunque el estrés parezca negativo, yo te garantizo que la ausencia de una respuesta al estrés es decididamente peor.

Con esto en mente, en cuanto llegué a casa después de la charla, me obsesioné un tanto tratando de descubrir lo que sucede con la respuesta al estrés en mujeres que están tomando la píldora. No podía superar el hecho de (a) que esto pudiera suceder y (b) que fuera la primera vez que tenía noticia de ello.[52] Así pues, hice lo que hacen los empollones cuando se obsesionan con algo: empezar a leer. Muchísimo. Hablaremos en breve de lo que descubrí, pero en primer lugar haré un poco de historia sobre cómo funciona tu respuesta al estrés. Es más interesante de lo que puedas pensar, y te ayudará a sacar tus propias conclusiones sobre lo que la píldora podría significar para ti.

ESTRÉS PARA PRINCIPIANTES

Todos sabemos que el estrés tiene una pésima reputación, que por cierto no es totalmente injustificada. El estrés moderno —el tipo de presión constante que es tan común entre las personas de hoy en día con problemas de hoy en día— es malo para nosotros. Además de estar asociado a la ganancia de peso, la ansiedad, los problemas cardiacos y reproductivos, el deterioro de la función inmune, el insomnio y las migrañas, el estrés puede convertirte en una mujer agotada, irritable y abatida para las personas que están a tu alrededor. Muchas de nosotras nos beneficiaríamos de tomarnos unas largas vacaciones (pendientes desde hace tiempo) del estrés y de todas sus desagradables y dañinas secuelas para la salud y las relaciones.

....

52. Soy psicóloga, ¡por el amor de Dios!

No obstante, el estrés es en realidad algo más matizado que esto. Aunque un exceso de estrés no es bueno para nosotros, demasiado poco estrés tampoco lo es. Aun cuando demasiado estrés puede hacernos sentir malhumoradas, irritables y agobiadas, también muy poco estrés puede hacernos sentir tristes y aburridas. Así pues, en lugar de hacer aquello que queremos evitar completamente (por ejemplo, *square dance* o tener que contemplar las fotos de los gatos de tus colegas), el estrés es algo que se experimenta mejor a dosis moderadas.

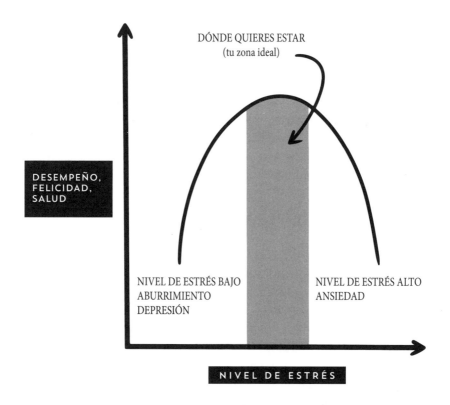

Aunque un excesivo nivel de estrés es malo para ti, demasiado poco estrés también lo es.

Un segundo matiz es que el estrés no es necesariamente sinónimo de una situación problemática. Las relaciones sexuales, la atracción física, recibir noticias apasionantes y la mañana de Navidad también son potentes agentes estimulantes de estrés. Esto es así a pesar de que son actividades en las que la gente suele disfrutar. En consecuencia, el estrés no siempre significa algo negativo sino tan solo que se trata de algo biológicamente significativo. Quiere decir que está sucediendo algo relevante y que tu organismo tiene que cambiar lo que está haciendo para abordarlo. En ocasiones, el acontecimiento relevante es que estás teniendo relaciones sexuales o que te encuentras en la antesala de una apasionante oportunidad de negocio (lo cual es positivo). Otras veces, el acontecimiento relevante es que te has encontrado frente a una estampida de ñus (lo cual es negativo). Independientemente de que estos hechos relevantes sean positivos o negativos, la forma en que nuestros cuerpos los abordan es a través de las actividades de respuesta al estrés.

Los aspectos específicos de la respuesta al estrés difieren ligeramente en función de lo que ocurre (por ejemplo, sexo frente a estampida de ñus), pero toda respuesta al estrés consta de unos cuantos ingredientes comunes. El primero es que el estrés pone en marcha tu sistema nervioso simpático (SNS). La respuesta del SNS cumple sus objetivos a través de la liberación de norepinefrina y epinefrina, y es responsable de la respuesta de lucha o huida. Se caracteriza por las sensaciones de «mi corazón va acelerado, no puedo respirar, estoy entrando en pánico ahora mismo» que tenemos cuando estamos estresados. La mayoría de nuestras sensaciones de estrés son una cortesía del SNS.

Si has estado tomando la píldora, es probable que no te sorprenda saber que la parte del SNS de respuesta al estrés se diría que permanece totalmente intacta en las mujeres que están tomando la píldora. Como todo el mundo, estas mujeres se sienten igualmente estresadas en respuesta a los estresores, y su capacidad de luchar o huir parece no estar afectada en absoluto. Esto es positivo para las mujeres que están tomando la píldora. Aunque la respuesta de lucha o huida es molesta —y puede percibirse lisa y llanamente como cruel cuando estamos en el coche en medio de un tráfico que no se mueve—, se trata de algo que la mayoría de nosotras queremos tener en reserva a nuestra disposición para tirar de ella en caso de emergencia.

El segundo ingrediente clave que es común a la mayor parte de las respuestas al estrés es la activación del eje hipotalámico-hipofisario/

pituitario-suprarrenal/adrenal (HPA). Este magnífico trabalenguas está compuesto por tres sistemas que funcionan juntos: tu hipotálamo (parte de tu cerebro), tu hipófisis (justo al sur del cerebro) y tus glándulas suprarrenales (sobre tus riñones).

Las actividades del eje HPA (como las del eje HPG, su primo liberador de hormonas sexuales) se inician en el cerebro a través del hipotálamo y se ejecutan en primer lugar cuando el cerebro libera la hormona a su vez liberadora de corticotropina (CRH), lo cual estimula la hipófisis. A continuación, la hipófisis transmite esta información a las glándulas suprarrenales a través de la liberación de la hormona adrenocorticotrópica (ACTH). Por último, la ACTH estimula las glándulas suprarrenales, lo cual promueve la liberación de la hormona del estrés cortisol en la corriente sanguínea (véase la figura a continuación).

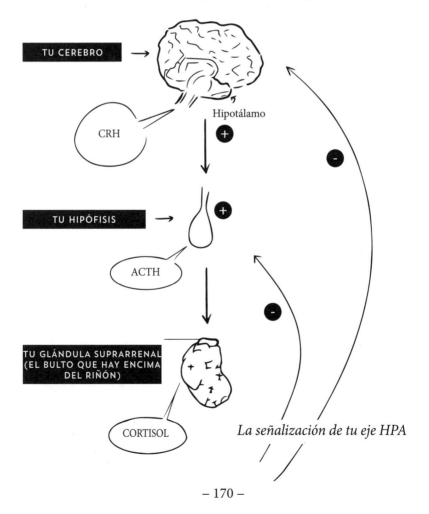

La señalización de tu eje HPA

Como las probabilidades de que cualquier ser humano sea capaz de recordar todos estos engorrosos acrónimos[53] son muy escasas sin unos cuantos recordatorios, te ofrezco a continuación la siguiente tabla, a la que podrás remitirte tantas veces como sea necesario cuando hablemos de este tema.

LAS PRINCIPALES HORMONAS DE TU EJE HPA Y DE DÓNDE PROCEDEN		
NOMBRE DE LA HORMONA	DE DÓNDE PROCEDE	QUÉ HACE
CRH (hormona liberadora de corticotropina)	Hipotálamo (cerebro)	Desencadena la liberación de la ACTH a través de la hipófisis.
ACTH (hormona adrenocorticotrópica)	Hipófisis	Desencadena la liberación de cortisol de las glándulas suprarrenales.
Cortisol	Glándulas suprarrenales	Dirige el programa de estrés corporal. Descarga grasas y azúcar en la sangre para permitir una huida rápida, altera las actividades del sistema inmune, estimula el nacimiento de nuevas células cerebrales y ayuda a incorporar experiencias en el cerebro.

....

53. Superados en engorro solamente por las palabras que representan. Creo que habría más personas estudiando neurociencia si a todas las cosas se les diera un nombre normal. Por ejemplo, Pedro. Si Pedro liberara a Juan todos recordaríamos mucho mejor que el hipotálamo libera la hormona liberadora de corticotropina. No sé quiénes ponen estos nombres, pero es evidente que no tienen ningún interés en que obtengan una gran popularidad.

La principal característica biológica de la respuesta al estrés del HPA es una oleada de cortisol que suele ser detectable en sangre y saliva en el plazo de 3 a 5 minutos después de toparse con un factor estresante. Aunque la liberación de cortisol no está asociada directamente con ninguna sensación específica y evidente parecida al estrés, la forma en que responde el SNS desempeña un papel clave en la gestión del panorama general de la respuesta al estrés. El SNS redistribuye la energía que estaba siendo empleada para avivar el crecimiento y la reparación corporal hacia las partes del organismo que necesitan un impulso de energía para abordar el factor estresante. Esto también tiene muchos efectos importantes sobre las actividades cerebrales. Por ejemplo, el cortisol promueve la vigilancia perceptual y acelera los procesos neurales que están implicados en el aprendizaje y la memoria para que podamos incorporar o consolidar mejor los eventos provocados por el estrés en nuestro cerebro con el fin de utilizarlos posteriormente. Reservar biológicamente acontecimientos relevantes de este modo nos ayuda a adaptarnos a nuestros entornos al permitirnos abordar de forma más eficaz situaciones parecidas en el futuro.

Pero el veneno es tan solo cuestión de dosis. Aunque las explosiones dinámicas de la actividad del eje HPA forman parte de lo que significa ser una persona bien estimulada con una vida plena, la activación *crónica* del eje HPA hace estragos en el cuerpo[54] ya que mantiene todos los recursos del organismo centrados en la complicada actividad de la gestión del estrés, lo cual impide la inversión en actividades de soporte vital como la función digestiva, inmune y cardiovascular. También incrementa el riesgo de infección, enfermedad, aumento de peso y todo

....

54. Para entender hasta qué punto es poderoso el potencial destructivo de la desregulación del eje HPA, considera por un momento el ejemplo del salmón del Pacífico. Todos conocemos su viaje heroico corriente arriba, navegando por aguas peligrosas para volver a sus corrientes natales a desovar y luego MORIR. Estoy casi segura de que no sabías que la razón de que mueran es porque su viaje corriente arriba coloca su eje HPA en un estado de total hiperactividad, lo cual provoca que sus cuerpos se quiebren completamente. Tal como señala Robert Sapolsky en su genial y divertido libro *¿Por qué las cebras no tienen úlcera?*, si se extirpan las glándulas suprarrenales de un salmón (los bultos que hay sobre el riñón que liberan cortisol), continuarán viviendo después de desovar. No es el viaje lo que los mata, sino el hecho de que su cuerpo tenga que ejecutar el programa de estrés durante un periodo de tiempo prolongado.

un ramillete de cosas que probablemente no deseas que ocurran,[55] entre ellas una disminución de la neurogénesis (producción de nuevas células cerebrales), daños a las células cerebrales y muerte celular, y reducción del volumen cerebral.

La manifestación crónica de cortisol es tan nociva para el funcionamiento del organismo que cada vez que el eje HPA esté activo de forma crónica el organismo hará todo lo que pueda para desactivarlo. El hipocampo (que tiene más receptores para el cortisol que cualquier otra parte del cerebro) comenzará a gritar al hipotálamo que deje de liberar CRH (el principal iniciador de la actividad del eje HPA). La hipófisis y las glándulas suprarrenales comenzarán a ignorar las señales que les indican que liberen más hormona. Y si esto no es suficiente para disminuir los niveles de cortisol, el hígado empezará a liberar un manojo de globulinas fijadoras de corticosteroides (CBG) para que inactiven una parte del cortisol, atenuando la fuerza de la señal para el resto de células del cuerpo. Dicha actuación se debe a que el cuerpo no puede funcionar en un estado crónico de alerta. Esta es la razón de que con frecuencia los ejes HPA de las personas entren en fase de apagado cuando han experimentado estrés crónico o traumatismos. Y esta es también la razón de que yo encontrara tan alarmante que los ejes HPA de las mujeres que toman la píldora estén haciendo lo mismo.

TRAVESURAS HIPOTALÁMICAS

Después de volver a mi investigación de laboratorio, descubrí que la nota metodológica a pie de página relativa a que a las mujeres que

....

55. Ello se debe a que el cortisol incrementa los niveles de triglicéridos y glucosa en la sangre. Aunque esto ofrece energía al cerebro y a los músculos cuando te enfrentas a un factor estresante (lo cual es positivo), también te puede poner en riesgo de sufrir un ataque al corazón, diabetes tipo 2, infecciones e incluso cáncer (lo cual es negativo). Una de las formas en que tu cuerpo se ayuda a protegerse de bacterias potencialmente dañinas y del crecimiento neoplásico (conocido también como cáncer) es manteniendo relativamente bajos los niveles de azúcar en sangre de manera casi permanente. Como el cortisol provoca un aumento de los niveles de azúcar en sangre —y tanto las bacterias como el cáncer prosperan en entornos abundantes en azúcar—, la activación crónica del eje HPA puede hacer que tu cuerpo sea un lugar más hospitalario para unos elementos dañinos que no quieres que establezcan allí su residencia.

están tomando la píldora les falta una respuesta del eje HPA al estrés es un hecho. Varios estudios recientes han documentado este efecto. La figura que se muestra a continuación está tomada de un trabajo de investigación que examinaba la liberación de cortisol de las mujeres en respuesta al TSST (recuerda mi descripción anterior del paradigma de laboratorio que exige hablar en público y contar hacia atrás). La columna de la izquierda representa la respuesta del cortisol al TSST en las mujeres que no están tomando la píldora. La columna de la derecha representa la respuesta del cortisol en las mujeres que están tomando la píldora en el estudio.

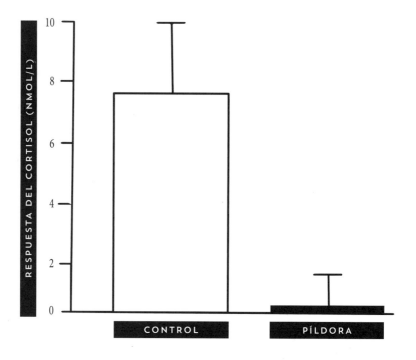

La respuesta del cortisol (medida en nanomoles por litro [nmol/l]) al TSST en mujeres que están tomando la píldora y un grupo de control de mujeres con ciclos de ovulación naturales.

No hace falta que tengas un doctorado en neuroendocrinología para observar que estos grupos de mujeres ofrecen grandes diferencias entre sí. Y este patrón general ha sido observado ahora en varios estudios. En ciertos casos, los investigadores hallaron que las mujeres que estaban tomando la píldora mostraban una respuesta atenuada del cortisol al estrés (con respecto a las mujeres con un ciclo de ovulación natural); en otros, las mujeres que tomaban la píldora no mostraron *ninguna* respuesta del cortisol al estrés, e incluso en algunos —tal como se descubrió en un estudio reciente— los niveles de cortisol *descendieron* en respuesta al estrés, lo cual no tiene ninguna lógica. Dicho estudio demuestra que no se trata tan solo de que las mujeres que toman la píldora estén más preparadas para soportar la presión en el contexto del TSST. Las mujeres que están tomando la píldora tampoco manifiestan una gran respuesta del eje HPA a la naltrexona, fármaco inductor del estrés, ni al ejercicio agotador, cuando ambos factores provocan habitualmente una fuerte respuesta del eje HPA en la mayoría de los adultos sanos.

En otro de los citados estudios, los investigadores hicieron que una muestra de mujeres, donde unas tomaban la píldora y otras no, se ejercitara en bicicleta hasta el límite del agotamiento físico. A continuación midieron los niveles de cortisol, el estado de ánimo y la frecuencia cardiaca de las mujeres. Descubrieron que las mujeres de ambos grupos se sentían menos ansiosas, tristes y enfadadas después del ejercicio físico. Esto es habitual, porque el ejercicio es un estimulante increíble del estado de ánimo. Ambos grupos de mujeres también experimentaron unas respuestas similares del SNS al estrés —su frecuencia cardiaca y respiratoria aumentaron en el grado en que debían hacerlo cuando se hace ejercicio—. No obstante, la respuesta del cortisol al estrés en las mujeres que tomaban la píldora era una mera sombra de la de sus homólogas con ciclos de ovulación naturales. No importa bajo qué perspectiva se considere (ni con qué protocolo de prueba se mida): las mujeres que toman la píldora parecen carecer de respuesta del eje HPA al estrés.

Sus ejes HPA son también disfuncionales en otros sentidos. Por ejemplo, los estudios realizados han descubierto que las mujeres que toman la píldora tienen asimismo un ritmo de cortisol diario totalmente diferente del de las demás personas. El cortisol sigue un ritmo circadiano que alcanza su pico diario unos 30 minutos después de despertarnos y va descendiendo gradualmente a lo largo del día. Cuando las mujeres están tomando la píldora, sin embargo, su pico de cortisol matinal es más bajo y su curva diaria de cortisol es más plana que la que se observa en la mayoría de los adultos sanos. Las mujeres que toman la píldora también son menos capaces de regular el cortisol que se les administra en el laboratorio que las mujeres con un ciclo de ovulación natural, y siguieron exhibiendo diferencias en la actividad del eje HPA incluso durante una semana en que se les dio una píldora de azúcar que no contenía hormonas. Esto último sugiere que cualquier cosa que esté ocurriendo con la píldora y el eje HPA proseguirá después de que la mujer deje de tomarla. En lugar de simplemente atenuar la respuesta al estrés (como descubrí en aquella profética charla), la píldora podría redefinir totalmente el funcionamiento de los ejes HPA de las mujeres.

¿POR QUÉ ERES TÚ, CORTISOL?

En el momento de escribir estas líneas, no sabemos mucho sobre la razón de que los ejes HPA de las mujeres que están tomando la píldora parezcan estar sumergidos en un profundo caos. A pesar de que los investigadores ya conocían este patrón general desde hacía más de 20 años, muy pocas personas del mundo no académico lo conocían, y menos todavía han tratado de ofrecer una respuesta detallada de por qué esto sucede. Actualmente, las investigaciones se encuentran en un estado en el que se conocen fragmentos de *lo que* ocurre —por ejemplo, cómo el péptido X o la proteína Y se modifican en las mujeres que toman la píldora, contribuyendo de ese modo a la disfunción del eje HPA—, pero sabemos muy poco acerca de *por qué*.

Por ejemplo, se han efectuado bastantes estudios sobre el rol que las CBG desempeñan en la atenuación de la respuesta del cortisol al estrés en las mujeres que están tomando la píldora. Las CBG son una proteína que se une al cortisol y lo convierte en biológicamente inactivo. Si las mujeres que toman la píldora tienen más CBG, esto podría explicar por qué la respuesta del cortisol al estrés de las mujeres parece estar atenuada. Más CBG = menos cortisol biológicamente activo = respuesta del cortisol al estrés atenuada.

¿Me has seguido hasta ahora?

Y es cierto. Las mujeres que están tomando la píldora presentan unos niveles de CBG más altos que aquellas que tienen un ciclo de ovulación natural. Aproximadamente, un 170 % más, lo cual es una carga enorme de CBG. Desde luego, suficiente para que sea razonable esperar que las CBG desempeñen un papel en la atenuación de la respuesta al estrés en las mujeres que están tomando la píldora. ¿Cómo podría ser de otra manera cuando sus niveles son más del doble que los de las mujeres que no toman la píldora?

Pero hay mucho más que eso. Las mujeres que toman la píldora no solo exhiben unos niveles más altos de CBG que aquellas que no la toman. Sus ejes HPA muestran desregulación a cada paso. Esto indica que está sucediendo algo más importante relacionado con la píldora y el eje HPA y, por el momento, no tenemos una idea clara de qué es. Por ejemplo, veamos a continuación algunas de las importantes diferencias observadas en los ejes HPA de las mujeres que toman la píldora en comparación con las que tienen un ciclo de ovulación natural.

- Las mujeres que toman la píldora tienen una respuesta atenuada del cortisol libre al estrés, cuando se compara con la de los hombres o la de las mujeres que tienen un ciclo de ovulación natural. Sus ritmos diarios de cortisol están atenuados y sus curvas diarias tienen más forma de mesetas que de montañas.

- Aunque la respuesta del cortisol libre al estrés en las mujeres que toman la píldora es más baja, sus niveles de cortisol total (que incluye tanto el cortisol libre biológicamente activo como el que se ha unido con las CBG y se ha quedado inactivo) son más *altos*.

- Los niveles de CBG de las mujeres que toman la píldora son significativamente más altos que los de las mujeres que tienen un ciclo de ovulación natural.

- Si a las mujeres que están tomando la píldora se les administra una dosis de CRH (un péptido liberado por el cerebro que provoca que la hipófisis inicie la liberación de ACTH), liberarán menos ACTH que los hombres o las mujeres con un ciclo de ovulación natural en respuesta a la misma dosis de CRH. En otras palabras, su respuesta de ACTH está atenuada.

- Si a las mujeres que están tomando la píldora se les administra una dosis de ACTH (una hormona producida por la hipófisis para estimular la liberación de cortisol por las glándulas suprarrenales), sus niveles de cortisol libre medidos posteriormente serán más bajos que los de las mujeres con un ciclo de ovulación natural a las que se les haya administrado la misma dosis.

- Si a las mujeres que están tomando la píldora se les administra una dosis de cortisol (lo cual se puede hacer con una píldora de hidrocortisona) y a continuación se miden los niveles circulantes de la hormona, dichos niveles serán más altos que los de las mujeres con un ciclo de ovulación natural a las que se les haya administrado la misma dosis, lo que indica que su capacidad para manejar el cortisol en exceso ya está agotada.

Cuando se disponen todas estas piezas, dos conclusiones parecen bastante claras. La primera es que los ejes HPA de las mujeres que están tomando la píldora marchan a su propio ritmo. Tanto si se examina la señal que va del cerebro a la hipófisis (CRH), la señal que va de la hipófisis a las glándulas suprarrenales (ACTH) o la liberación del propio cortisol, no hay ninguna parte de la vía de señalización que se parezca a la de las mujeres con un ciclo de ovulación natural. De arriba abajo y de lado a lado es diferente.

La segunda conclusión clara es que cada enlace de la ruta de comunicación del eje HPA parece estar intentando acallar la señal de estrés. Las glándulas suprarrenales están liberando menos cortisol del que deberían en respuesta a una dosis fijada de ACTH. La hipófisis está liberando menos ACTH del que debería en respuesta a una dosis fijada de CRH. Y el hígado está liberando toneladas de CBG para dejar inactivo el cortisol que ya ha sido liberado.

La unión de todo esto indica que la respuesta atenuada al estrés que generalmente se observa en las mujeres que están tomando la píldora podría no ser la consecuencia de que la propia píldora reduzca las actividades del eje HPA. En cambio, el patrón de actividad del eje HPA en las mujeres que toman la píldora es sospechosamente similar al de alguien que ha experimentado estrés crónico, lo que indicaría que la píldora podría provocar que el eje HPA funcione de forma exagerada, requiriendo que emprenda una acción coordinada para atenuarse *a sí mismo*.

Para testar esta idea, los investigadores examinaron recientemente si las mujeres que tomaban la píldora exhibían los siguientes cuatro marcadores biológicos de exposición al estrés crónico: (1) mayor expresión de genes asociados a la señalización de cortisol (los traumatismos predicen la presencia de un mayor número de genes estimulados por el cortisol activados); (2) niveles más altos de lípidos en sangre (el cortisol vierte grasas y azúcar en la corriente sanguínea, elevando los niveles en las personas que sufren estrés crónico); (3) volumen reducido del hipocampo (el estrés crónico predice un hipocampo más pequeño, ya que esta área del cerebro es extremadamente vulnerable a la muerte celular y a una menor neurogénesis en respuesta al estrés crónico), y (4) intento de silenciamiento de genes que han sido activados por el cortisol entre aquellas personas con un factor de riesgo genético de sufrir depresión severa[56] (un patrón observado cuando el eje HPA tiene dificultades para desactivarse a sí mismo). Estos marcadores suelen encontrarse solamente en poblaciones que han sufrido algún tipo de estrés crónico grave.

Los resultados de estos estudios desvelaron que las mujeres que tomaban la píldora no manifestaban tan solo uno o dos de estos marcadores biológicos de estrés crónico, sino que exhibían los cuatro. Aunque la investigación es aún reciente y hay mucho camino que recorrer antes de que podamos comprender esto del todo, la imagen que está empezando a emerger es que la píldora podría abrumar al organismo con la señalización de cortisol hasta el punto de que el eje HPA tenga que desactivarse.

A pesar del hecho de que un exceso de señalización de cortisol puede aumentar en las mujeres el riesgo de pérdida de volumen cerebral, depresión grave y determinados problemas de salud (véanse más de-

....

56. Tener el alelo TT para el gen rs1360780 está asociado a un mayor riesgo de desarrollar una depresión grave.

talles sobre este fenómeno un poco más adelante), nadie sabe realmente por qué sucede esto, cómo se desarrolla o si es o no reversible. Los investigadores apenas están empezando a considerar la posibilidad de que cualquier cosa de este tipo pueda producirse. La próxima frontera en la investigación de la píldora anticonceptiva tiene que identificar por qué la píldora provoca que el eje HPA funcione de manera exagerada y qué podemos hacer para detenerlo. También necesitamos una gran investigación que nos diga si estos efectos varían en función de los tipos de progestina utilizada y si persisten una vez que se ha dejado de tomar la píldora.

Aunque la ciencia es nueva y todavía hay muchas preguntas sin respuesta acerca de lo que todo esto significa para las mujeres, nunca es demasiado pronto para aprovechar lo que ya se sabe. La disfunción del eje HPA puede causar estragos en tu cerebro, tu estado de ánimo y tu sistema inmune, e incluso puede minar tu alegría de vivir. Además, como la parte de tu respuesta al estrés que corresponde al sistema nervioso simpático permanece intacta cuando se está tomando la píldora, todos estos problemas se producen sin grandes consecuencias más allá de una menor reducción del grado de estrés que *percibes*. Saber que la píldora puede ocasionar cambios en este modulador principal de actividades corporales puede ayudarte a estar al tanto de posibles problemas si comienza a actuar. Hablaremos ahora sobre lo que hay que buscar.

LO QUE ESTO PODRÍA SIGNIFICAR PARA TI

Tal como ocurre con muchas hormonas, el cortisol tiene principalmente efectos moduladores sobre el cuerpo y el cerebro. Esto quiere decir que en lugar de ser responsable de hacer una o dos cosas importantes y notorias (como el crecimiento de los senos o caminar), el cortisol hace toda una serie de cosas más sutiles para varios sistemas corporales diferentes a la vez. A causa de esto, el impacto de tener demasiada o demasiado poca señalización de cortisol no es algo que la mayoría de las personas advertirían de la forma en que lo harían si sus pechos desaparecieran repentinamente o les creciera una cola. Por el contrario, se trata más bien de una muerte a causa de muchas pequeñas heridas.

Hablemos en primer lugar de lo que le ocurre al cerebro cuando perdura demasiada señalización de cortisol en el cuerpo. Probablemente, este es el estado inicial de las mujeres que toman la píldora, antes de que sus ejes HPA entren en la modalidad de desactivación.

Un exceso de exposición al cortisol es negativo para el cerebro. Puede provocar cambios estructurales y funcionales en áreas del cerebro como como el hipocampo, lo cual puede ser negativo para la salud cognitiva y emocional de las mujeres. El hipocampo desempeña un papel superimportante en nuestra capacidad de aprender y recordar, y un gran número de estudios realizados tanto en humanos como en animales asocian el daño en el hipocampo a problemas de aprendizaje y memoria. Como las mujeres que están tomando la píldora tienen un hipocampo de un volumen menor que las mujeres que tienen un ciclo de ovulación natural, esto podría ser problemático para las mujeres que toman la píldora.

Por ejemplo, un sello característico de la enfermedad de Alzheimer —un trastorno neurológico devastador que se caracteriza por sus efectos negativos sobre la memoria— es el encogimiento del hipocampo. Un conjunto sustancial de evidencias también asocia el encogimiento del hipocampo a más problemas cognitivos y emocionales cotidianos, como la ansiedad social y los problemas de memoria. Aunque no sabemos si la píldora tiene un impacto en la probabilidad de que una mujer experimente alguna de estas consecuencias, no hace falta poseer una gran imaginación para predecir que sí podría tenerlo. También podría influir en la capacidad de las mujeres para aprender y recordar cosas de formas más sutiles.

Una de mis estudiantes de posgrado, Hannah Bradshaw, cuenta con resultados preliminares en los que señala que esto podría ocurrir. Hannah descubrió en dos estudios que las mujeres que tomaban la píldora obtenían peores puntuaciones en exámenes difíciles y se rendían antes frente a crucigramas insolubles que las mujeres con un ciclo de ovulación natural. Aunque todavía no está claro si tales efectos están impulsados por los cambios en las respuestas al estrés, el hipocampo u otros factores en las mujeres que están tomando la píldora, estos resultados son coherentes con la idea de que la píldora puede dañar la capacidad de regular el aprendizaje, lo cual podría dificultar el cumplimiento de los objetivos educacionales y profesionales de dichas mujeres. Los cambios estructurales en el hipocampo (y otras partes del cerebro afectadas por la píldora) también podrían intervenir en las sensaciones de confusión y las lagunas mentales que algunas mujeres comunican mientras están tomando la píldora, o en la aparición de síntomas depresivos (algo de lo que hablaremos con más detalle en el capítulo siguiente). Aunque estas posibilidades son en estos momentos más bien hipótesis que certezas, merece la pena compararlas con tus propias experiencias con la píldora.

La hiperactivación del eje HPA también puede tener consecuencias significativas para los azúcares y las grasas en la sangre de las mujeres, así como puede incidir en su tendencia al aumento de peso, en especial alrededor de la zona del estómago. El cortisol —dado que prepara el cuerpo ante la necesidad de reaccionar con rapidez— eleva los niveles de grasas y azúcares en el torrente sanguíneo, lo cual es lógico en el contexto del estrés agudo. Después de todo, escapar a una estampida de ñus exige un incremento sustancial de la disponibilidad de energía. Sin embargo, a largo plazo (como en el contexto de señalización de cortisol crónico), esta no es una buena noticia para el cuerpo. Unos niveles de grasas y azúcares en el torrente sanguíneo superiores a los normales aumentan el riesgo de intolerancia a la glucosa (prediabetes), aumento de peso (especialmente grasa abdominal) y cardiopatía coronaria. Aunque las investigaciones todavía no han llegado al punto en que podamos saber a ciencia cierta si son eventos por los que hay que preocuparse cuando se está tomando la píldora (si bien algunas evidencias indican que las mujeres que están tomando la píldora muestran cambios en sus perfiles lipídicos relacionados con el estrés), merecen la pena tomarse en consideración si se tiene una historia personal de intolerancia a la glucosa o niveles de triglicéridos más altos de lo normal. Sería preferible que tu médico te supervise muy de cerca cuando inicies o cambies tu régimen de control de natalidad.

Pero esto es tan solo la mitad de la historia. Después de que el eje HPA se desboque, finalmente se desactivará a sí mismo. Como recordarás de nuestros comentarios anteriores, esto parece ser exactamente lo que hacen los ejes HPA de las mujeres que toman la píldora. Aunque ello impedirá que las mujeres sucumban a la muerte a causa del funcionamiento a toda marcha del eje HPA (como sucede en el punto culminante del fatídico viaje corriente arriba del salmón), también viene acompañado de su propia serie de problemas. Nuestro eje HPA desempeña un rol vital en la capacidad de respuesta del cuerpo a amenazas y oportunidades del entorno. La ausencia de la capacidad para experimentar cambios dinámicos en la liberación de cortisol como respuesta a factores estresantes podría, por tanto, provocar la reducción de la capacidad de las mujeres para enfrentarse, aprender y adaptarse a sus entornos.

Por ejemplo, en un estudio, los investigadores hicieron escuchar un relato breve a mujeres que tomaban la píldora y a mujeres con ciclos de ovulación naturales. La mitad de las mujeres escuchó una historia que estaba llena de elementos emocionales; la otra mitad escuchó una historia aburrida sobre nada en especial. Inmediatamente después de escuchar la historia, la mitad de las mujeres fue expuesta a un factor estresante y la otra mitad no lo fue. A continuación se midió el cortisol y todo el mundo se fue a su casa. Las participantes en el estudio regresaron al laboratorio al cabo de una semana.

Cuando llegaron para esta segunda sesión, fueron sorprendidas con una prueba en la que se les pedía que relataran los detalles de la historia que habían escuchado la semana anterior. Los investigadores esperaban descubrir que las mujeres que habían sido expuestas al factor estresante recordarían mejor la historia emotiva que la aburrida. Esto es lo que debía conseguir el estrés, porque una de las tareas del cortisol es transferir los eventos que cursan con una carga emotiva de la memoria a corto plazo a la memoria a largo plazo.

Y eso es exactamente lo que encontraron. Pero no para todo el mundo. Las mujeres con un ciclo de ovulación natural pudieron recordar mejor que las que tomaban la píldora los detalles de la historia emotiva después de haberse expuesto al factor estresante. Las mujeres que tomaban la píldora recordaban tan poco de la historia emotiva como ambos grupos recordaban de la historia aburrida. ¿Cuál era la salsa secreta que hacía que estos dos grupos de mujeres fueran tan diferentes en su capacidad para recordar una información cargada de emotividad? El cortisol. Las mujeres con un ciclo de ovulación natural experimentaron cambios en el cortisol en respuesta al factor estresante, pero no ocurrió lo mismo con las mujeres que tomaban la píldora. Así pues, aunque las mujeres que estaban tomando la píldora prestaron la misma atención a la historia y se sintieron tan estresadas como las mujeres con un ciclo de ovulación natural ante la manipulación del estrés, la ausencia de la oleada de cortisol hizo que los cerebros de las mujeres que tomaban la píldora no absorbieran los detalles de la historia emotiva en la medida en que debían hacerlo.

La ausencia de una respuesta al estrés en contextos en los que dicha respuesta es reclamada también podría deteriorar la capacidad de la mujer para reconocer parejas compatibles. Una de las cosas que se sabe que provoca una gran oleada de cortisol en adultos sanos es la atracción sexual. Esto forma parte del modo en que nuestro cerebro señala a una pareja potencial como merecedora de que se le preste atención. Sin embargo, si los cuerpos de las mujeres que están tomando la píldora no señalan a algunos hombres como más destacados que otros, será más difícil para las mujeres escoger parejas. En lugar de confiar en los procesos biológicos que han sido moldeados por millones de años de evolución para ayudar a guiar la elección de pareja, las mujeres que están tomando la píldora pueden encontrarse con que tienen que basarse exclusivamente en la razón para seleccionar sus parejas. Esto podría llevarlas a relaciones que parecen buenas sobre el papel, pero en las que en la práctica no hay atracción sexual. Aunque esta posibilidad no ha sido testada, podría desempeñar un papel en algunas de las diferencias de satisfacción en la relación vinculadas a la píldora de las que hablamos en el capítulo 5. La falta de química sexual (pero una mayor satisfacción con el potencial económico de la pareja) podría ser un síntoma de parejas escogidas sin la contribución del eje HPA (además del eje HPG).

En un sentido más amplio, que el cerebro no señale como significativos determinados eventos o personas puede provocar que las mujeres crean siempre que el mundo es un lugar poco interesante. Si el cerebro no señala nada biológicamente como una amenaza o una oportunidad, podría suceder que los cerebros de las mujeres creyeran que están viviendo en un mundo poco estimulante que carece de la promesa de nuevas posibilidades y retos apasionantes.

La idea —aunque no ha sido investigada científicamente— es muy coherente con mis propias experiencias con la píldora. Se trata de algo que yo no había sido capaz de identificar hasta después de dejar de tomarla.

Para mí, dejar de tomar la píldora fue como despertarse lentamente. Descubrí que percibía las cosas más profundamente —tanto las buenas como las malas— una vez que dejé de tomarla. El resultado fue que me sentí tridimensional de una forma difícil de expresar sin la ayuda de una metáfora sobre las grabaciones musicales.

En algún momento de tu vida probablemente alguien te haya dicho que la música suena mejor en un disco de vinilo que en grabaciones digitales como el MP3. Aunque hay bastantes posibilidades de que tu amigo amante del vinilo diga esto solo para hacerse el interesante o para impresionar a las mujeres (tal vez tú), hay algo de cierto en este argumento. El sonido viaja en forma de hermosas ondas curvas. Las grabaciones analógicas reflejan la forma ondulada del sonido. Así, cuando escuchas una canción en un disco, estás escuchando el auténtico sonido de la canción, rico, saturado y con relieve. Si ya hace un cierto tiempo que no escuchas nada en vinilo, merece la pena hacerlo. Verás que ofrece una agradable profundidad que permite una gratificante experiencia auditiva.

La experiencia de escuchar una canción grabada digitalmente, por su parte, es un poco menos satisfactoria. Esto se debe a que está grabada en bits, no en ondas. Trata de reflejar la forma del sonido a través de miles de capturas digitales de la señal analógica y de su reconstitución para aproximarse a la onda de sonido real. Pero nunca es exactamente lo mismo. Aunque el resultado final *se percibe* como un sonido completo, en realidad no lo es. Hay pedazos —desconocidos para la mayoría de nosotros— que realmente están ausentes de nuestra experiencia auditiva.

Ahora bien, una gran parte de las personas que escuchan música digital no tienen la menor idea de que haya sucedido esto y no perciben que falte nada cuando escuchan sus canciones favoritas. Es algo que probablemente nunca advertiría una persona hasta que escuchara la misma canción en los dos tipos de grabación, analógica y digital, una después de la otra. Incluso entonces, la diferencia es casi imperceptible. La música del disco de vinilo suena un poco más tridimensional y satisfactoria que la versión en MP3.

¿Comprendes a dónde quiero ir a parar con esto?

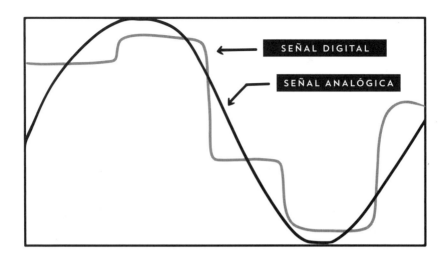

La diferencia entre señales analógicas y digitales.

Para mí, dejar de tomar la píldora fue como pasar del MP3 a los discos de vinilo. No *percibía* que faltara nada mientras la estaba tomando. Solo fui capaz de apreciar las diferencias sobre cómo estaba experimentando el mundo una vez que dejé de tomarla. E incluso entonces, las diferencias eran difíciles de describir. Aún lo son. Lo mejor que puedo explicarte es que en mi caso el tránsito al abandono de la píldora lo percibí como salir gradualmente de la página de un libro y volver a la vida. Obtuve una sensación de dimensionalidad que no tenía cuando estaba tomando la píldora. Percibía las cosas de una forma más completa y sentía que mi vida era más interesante y más llena de oportunidades y significado que cuando estaba tomando la píldora.

Los estallidos dinámicos de la actividad del eje HPA son una de las formas a través de las cuales nuestro cerebro sabe que vivimos una vida con sentido. Nos ayudan a procesar informaciones emocionalmente complejas y a incorporarlas a nuestras memorias a largo plazo. Cuando el eje no está funcionando de manera adecuada, los acontecimientos significativos de nuestras vidas, emocionalmente hablando, tanto los buenos como los malos, tienen menos probabilidades de llegar a formar parte de quienes somos nosotros. Y cuando esto ocurre el hecho de haber pasado por ellos no nos hace mejores ni más sabios. Nuestras experiencias —todas las cosas positivas y negativas por las que pasamos— son poco profundas. Dañar la capacidad de nuestros cerebros para atrapar todos los momentos emocionalmente complejos de nuestras vidas y pasarlos a nuestras memorias a largo plazo puede hacer que nuestras vidas se perciban como más unidimensionales y planas.

Así pues, otra posibilidad es que la píldora pueda cambiar la forma en que las mujeres experimentan el mundo. Y aunque estos cambios son sutiles, pueden tener consecuencias de largo alcance para el estado de ánimo, el bienestar y la calidad de vida de las mujeres. La píldora puede hacer que las mujeres se sientan más vacías de lo que se sentirían sin ella, al eliminar su capacidad de absorber biológicamente un significado de sus entornos. Aún tenemos mucho que aprender sobre lo que esto significa para las mujeres, pero por el momento es algo a lo que deberías estar atenta.

Por último, quiero aventurarme por un momento fuera del cerebro y plantear una última posibilidad acerca de los efectos que una respuesta al estrés atenuada podría tener en las mujeres: la posibilidad de desregular el sistema inmune, aumentando el riesgo de que la mujer desarrolle autoinmunidad. El cuerpo aborda las infecciones y las heridas a través de la inflamación. Aunque la inflamación es muy necesaria para impedir que el organismo enferme, se trata de algo que el cuerpo tiene que regular cuidadosamente. La exposición prolongada a la inflamación es negativa para el organismo, ya que contribuye a la presencia de una multitud de consecuencias graves, como el daño al ADN, la muerte celular, la degeneración tisular y envejecimiento prematuro. También puede provocar problemas como fatiga, depresión, dolor crónico, deterioro de la memoria y riesgo de desarrollar cáncer, enfermedad de Alzheimer y enfermedades autoinmunes. Así, la inflamación es algo que se debe controlar cuidadosamente o, de lo contrario, el organismo aumentará su riesgo de sufrir cualquiera de las citadas patologías impulsadas por la inflamación.

¿Adivinas qué molécula señalizadora desempeña un papel estelar en la capacidad del cuerpo para regular la inflamación?

Aunque la inflamación está regulada por toda una serie de diferentes elementos corporales, una pieza clave de este proceso es el cortisol. Cuando la señalización de cortisol está fuera de control o totalmente desactivada, puede promover la desregulación de la respuesta a la inflamación corporal. Esto podría aumentar el riesgo de inflamación y el desarrollo de autoinmunidad (que a menudo viene impulsada por la inflamación) en las mujeres que están tomando la píldora. Aunque estamos lejos de saber a ciencia cierta si la píldora y sus efectos sobre el eje HPA contribuyen al mal funcionamiento del sistema inmune, como mínimo hay alguna evidencia de que podría ser así. Además, el uso de la píldora está asociado actualmente al desarrollo de múltiples formas de autoinmunidad, lo que indicaría que la píldora puede tener consecuencias para la salud de las mujeres. Esta es una información crítica que se debe conocer, ya que el 78 % de las personas que sufren enfermedades autoinmunes son mujeres.

¿Contribuye la píldora anticonceptiva a estos elevados porcentajes?

Todavía no lo sabemos.

Aunque no tengamos la total seguridad de lo que significa para las mujeres que sus ejes HPA las hagan pasar por una mala experiencia cuando están tomando la píldora, lo que hemos comentado debería darte algunas ideas de las cosas a las que tienes que estar atenta. Nunca es demasiado pronto para ser proactiva con tu salud.

Si consideras que has estado sufriendo algunos de los problemas de los que hemos hablado en este capítulo, escucha lo que tu cuerpo te está diciendo. Tal vez ha llegado el momento de probar una nueva píldora o incluso una nueva forma de control de natalidad. Tal vez haya llegado el momento de descansar de la píldora por un tiempo y dejar que tu cuerpo se resetee.

La actitud general hacia la salud de las mujeres ha consistido desde siempre en que si lo que la mujer está sintiendo no está escrito en alguna parte de un texto médico o en el prospecto de un medicamento, no es real. No obstante, a veces nuestros organismos hacen cosas que todavía no son conocidas ni comprendidas del todo por la medicina. El hecho de que lo que sientas no haya sido bien caracterizado por las investigaciones realizadas no significa que no sea real ni importante. La ciencia no ha descifrado totalmente a las mujeres, y las investigaciones están tan solo empezando a desvelar las diferentes formas en que la píldora nos modifica. Eso hace que sea doblemente necesario que sigas muy de cerca lo que estás sintiendo. Escucha a tu cuerpo y conviértete en un abogado de cómo te sientes y cómo te quieres sentir.

Hemos tratado aquí ciertos temas que parecen bastante intimidantes, pero el mensaje global es esperanzador. Yo me gradué *summa cum laude* y obtuve un doctorado, *ambas* cosas mientras estaba tomando la píldora. Hay muchas mujeres (tal vez incluso tú) que han sido capaces de hacerlo mucho mejor. Si mi hipocampo era o es más pequeño de lo que habría sido si no hubiera tomado la píldora, tampoco me ha perjudicado de alguna forma que yo pudiera advertir. Las mujeres están ahora mejor que en cualquier otro momento anterior de la historia, así que, sea lo que fuere lo que la píldora puede hacer en nuestros cerebros, tampoco nos está perjudicando tan negativamente. No obstante, te mereces saber lo que te estás metiendo dentro de tu cuerpo. El hecho de tener un eje HPA modificado podría cambiar el modo en que experimentas el mundo. Y aunque los estudios realizados en este campo se encuentran aún en fases muy iniciales (lo que quiere decir que no sabemos prácticamente nada), merece la pena considerar si la píldora es apropiada para ti.

8

¿QUÉ DIABLOS PASA?

Si eres alguien que ve o lee las noticias, probablemente te hayan llegado las historias que surgen aproximadamente cada año referidas a la píldora y el estado de ánimo. A veces las historias informan de que la píldora está asociada a la depresión. Otras veces dicen que, definitivamente, la píldora *no* está asociada a la depresión. Incluso en ciertas ocasiones comunican que la píldora puede estar asociada a la depresión en determinadas personas pero no en otras. Además de ser confusa, es difícil tomarse este tipo de información en serio. Los estudios sobre temas de salud parecen hallarse en un estado de perpetua contradicción. Por ejemplo, solo en los últimos diez años, el vino no ha sido bueno para nosotras, luego ha sido bueno, luego malo y luego otra vez bueno. Actualmente, se cree que el vino es bueno para algunas de nosotras, pero solamente el vino tinto, servido en copa hecha de oreja de cerda desecada y consumido en porciones de 53 mililitros los domingos y martes por la tarde (siempre que no sea año bisiesto, en cuyo caso no se sabe).

Es difícil saber de qué hay que preocuparse y de qué no hay que preocuparse cuando se trata de investigaciones en temas de salud. Los estudios sobre la píldora no son la excepción. Puede considerarse simultáneamente que sabemos mucho y que sabemos poco sobre lo que la píldora puede hacer a nuestros estados de ánimo. Aquí, revisaremos lo que dicen (y no dicen) realmente los estudios realizados acerca de lo que la píldora puede significar para tu «previsión del tiempo» mental... y lo que puedes hacer si te encuentras con más nubes que claros en el horizonte.

LA REALIDAD ACERCA DE LA PÍLDORA Y TU ESTADO DE ÁNIMO

La mayoría de las mujeres conocen como mínimo a otra u otras dos mujeres que han reaccionado mal ante la píldora. Y, casi siempre, estas reacciones negativas se han relacionado con cambios desagradables en el estado de ánimo.[57] Veamos a continuación la historia de Leah.

Leah pasó la mayor parte de sus primeros veintitantos tratando de encontrar un método de control de natalidad que le gustara. El primer tipo de anticoncepción hormonal que probó la hacía llorar permanentemente. Era tan negativo que se convenció por completo de que evitaba el embarazo a base de convertir a las mujeres en casos perdidos emocionales de tal magnitud que nadie en su sano juicio querría acostarse con ellas.

Con el segundo tipo que probó las cosas no le fueron mucho mejor. Aunque su mejor amiga tenía mucha fe en el mismo (y su doctor le dijo que la dosis de hormonas era muy baja), la convirtió en una persona extremadamente ansiosa. Por primera vez en su vida, no cumplió con las fechas límite de sus trabajos académicos y laborales porque se quedaba paralizada por el miedo a que todo no fuera perfecto.

Recuerdo perfectamente haber llorado como una histérica en el suelo de la cocina de mi apartamento la noche antes de entregar en clase un proyecto pendiente. Era un proyecto de grupo, y tenía tanto miedo de que mi parte no fuera lo bastante buena y que las otras chicas del grupo llegaran a odiarme. Estaba perdiendo los papeles. Mi madre se pasó una hora al teléfono discutiendo conmigo sobre mi decisión de abandonar las clases porque yo no me sentía lo bastante capaz para estar allí. Consideraba que no estaba hecha para la escuela porque el estrés que sufría era excesivo. Lo más curioso es que yo ni siquiera sabía el grado de desastre al que había llegado. Creía simplemente que tenía demasiadas cosas de las que ocuparme. Fue mi compañera de habitación la que me dijo que podía estar pasándome algo y que yo no era yo misma desde que había empezado a tomar la nueva píldora. Al principio, pensé que no estaba en sus cabales, porque yo no percibía que nada fuera distinto. Simplemente sentía que estaba bajo mucho más estrés del que nunca en toda mi vida había sentido. Nunca se me había ocurrido que el problema pudiera ser yo, y no mi carga de trabajo.

Después de más de dos meses en esta situación, Leah cambió nuevamente de píldora anticonceptiva. Esta última (que contiene un tipo de progestina diferente del de las dos primeras píldoras que probó) le ha ido mucho mejor. Se siente más ella misma de nuevo y ya no tan estresada. Aunque preferiría sentirse como cuando no tomaba la píldora, la verdad es que ahora se siente bastante normal. Por otra parte, los beneficios de no quedarse embarazada hacen que para ella sea fácil la decisión de seguir tomando la píldora.

Curiosamente, también he escuchado de labios de otras mujeres la historia contraria. Aunque solemos hablar de las historias de mujeres sobre las diferentes maneras en que la píldora las desquició, para algunas de ellas la píldora es una bendición para el estado de ánimo. Cuando hablas con estas mujeres, te dicen que se sienten mejor y más estables cuando están tomando la píldora, y que se sienten desquiciadas cuando no la toman. Veamos, por ejemplo, la historia de Sophie, que estuvo tomando la misma píldora (la primera marca que probó) durante siete años y le encantaba. Decidió dejar de tomarla después de que una tía suya sufriera un ictus. Aunque su tía no estaba tomando la píldora, este suceso familiar la impulsó a otorgarse un descanso. En cualquier caso, Sophie no mantenía relaciones sexuales, y como la píldora puede aumentar el riesgo de coágulos sanguíneos ella resolvió que no merecía la pena correr el riesgo.

Lo cual resultó ser altamente perturbador.

57. Por supuesto, tú y yo sabemos que «cambios desagradables en el estado de ánimo» es una manera más delicada de resumir lo que las mujeres se dicen a sí mismas sobre sus experiencias con la píldora.

Cuando dejó de tomar la píldora, Sophie empezó a sentirse trastornada. Aunque siempre se había enorgullecido de su capacidad para pensar de forma calmada y racional, se dio cuenta de que esto ya no era así. Se emocionaba y lloraba a las primeras de cambio y ya no tenía la ambición y el empuje que acostumbraba a sentir en el trabajo.

Yo pensaba que estaba por encima de emocionarme por algo, o del SPM (síndrome premenstrual) o de cualquier otra cosa. Recuerdo haber escuchado a mis compañeras de trabajo hablar sobre sus hormonas y hasta qué punto estarían tristes o taciturnas en ese o en aquel momento del mes. Yo no podía recordar haber experimentado nunca nada parecido. Estoy avergonzada de reconocerlo, pero creía que se lo estaban inventando. Cuando dejé de tomar la píldora, fue como si mi cuerpo tratara de compensar todo el SPM del que había carecido cuando estaba tomándola. Descubrí que lloraba por cualquier cosa y que pensaba en lo mucho que deseaba tener un hijo. Estaba consternada por mis propias reflexiones. Aquí estaba yo, subiendo por el escalafón corporativo con mi título en Empresariales y pensando en bebés. Me sentí como si me estuviera convirtiendo en un cliché de las mujeres de veintitantos años y estuviera haciendo retroceder en solitario 60 años el movimiento de liberación de las mujeres.

Después de pasar mucho tiempo reflexionando sobre ello, decidió volver a tomar la píldora.

Aunque creía que era una locura la idea de que mis píldoras anticonceptivas fueran las responsables de mi éxito en el trabajo, estaba dispuesta a probarlo todo. No sé si tan solo se trata de un tema psicológico, pero tengo que decir que ahora que tomo la píldora de nuevo he recuperado mi concentración y mi empuje. Y mi estado de ánimo ya no está fuera de control. Aunque nunca habría creído a nadie que me hubiera dicho que la píldora le había hecho mejorar en el trabajo, para mí ahora es una realidad.

Antes de empezar a comentar lo que las investigaciones dicen acerca de todo esto, permíteme que siga adelante y me ocupe del hecho evidente que pasa inadvertido. Me refiero al tema de la influencia de las hormonas sexuales de las mujeres en el estado de ánimo. Lo cual es cierto. Este podría ser el cliché más antiguo del mundo sobre las mujeres —y tú podrías odiarlo—, lo cual no lo convierte en menos cierto. Las hormonas sexuales de las mujeres influyen en los estados de ánimo de las mujeres. Las hormonas sexuales de los hombres influyen en los estados de ánimo de los hombres. Sería imposible que no fuera así. La tarea de las hormonas consiste en influir en las actividades de *todo* lo que ocurre en el organismo. Por tanto, es evidente que van a influir en el cerebro y en los estados de ánimo que el cerebro crea. Dediquemos un momento a superar esto con el fin de que podamos avanzar.[58]

Nuestros estados de ánimo están influidos de forma significativa por nuestras hormonas. A causa de esto, la píldora puede modificar cómo nos sentimos. En ocasiones los cambios son para mejor (la píldora ha sido utilizada con éxito por las mujeres durante décadas para aliviar los síntomas del SPM). Pero a veces los cambios son para peor. Y aquí es donde iniciaremos ahora mismo nuestro debate, puesto que esta es la pregunta que muchas mujeres se hacen sobre la píldora: *¿Por qué me desquicia la píldora?*

Para empezar, tú no estás mal de la cabeza. Todos nosotras nos sentimos a veces un poco desquiciadas. La vida es dura, y abordar tantas cosas a la vez como hacemos la mayoría de nosotras puede hacer que cualquiera se sienta ansiosa y agobiada. Para algunas mujeres estar tomando la píldora puede magnificar estos sentimientos, dando lugar a trastornos de ansiedad y depresión. No obstante, que esto te suceda a ti no quiere decir que estés desquiciada. Tan solo significa que estás tomando la píldora incorrecta, porque algunas píldoras provocan que los cerebros de algunas mujeres hagan cosas que no suelen hacer los cerebros felices. Y esas cosas se manifiestan con gran frecuencia en forma de ansiedad y depresión.

....

58. Si esta idea todavía te incomoda, tal vez tendrías que releer el capítulo 2. Es muy necesario que aceptemos nuestra biología y que comprendamos que nosotras somos nuestras hormonas.

Aunque la ansiedad y la depresión carecen del tipo de parecido familiar que se capta cuando comparas cosas como el trastorno por atracón y la bulimia, estos dos trastornos del estado de ánimo tienen el mismo origen neurobiológico. Implican a las mismas regiones cerebrales y vías de señalización, responden a los mismos tratamientos (los inhibidores selectivos de la recaptación de serotonina utilizados para el tratamiento de la depresión son también eficaces para el tratamiento de la ansiedad) y suelen agruparse en el interior de familias (las familias con miembros que sufren depresión también suelen tener miembros que padecen ansiedad). Por tanto, en lugar de ser dos problemas distintos que emergen de dos grupos de mecanismos distintos, depresión y ansiedad se describen mejor como las dos caras de una misma moneda. Tan solo se manifiestan de forma distinta en diferentes personas y situaciones. Algunas personas con vulnerabilidades relacionadas con el estado de ánimo reaccionan ante los factores estresantes de la vida experimentando ansiedad. Para otras, la ansiedad se transforma en sentimientos de desesperación e impotencia que calificaremos como depresión.

Tal vez ya sepas que los problemas relacionados con el estado de ánimo, como la ansiedad y la depresión, son extremadamente frecuentes entre las mujeres que están tomando la píldora. Casi la mitad de las mujeres que la toman dejan de hacerlo dentro del primer año a causa de efectos secundarios intolerables. Y entre los más frecuentemente citados se encuentran los molestos cambios del estado de ánimo. En ocasiones dejan de tomar la píldora a causa de una ansiedad intolerable y en otras a causa de una depresión intolerable. A veces lo hacen porque son una de esas almas desgraciadas capaces de sufrir ambos trastornos simultáneamente. Aunque algunos de los médicos de dichas mujeres les siguen diciendo que estos cambios del estado de ánimo no son reales o no son importantes, un cuerpo de investigación cada vez mayor indica lo contrario. Para algunas mujeres, estar tomando la píldora puede aumentar el riesgo de padecer ansiedad y depresión. Y las consecuencias pueden ser devastadoras.

LECCIONES DE DINAMARCA

Dinamarca es una hermosa nación escandinava ubicada en una península del norte del océano Atlántico. Además de ser el lugar de nacimiento del escritor Hans Christian Andersen, de la compañía Lego y de una cuarta parte, aproximadamente, de mis antepasados, Dinamarca también es la sede de un conjunto de archivos de ámbito nacional que recopilan datos de todos sus ciudadanos en relación con una serie de asuntos sociales y sanitarios. Por ejemplo, el Registro Central Danés de Investigaciones Psiquiátricas controla la incidencia de todas las enfermedades psiquiátricas diagnosticadas en Dinamarca; el Registro de Prescripción Nacional controla todas las recetas cumplimentadas en Dinamarca, y el Registro de las Causas de Fallecimiento controla los fallecimientos, las fechas y sus causas. Como todos los ciudadanos daneses tienen un número de identificación personal único, los investigadores pueden vincular los datos individuales de las personas a través de los diferentes registros, lo cual ofrece a los investigadores acceso a toneladas de información sobre patrones de salud y comportamiento social de toda la población del país. Los beneficios de este registro para la ciencia son simplemente extraordinarios.

Tal vez no deba sorprendernos que a partir de dichos registros hayamos aprendido algunas de las lecciones más importantes y valiosas acerca de los potentes efectos que la píldora anticonceptiva puede tener sobre el estado de ánimo. En el primero de estos estudios, los investigadores efectuaron un seguimiento de los cambios en el riesgo de ser diagnosticado de depresión en función de si las mujeres estaban tomando o no la píldora. Examinaron los registros sanitarios y de recetas de todas las ciudadanas danesas sanas no diagnosticadas de depresión de entre 15 y 34 años. A continuación analizaron los registros de recetas y salud mental de dichas mujeres (más de un millón) durante 14 años para determinar si la administración de anticonceptivos hormonales influía en la probabilidad de ser diagnosticadas más adelante de depresión o de que se les prescribieran antidepresivos.

Lo que descubrieron fue algunas de las más potentes evidencias que demuestran la existencia a fecha de hoy de un vínculo entre los anticonceptivos hormonales y el riesgo de sufrir depresión. Los investigadores descubrieron que las mujeres que estaban tomando anticonceptivos hormonales tenían un 50 % más de probabilidades de ser diagnosticadas de depresión seis meses después, en comparación con las mujeres a las que no les habían sido recetados anticonceptivos hormonales durante este periodo de tiempo. También descubrieron que las mujeres que estaban tomando anticonceptivos hormonales tenían un 40 % más de probabilidades de que se les recetara un antidepresivo en comparación con aquellas a las que no se les habían recetado anticonceptivos hormonales durante este periodo de tiempo.

Podrás observar un desglose de los resultados por tipo de producto y grupo de edad en la tabla que aparece a continuación. Las cifras de cada fila indican el grado en que aumentó el riesgo de depresión en las mujeres con cada tipo de anticonceptivo hormonal con relación a las mujeres con ciclos de ovulación naturales. La columna de la izquierda muestra los resultados de todas las mujeres de la muestra, mientras que la de la derecha muestra los resultados para las mujeres de entre 15 y 19 años (quienes estaban mucho más afectadas por un mayor riesgo de depresión).

TIPO DE ANTICONCEPTIVO HORMONAL

PÍLDORAS COMBINADAS	% AUMENTO DE RIESGO DE DEPRESIÓN [59]	
	TODAS LAS MUJERES	MUJERES ENTRE 15 Y 19 AÑOS
ETINILESTRADIOL (50 MILIGRAMOS)		
Noretisterona	30 %	20 %
Levonorgestrel	* 50 %	* 120 %
ETINILESTRADIOL (30-40 MILIGRAMOS)		
Noretisterona	-10 %	50 %
Levonorgestrel	0 %	* 70 %
Norgestimato	0 %	* 80 %
Desogestrel	* 10 %	* 100 %
Gestodeno	0 %	* 80 %

....

59. Todos estos datos están indicando cuán alto era el riesgo de depresión para cada grupo de mujeres con cada tipo de anticonceptivo en comparación con el observado en mujeres a las que no les habían sido recetados anticonceptivos hormonales. Puedes usar estas cifras para rellenar el espacio en blanco de la siguiente frase: «Las mujeres de este grupo de edad que están tomando este tipo de anticonceptivo hormonal muestran un riesgo de depresión un _____ % más alto que el observado en mujeres con un ciclo de ovulación natural del mismo intervalo de edad».

Drospirenona	* 20 %	* 100 %
Acetato de ciproterona	* 20 %	* 50 %
ETINILESTRADIOL (50 MILIGRAMOS)		
Desogestrel	0 %	* 60 %
Gestodeno	0 %	* 60 %
Drospirenona	* 20 %	* 70 %
VALERATO DE ESTRADIOL (10, 20, 30 MILIGRAMOS)		
Dienogest	* 80 %	* 160 %
PRODUCTOS DE ADMINISTRACIÓN NO ORAL		
Parche (norelgestromina)	* 90 %	* 180 %
Anillo vaginal (etonogestrel)	* 50 %	* 170 %
DIU (levonorgestrel)	* 40 %	* 220 %
PÍLDORAS SOLO CON PROGESTINA		
Noretisterona	0 %	30 %
Levonorgestrel	30 %	Sin datos
Desogestrel	* 20 %	* 130 %

....

* Indica que el resultado es estadísticamente significativo (es decir, no es posible que se haya producido accidentalmente).

Los resultados de este y otros estudios indican que la píldora puede aumentar el riesgo de sufrir depresión en algunas mujeres, lo que parece ser especialmente cierto para los productos que no se administran por vía oral (parches, anillos vaginales o DIU) y para mujeres jóvenes (entre 15 y 19 años de edad), cuyos cerebros no están todavía totalmente desarrollados y que pueden ser más propensas a la influencia de la señalización hormonal. Estos resultados representan un enorme avance en nuestro conocimiento del vínculo potencial entre anticonceptivos hormonales y problemas de estado de ánimo.

Ahora bien, como soy científica, estoy obligada por contrato a señalar que —aunque estos investigadores descubrieron la existencia de una relación entre anticonceptivos hormonales y riesgo de depresión— no tenemos la certeza de que sean las propias píldoras las que *hayan ocasionado* este aumento. Correlación no es lo mismo que causalidad. Por ejemplo, es posible que los investigadores descubrieran que tomar la píldora y sufrir depresión fueran hechos relacionados entre sí porque ambos estuvieran relacionados con una tercera variable, dando la impresión de una relación directa cuando en realidad no es así. Por ejemplo, las mujeres que buscan intervenciones médicas para impedir el embarazo pueden ser más propensas a buscar intervenciones médicas para la depresión, o el comienzo de una nueva relación sexual (lo cual suele promover la prescripción de la píldora) podría ser lo que está incrementando el riesgo de depresión de las mujeres. Aunque las relaciones suelen hacer que nuestras vidas sean más felices y plenas, no ocurre así en todos los casos. Es posible que las mujeres de Dinamarca hayan tenido una racha de mala suerte y se hayan encontrado inmersas en algunas relaciones desafortunadas en el momento del estudio.

Aunque sería posible que terceras variables hubieran influido en los resultados de este estudio (seguramente lo hicieron), te recomiendo que te tomes estos resultados en serio. Los investigadores testaron estadísticamente la influencia de una serie de terceras variables, y en cada una de las pruebas se descubrió que los anticonceptivos hormonales predecían el riesgo de depresión incluso después de controlar estadísticamente el impacto de dichas terceras variables. Además, es difícil imaginar una explicación razonable basada en una tercera variable que justificara el hecho de que el riesgo de depresión difiere —a veces de forma espectacular— en función del producto concreto utilizado. Por ejemplo, no hay ninguna razón por la que las mujeres a las que se les han prescrito productos no orales (que conllevan un mayor riesgo de depresión) estén más ansiosas por visitar al médico debido a sus síntomas depresivos (una tercera variable) o tengan relaciones peores (otra tercera variable) que las mujeres que emplean productos orales (los cuales son predictores de un menor riesgo de depresión). Esto sugiere que hay algo en los propios productos que está modificando el riesgo de depresión de las personas.

Así pues, aunque este no sea un estudio doble ciego controlado por placebo (que es el criterio de referencia en el ámbito de la investigación médica y el único medio de hacer afirmaciones audaces sobre la relación de causa y efecto)[60], los investigadores se ocuparon cuidadosamente del diseño del estudio y del análisis de los datos, y los resultados se publicaron en las revistas médicas más importantes de Estados Unidos. A pesar de que estos investigadores no pudieron comunicar la existencia de una evidencia aplastante, sí se trató de un estudio científico atentamente realizado y perfectamente ejecutado. Además, los resultados indican que la píldora podría tener consecuencias indeseables en los estados de ánimo de algunas mujeres.

Más recientemente, el mismo equipo investigador decidió llevar estas conclusiones un paso más allá: analizar si los anticonceptivos hormonales también podían provocar el aumento del riesgo de suicidio en las mujeres. El suicidio es una consecuencia trágica e irreversible que a menudo tiene su origen en problemas de salud mental que no han sido tratados. En este estudio, los investigadores rastrearon la utilización de anticonceptivos hormonales y los intentos de suicidio y muerte en todas las mujeres danesas que habían cum-

....

60. A propósito, esto no lo hacen así la mayoría de los estudios sobre la píldora. Es un punto débil de muchos de los trabajos realizados al respecto. Los estudios doble ciego controlados por placebo son la excepción en el ámbito de la investigación sobre la píldora anticonceptiva.

plido los 15 entre 1996 y 2013.[61] Hicieron un seguimiento de todas las mujeres durante una media de ocho años y luego compararon la probabilidad de tentativa de suicidio o de suicidio efectivo entre las mujeres a las que se les habían prescrito anticonceptivos hormonales y las mujeres a las que no se les habían recetado dichos fármacos.

Cuando se compararon estos grupos de mujeres, los investigadores descubrieron la existencia de asombrosas diferencias en su riesgo de conducta suicida. Las que estaban tomando anticonceptivos hormonales eran dos veces más propensas a haber intentado suicidarse en este periodo de tiempo que las mujeres que no estaban tomando anticonceptivos hormonales. Esto ya es revelador por sí mismo. No obstante, el riesgo de tentativas de suicidio consumado era incluso más alto: el triple que el de las mujeres que no tomaban anticonceptivos. Al igual que habían descubierto con el riesgo de depresión, el mayor impacto negativo de los anticonceptivos hormonales sobre el riesgo de suicidio se encontró en las mujeres más jóvenes (de 15 a 19 años) que utilizaban productos no orales.

Esta es una tragedia total. Aunque los suicidios se producen por diversas razones, nuestra incapacidad para abordar con seriedad los problemas de salud mental es una de ellas. No hay un solo grupo de personas en el planeta cuyos problemas de salud mental se hayan tomado con menos seriedad que en el caso de las mujeres. Esto es espacialmente cierto cuando dichos problemas están relacionados con las hormonas o la píldora anticonceptiva.

Aunque las cosas han mejorado para las mujeres, durante muchísimo tiempo los médicos no se tomaron en serio los problemas relativos al estado de ánimo de las mujeres que tomaban la píldora. A las mujeres se les solía decir que estaban imaginando lo que sentían o que los síntomas estaban solamente en sus cabezas. Incluso hoy en día, cuando los cambios de estado de ánimo de las mujeres que están tomando la píldora tienen más probabilidades de ser admitidos por

....

61. Como en su estudio anterior, no incluyeron a las mujeres que hubieran sido diagnosticadas previamente de problemas psicológicos o que hubieran utilizado antidepresivos. Tampoco incluyeron a mujeres que ya estuvieran tomando anticonceptivos hormonales cuando se incorporaron al estudio a la edad de 15 años.

sus médicos, la gravedad de dichos cambios se minimiza con excesiva frecuencia, considerándose como un efecto secundario molesto al igual que la hinchazón y el sangrado menstrual. Hasta cierto punto, todas hemos sido cómplices de haber recibido este trato. En alguna parte, de algún modo, todas hemos asumido que es aceptable que nosotras y otras mujeres vivan con problemas de salud mental, siempre y cuando ninguna mujer se quede embarazada de forma inesperada. Esto es, literalmente, una insensatez total.

Tu salud mental es un asunto muy serio e importante, y tu deseo de sentirte equilibrada y feliz no es un defecto de carácter. Si alguien te hace creer que es un defecto de carácter no tiene en mente tu mejor interés. Si te inquieta tu salud mental cuando tomas la píldora, deberías hablar inexcusablemente con tu médico. Y si tu médico no se toma en serio tus preocupaciones, ha llegado el momento de acudir a uno nuevo. Tener ansiedad o depresión cuando se toma la píldora no significa que haya algo anormal en ti o que seas mentalmente inestable. Tan solo quiere decir que tu cuerpo no está tolerando muy bien que se juegue con sus hormonas. Es necesario que tomes en consideración cómo te sientes y que te asegures de que tu médico también lo hace. Tal como nos han mostrado las mujeres del estudio de Dinamarca, no tomárselo en serio puede tener consecuencias muy trágicas. Las mujeres no deberían perder sus vidas a causa de la píldora.

ASÍ PUES, ¿POR QUÉ EL ESTADO DE ÁNIMO?

Cuando se trata de las razones por las que la píldora puede trastornar tu estado de ánimo, los dos sistemas que deberían cargar con la mayor parte de culpa son el eje HPA (del cual es probable que ahora sepas más de lo que jamás habrías deseado) y algunos de nuestros sistemas de neurotransmisores. En concreto, los estudios realizados demuestran que los neurotransmisores que influyen en la capacidad de nuestro cerebro para desacelerarse, así como aquellos que influyen en nuestra capacidad para sentirnos recompensadas, pueden verse alterados ante la presencia de la píldora.

En primer lugar, el eje HPA. Ya hemos hablado sobre esto, por lo que no voy a dedicar mucho tiempo a revisar lo que ya conoces. Merece la pena mencionar otra vez, sin embargo, que el tipo de atenuación del eje HPA que solemos observar en mujeres que están tomando la píldora es un conocido factor que contribuye a generar problemas de salud mental, entre ellos las perturbaciones del estado de ánimo que son características de los trastornos de estrés postraumático (TEPT). Las hormonas del estrés como el cortisol ayudan a nuestros cuerpos a abordar el estrés. Como la ausencia de las herramientas biológicas necesarias para tratar el estrés perjudica *literalmente* tu capacidad para afrontar la situación, tener una respuesta al estrés averiada podría ser un agente clave en el desarrollo de ansiedad y depresión.

Además de dañar el estado de ánimo de forma directa, al hacer que seamos menos capaces de afrontar la situación, la existencia de una respuesta al estrés atenuada también podría dañar el bienestar emocional de formas más indirectas a través de su impacto negativo en nuestra capacidad para absorber emocionalmente aconte-cimientos importantes de nuestros entornos. Tal como quizás recuerdes del capítulo anterior, la ausencia de una oleada de cortisol en respuesta al estrés deteriora la capacidad del cerebro para codificar acontecimientos emocionalmente influyentes en nuestras memorias. Es posible, entonces, que la píldora pueda reducir la capacidad de las mujeres para llevar los acontecimientos vitales importantes desde sus me-morias a corto plazo hasta sus memorias a largo plazo. Con el paso del tiempo, puede que esto genere en sus cerebros la creencia de que a sus vidas les falta significado y emoción. Y pocas cosas deprimen más que esto.

Sin embargo, los cambios en el eje HPA son solo la primera pieza del puzle en lo que se refiere a la píldora y el estado de ánimo. La segunda pieza —a la que se le ha prestado la máxima atención en el mundo de la investigación— es el rol que los sistemas de neurotransmisores, como los implicados en la señalización del GABA (ácido gamma-aminobutírico), desempeñan a la hora de incitar a las mujeres a que se sientan fatal cuando están tomando la píldora. Para entender esto, sin embargo, necesito que conozcas tres puntos breves acerca de los neurotransmisores.

Punto 1. Los neurotransmisores son sustancias químicas que el cere-bro utiliza para comunicarse consigo mismo y con el resto del cuerpo.

Punto 2. Los neurotransmisores excitatorios indican a tus células cerebrales que se preparen para actuar, haciendo que sean más propensas a enviar mensajes a otras células del cerebro. Estos son tus neurotransmisores de alerta, de preparación para la acción.

Punto 3. Por otra parte, los neurotransmisores inhibitorios indican a tus células cerebrales que reduzcan la marcha, haciendo que sean menos propensas a enviar mensajes a otras células cerebrales. Estos son tus neurotransmisores de armonía y relajación.

El neurotransmisor inhibitorio más común y frecuente en el cerebro es el GABA. Como su neurotransmisor inhibitorio estrella suele estar presente en escena de forma destacada cuando el cerebro está tratando de reducir su marcha. Por ejemplo, se libera el GABA cuando estás tumbado en pijama frente al fuego, y también cuando haces meditación y yoga. Cuando los receptores del GABA son estimulados, se provocan en el cerebro unos potentes efectos antiansiedad, que contribuyen a que te sientas como la versión más armónica, relajada y calmada de ti misma.

Curiosamente, tú puedes tener una agradable y relajada experiencia que no proceda solamente del GABA sino también de otras sustancias que estimulen los receptores del GABA. Este es el modo en que funcionan el alcohol y las benzodiacepinas como el alprazolam. Estos practican su seductora magia impulsando la acción de los receptores del GABA y reduciendo la actividad sináptica del cerebro. Esta es la razón de que tomarse una copa al final de un día estresante pueda ayudar a atemperar la situación. Reduce la marcha de tu cerebro, haciendo que todos los problemas por los que te preocupabas durante tu camino a casa parezcan mucho menos importantes que antes de descorchar la botella y decantar el vino en la copa.

Ahora bien, la parte más interesante de todo esto es que nuestros cuerpos producen realmente una diversidad de compuestos que funcionan como el alcohol y el alprazolam pero sin sus calorías ni su potencial de adicción. Uno de los más potentes es un neuroesteroide llamado alopregnanolona, que se sintetiza cuando la progesterona se descompone en el organismo y tiene el efecto de poner en marcha la acción a través de los receptores del GABA. ¡Lo mismo que con el alcohol y el alprazolam! Esta es la parte del ciclo en la que los cuerpos de las mujeres se preparan para la posibilidad de implantación de un óvulo. Se cree que la alopregnanolona se sintetiza para ralentizar la marcha de los cerebros de las mujeres de tal forma que se sientan más inclinadas a relajarse en casa que a realizar el tipo de actividades que puedan expulsar de su sitio a un embrión recién implantado. Por tanto, una ventaja de la fase lútea y sus niveles relativamente altos de progesterona es que permite la síntesis de una mayor cantidad de este neuroesteroide calmante.

Lamentablemente, para las mujeres que están tomando la píldora, no parece que las progestinas artificiales de la píldora proporcionen este mismo tipo de beneficio. De hecho, los estudios realizados indican que las mujeres que están tomando la píldora pueden tener niveles más bajos de estos sedantes producidos de forma natural con respecto a lo que se observa cuando no se toma la píldora, con independencia de cuál sea el momento del ciclo considerado. Esto podría significar menos paz y armonía para las mujeres que estén tomando la píldora.

En un estudio especialmente bien ejecutado, los investigadores analizaron el efecto de la píldora sobre los niveles del derivado calmante de la progesterona, la alopregnanolona, tanto en ratas como en mujeres. Ambos grupos de hembras tomaron una píldora que contenía etinilestradiol y la progestina levonorgestrel durante una serie de tres ciclos. A continuación, los investigadores midieron los niveles de alopregananolona en sangre (en mujeres y ratas) y cerebro (solamente en ratas).

Se observó que tomar la píldora reducía los niveles de alopregnanolona en los cerebros de las ratas en un impresionante 79 % con relación a los niveles observados en las ratas que no estaban tomando la píldora. También descubrieron que las que tomaban la píldora tenían muchos más receptores del GABA en su cerebro que las hembras no sometidas a tratamiento. Esto sucede cuando hay escasez de actividad GABAérgica, como señal de que el cerebro está tratando desesperadamente de ralentizar su marcha a través del aferramiento a tantas moléculas estimuladoras de los receptores GABA como sea posible en previsión de una escasez importante.

Los resultados obtenidos en las hembras humanas del estudio relataban una historia parecida. Aunque los investigadores no podían evaluar directamente los niveles de alopregnanolona en los cerebros de las mujeres, los niveles de alopregnanolona en sangre eran significativamente más bajos después de tres meses de estar tomando la píldora que antes de iniciar el tratamiento. Otros estudios han observado también estos resultados. Como el impacto en el cerebro suele ser mayor que en la corriente sanguínea periférica por lo que se refiere a los niveles de alopregnanolona en respuesta a la píldora, la situación en los cerebros de las mujeres que tomaban la píldora era probablemente bastante peor.

Todo esto puede ser negativo para la salud mental de las mujeres. Cuando los receptores GABA no son estimulados de la forma apropiada, se sabe que los individuos se sienten ansiosos, agobiados y deprimidos. No es extraño que una serie de problemas relativos a la salud mental, entre ellos el trastorno de pánico, el trastorno bipolar y la sintomatología relacionada con el estado de ánimo en el síndrome premenstrual (SPM), se caractericen por unos niveles de actividad GABAérgica inferiores a la media. La falta de actividad GABAérgica también puede incrementar el riesgo de que una persona sufra dependencia del alcohol, ya que el alcohol es un sucedáneo tentador para un cerebro ansioso que está buscando la calma desesperadamente. Aunque no hay estudios publicados que vinculen la toma de la píldora con la dependencia del alcohol, este es un tema que podría ser merecedor de atención en el caso de que tengas una historia familiar de alcoholismo. Las mujeres presentan una de tasas más altas de crecimiento de trastornos relacionados con el alcohol en Estados Unidos, y no es difícil imaginar que una falta de actividad GABAérgica en los cerebros de las mujeres que están tomando la píldora podría aumentar su tendencia a la automedicación para tratar la ansiedad y la depresión.

Además de los cambios observados en el sistema GABAérgico de las mujeres, las investigaciones realizadas indican que los cambios en la señalización de dopamina y serotonina también pueden desempeñar un papel en los cambios relacionados con el estado de ánimo que observamos en las mujeres que están tomando la píldora. Al igual que el GABA, la dopamina y la serotonina son neurotransmisores y ambas desempeñan un rol vital en la creación de nuestras experiencias psicológicas favoritas. Se trata de sustancias químicas que irrumpen en escena a lo grande cuando dedicamos tiempo a las personas que amamos, tomamos un helado buenísimo, nos enamoramos, mantenemos relaciones sexuales y tenemos orgasmos. Es a través de la liberación de estos neurotransmisores (lo que crea la experiencia de sentirse feliz y contento) que nuestro cerebro se recompensa a sí mismo por hacer el tipo de cosas que históricamente han promovido con éxito la supervivencia y la reproducción. Las relaciones sexuales, una magnífica comida, sentirse amado y adorado, amar y adorar a los demás... Todas estas cosas las percibimos de forma tan increíble porque nuestro cerebro ha sido diseñado para liberar estas sustancias químicas de felicidad, recompensa y placer cuando estamos haciendo cosas que, en última instancia, promueven la transmisión de genes.

No es sorprendente que estos sistemas de neurotransmisores, debido a su rol en la promoción de la transmisión de genes, cambien lo que hacen en respuesta a unas hormonas sexuales femeninas que cambian de forma cíclica. En concreto, las investigaciones realizadas indican que los estrógenos hacen que las experiencias gratificantes se perciban incluso más gratificantes que cuando se producen en ausencia de dichos estrógenos. También señalan que la progesterona atenúa dichos efectos. Así pues, los estrógenos promueven que las relaciones sexuales se perciban más sensuales, que el chocolate sepa más delicioso y que el ascenso de estatus se perciba como más estimulante. Y esto es perfectamente lógico. Por supuesto, la selección natural subiría el volumen del placer en aquellos momentos del ciclo en los que la concepción fuera posible. Cuanto más placentero se perciba algo, mayor será la probabilidad de que actuemos. Y si se trata del tipo de cosas que influyen en la transmisión de genes, el momento de hacerlas será cuando el nivel de estrógenos sea elevado. Por tanto, los estrógenos provocan que el placer sea más placentero, mientras que la progesterona tiene el efecto contrario.[62]

Teniendo en cuenta que la píldora mantiene unos niveles bajos de estrógenos a lo largo del ciclo (y estimula los receptores de progesterona), es posible que pueda tener el efecto de atenuar el proceso de recompensa en el cerebro. Y si tenemos la sensación de que el mundo es poco gratificante, esto nos hace sentir deprimidos. Un síntoma característico de la depresión es que la gente ya no encuentra placer en una serie de cosas que antes sí se lo producían (anhedonia). Así pues, también es posible que la píldora aumente el riesgo de que una persona padezca depresión al hacer que el placer sea menos gratificante. De acuerdo con esta idea, los estudios realizados han descubierto que las mujeres que toman la píldora —cuando se comparan con sus homólogas con un ciclo de ovulación natural— tienen una respuesta emocional positiva atenuada hacia las experiencias felices y no experimentan actividad en los centros de recompensa de sus cerebros cuando contemplan fotografías de sus parejas sentimentales (lo cual sí les ocurre a las mujeres que tienen ciclos de ovulación naturales). Esto sugiere que las cosas que suelen causar placer a los cerebros no suscitan la misma respuesta

....

62. Esto es algo que ha sido estudiado a menudo en el contexto de la drogadicción. La razón es que las drogas adictivas (cocaína, opioides, etcétera) despliegan su magia a través de la apropiación del sistema de recompensas del cerebro. Son tan adictivas porque estimulan los receptores de placer de tu cerebro, los cuales simulan una experiencia similar a la de ganar la lotería, tener las mejores relaciones sexuales de tu vida y saborear un delicioso helado con chocolate caliente, todo en uno. Esto hace que todas las cosas cotidianas que te hacen feliz y refuerzan tu conducta (cosas como el sexo real y los helados con chocolate caliente) parezcan muy poquita cosa, porque no hay forma de que puedan compararse con el fenomenal estímulo que pueden proporcionar las drogas. Es difícil volver a la granja una vez que has visto París. Acorde con lo que cabría esperar, habida cuenta de lo que el estrógeno obra en los centros de recompensa del cerebro, estas investigaciones han descubierto que los estrógenos aumentan la capacidad de recompensa de drogas como la cocaína mientras que la progesterona la reduce. Una posibilidad interesante que surge de todo esto es que tal vez la píldora anticonceptiva podría ayudar a las mujeres a luchar contra la adicción mediante el mantenimiento de las hormonas sexuales a un nivel bajo.

en mujeres que están tomando la píldora. Aunque las razones precisas de estas diferencias no son todavía bien conocidas, todas señalan hacia la posibilidad de que la píldora modifique patrones de neurotransmisores de forma problemática para la salud mental.

¿ESTOY EN SITUACIÓN DE RIESGO?

Los estudios realizados parecen concluir de forma clara que la píldora puede provocar que algunas mujeres tengan problemas muy serios con su salud mental. Lo que también está claro, sin embargo, es que no todas las mujeres corren el mismo riesgo. Por ejemplo, los estudios indican que las mujeres con genes que codifican un tipo específico de receptor mineralocorticoide[63] parecen estar protegidas de la mayoría de los problemas anímicos relacionados con la negatividad que se producen con la toma de la píldora. Y es probable que haya cientos de otros genes que influyan en el modo en que las mujeres reaccionan a la píldora y que todavía no conozcamos. Puede que nunca lo hagamos. La única cosa que está clara es que si la píldora deteriora o mejora tu estado de ánimo depende mucho de cada persona, y la ciencia todavía no ha llegado al punto de poder predecir de forma contundente lo que va a suceder exactamente a quién y en relación con qué.

Sin embargo, no todo está perdido. Como mínimo, unas cuantas cosas quedan claras en los estudios realizados, y nunca es demasiado pronto para que utilices esta información con el objetivo de que te ayude a tomar decisiones más informadas acerca de tu salud. Según las investigaciones llevadas a cabo, se podría correr un mayor riesgo de experimentar efectos negativos en el estado de ánimo cuando se toma la píldora si:

....

63. En concreto, estas investigaciones han descubierto que un determinado grupo de genes de receptores mineralocorticoides (haplotipo II) parece proteger a las mujeres de efectos psicológicos negativos cuando están tomando la píldora. Las personas que tienen este haplotipo suelen ser más felices y optimistas.

- Se tiene una historia de depresión o enfermedad mental (aunque también hay evidencia de que la píldora puede estabilizar el estado de ánimo en determinadas mujeres que padecen una enfermedad mental).

- Se tiene una historia personal o familiar de efectos secundarios relacionados con el estado de ánimo cuando se toma la píldora anticonceptiva.

- Se toman píldoras que contienen solamente progestina.

- Se administra un producto no oral.

- Se toman píldoras multifásicas (se trata de las píldoras que tienen una dosis creciente de hormonas a lo largo del ciclo en lugar de una dosis constante).

- Se tienen 19 años o menos.

Los riesgos citados te ofrecen un punto de partida que puedes utilizar para iniciar una conversación con tu médico sobre cualquier inquietud que puedas tener acerca de la salud mental cuando estés tomando la píldora. Sin embargo, no determinan tu destino. Aunque tengas 18 años de edad, una historia familiar de depresión y estés utilizando un parche anticonceptivo transdérmico, si no estás experimentando ningún signo de salud mental problemática, las probabilidades de que vayas a tener de repente problemas relacionados con el estado de ánimo son increíblemente bajas, sobre todo si has estado tomando la píldora durante un tiempo y parece que la toleras bien. Todo lo que tienes que saber es si te sientes perfectamente cuando estás tomando la píldora. Tú eres el único dato que importa cuando se trata de escoger lo que funciona mejor para ti.

También merece la pena señalar que, mientras que algunas mujeres pueden experimentar cambios negativos en su estado de ánimo, otras experimentan la reacción contraria. En lugar de sentirse peor, se sienten muchísimo mejor y mentalmente más sanas cuando toman la píldora que cuando dejan de tomarla. Por ejemplo, en uno de los estudios, los investigadores hicieron mediciones de calidad de vida en más de 3.000 mujeres antes y después de comenzar a tomar una píldora que contenía etinilestradiol y la progestina de tercera generación desogestrel. Descubrieron[64] que las puntuaciones de calidad de vida de las mujeres —especialmente las referidas al estado de ánimo— eran significativamente más altas después de iniciar la toma de la píldora que antes de empezar a tomarla. Se han obtenido resultados similares con píldoras que contenían la progestina de cuarta generación drospirenona y la progestina de tercera generación gestodeno. Por tanto, algunas píldoras anticonceptivas pueden mejorar el estado de ánimo y reducir la irritabilidad en algunas mujeres.

Las investigaciones realizadas también han descubierto que la píldora puede ofrecer unos enormes beneficios estabilizadores del estado de ánimo a las mujeres con síndrome premenstrual (SPM) severo. El SPM está compuesto por toda la serie de síntomas que las mujeres pueden experimentar durante la parte final de la fase lútea del ciclo (la última semana del ciclo; aproximadamente, antes del comienzo de la regla), entre ellos oscilaciones del estado de ánimo, distensión abdominal, fatiga, así como otros cambios desagradables que pueden hacer de las mujeres (y de los que se encuentran a su alrededor) unos seres abatidos. Aunque algunas investigaciones han encontrado que las mujeres que experimentan el SPM pueden correr un mayor riesgo de sufrir cambios negativos en su estado de ánimo cuando están tomando la píldora, también hay un cuerpo de investigación sustancial que demuestra que la píldora puede representar una bendición para las mujeres que tienen el SPM y que incluso puede aliviar los síntomas del trastorno disfórico premenstrual (TDPM), una forma más grave y debilitadora del SPM.

La razón de que la píldora pueda ayudar a esas mujeres es que se cree que los síntomas del SPM y del TDPM están provocados por respuestas fisiológicas anormales a los niveles cambiantes de hormonas que hay a lo largo de este. La píldora elimina todas las fluctuaciones hormonales a lo largo de este, manteniéndolas estables e inalterables. Esto puede reducir la intensidad de los

....

64. Sin embargo, este estudio no utilizó un grupo de control (un grupo de comparación de mujeres que no empezaran a tomar la píldora) para comparar los resultados con los de las mujeres que tomaban la píldora. Merece la pena tener en cuenta esto, ya que los investigadores han encontrado efectos placebo bastante sustanciales en los estudios sobre píldoras anticonceptivas y estado de ánimo.

síntomas del SPM en aquellas mujeres cuyos cerebros y cuerpos no responden bien a los altibajos hormonales. Ello es especialmente cierto en el caso de marcas que utilizan la misma dosis de hormonas a lo largo de todo el ciclo (tratamientos monofásicos) o de aquellas que mantienen una dosis constante de hormonas durante tres meses, antes de la semana en que se toman píldoras placebo, que provocan una pseudorregla. Es muy conveniente tener esto en mente cuando se ponderen las diferentes opciones. Algunas mujeres tienen una gran fe en la píldora en lo que concierne a su estado de ánimo y se sienten muy mal cuando dejan de tomarla.

Sin embargo, el elemento más decisivo sobre cómo te puede hacer sentir la píldora procederá de ti. ¿Cómo te sientes? Cada una de nosotras ofrecerá una respuesta diferente a cualquier cosa que tomemos y, por tanto, el modo en que te sientas es tu realidad biológica. Tú eres el único punto de datos que importa cuando se trata de tu píldora anticonceptiva.

UN PEQUEÑO CONSEJO ESPONTÁNEO

Aunque este libro pretende ser más bien científico que de autoayuda, permíteme que te dé un consejo espontáneo. En el momento en que comiences a tomar una nueva píldora, házselo saber a una persona de tu confianza. Pídele que te indique si advierte cambios en tu comportamiento que puedan ser característicos del comienzo de una depresión. Lo que puede hacer que el impacto de las hormonas en nuestros estados de ánimo sea un tanto alarmante es que muchas veces no podemos separar cómo nos hacen sentir del modo en que contemplamos el mundo. Como las hormonas de la píldora influyen en lo que hace el cerebro, es prácticamente imposible separar lo que están haciendo las hormonas de quiénes somos nosotras. Percibimos que es real la versión de la realidad creada por nuestro cerebro cuando estamos tomando la píldora. Como objetivamente REAL. Esto puede dificultar que advirtamos cómo la depresión se introduce en nosotras a hurtadillas. En lugar de percibir que la píldora está interfiriendo en nuestro estado de ánimo, simplemente percibiremos que nuestra vida está empeorando o que nuestro trabajo se ha vuelto más estresante. Si comunicas a tu persona de confianza que estás tomando una nueva píldora, él o ella pueden ser capaces de ayudarte a reconocer cualquier problema que esté empezando a desarrollarse para que así tú puedas buscar una nueva píldora o bien medios alternativos de protección frente al embarazo.

Además, creo que deberías pensar en llevar un diario. Si es posible, comienza el diario antes de tomar la píldora para que te conste por escrito cómo te estabas sintiendo antes y después. Al cerebro le gusta jugar con nosotras cuando estamos tristes y ansiosas y nos dice que siempre nos hemos sentido así. Esto forma parte de cómo se crea la ilusión de estabilidad y coherencia a lo largo del tiempo. Tener una evidencia sólida de cómo era tu estado de ánimo antes de la píldora puede ser un medio adecuado de pensar en tu pasado de una forma un poco más objetiva, lo que facilitará el reconocimiento de los cambios que tengan que ver con la píldora. En cada anotación, registra tu estado de ánimo, nivel de energía y bienestar utilizando algún tipo de escala, como el que exponemos a continuación. Esto te ayudará a controlar cómo cambian las cosas (¡o no!) cuando estás probando una nueva píldora.

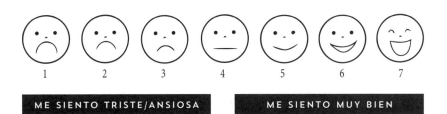

La utilización de una escala de este tipo para realizar un seguimiento de tus estados de ánimo cuando estás y cuando no estás tomando la píldora puede ayudarte a determinar si la píldora modifica la idea que tienes de tu vida.

Si ya estás tomando la píldora, no es demasiado tarde para realizar un seguimiento de cómo te estás sintiendo. Toma nota de tus pautas. Si tienes más días felices que tristes, eso probablemente significará que todo marcha por la senda correcta. Ninguna de nosotras es feliz todo el tiempo, pero deberíamos sentirnos felices más a menudo que tristes cuando las cosas de nuestra vida marchan bien. Y si disfrutas de menos días felices de los que crees que deberías vivir, habla con tu médico. Podría haber llegado el momento de probar una nueva píldora anticonceptiva de control u ocuparte de un problema con tu salud mental al que no has prestado atención desde hace mucho tiempo. Si no cuidas de ti misma, tampoco podrás cuidar de nadie más. Tú y tu salud mental deben ser para ti una prioridad, y llevar un diario puede ser un paso importante en esta dirección. Puede ayudarte a averiguar más cosas sobre lo que te emociona y sobre cómo te sientes cuando estás tomando la píldora y cuando no la estás tomando, para que así puedas llegar a ser la versión de ti misma que más deseas ser.

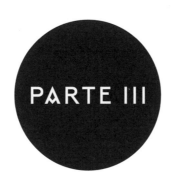

PARTE III

EL PANORAMA GENERAL

9

LA LEY DE LAS CONSECUENCIAS
NO DESEADAS

La naturaleza es quisquillosa, y una de las razones de esto es que todo en ella es interdependiente. Eso significa que no se puede cambiar una cosa sin que cambie todo lo demás. Esta es la razón de que los viajes en el tiempo sean una idea tan mala y de que el aleteo de una mariposa en Brasil pueda producir un tornado en Texas. En un sistema interdependiente —siempre es así en la naturaleza[65]—, un pequeño cambio en el punto A puede desencadenar una sucesión de acontecimientos que culmine en unos cambios mayores y de más alcance en los puntos del B al Z.

Hemos estado hablando de esta idea a lo largo del libro, sin hablar realmente de ella. Todo lo que hace la píldora —todos los cambios que ocasiona en los organismos de las mujeres— ocurre porque los sistemas corporales son extraordinariamente interdependientes y, por lo tanto, propensos a efectos del tipo «No esperaba que sucediera

----

65. Si necesitas una evidencia de esto, revisa cuando puedas la cadena alimentaria. El grado en que somos interdependientes con otros organismos vivos (y no vivos) es casi perturbador. Esta es la razón de que los biólogos conservacionistas parezcan estar permanentemente asustados. Reconocen hasta qué punto es frágil este equilibrio y saben mejor que nadie que el destino de todas nuestras especies podría depender de los comportamientos de emparejamiento de un cuclillo de alas azules y de la velocidad de la fotosíntesis del moho mucilaginoso.

esto». Las hormonas sexuales de las mujeres influyen en toda una serie de cosas que tienen lugar en el organismo (y estas cosas influyen a su vez en otra serie de cosas, y así sucesivamente), lo cual es la razón de que la píldora cambie muchas más cosas que nuestra propensión a liberar mensualmente un óvulo. Es que lo cambia *todo*. Y este todo incluye cosas que aparentemente no tienen nada que ver con el sexo. Cambia la composición del microbioma, el modo de funcionamiento del sistema inmune, lo que hacen otros órganos endocrinos, cómo opera nuestro metabolismo y, por supuesto, modifica lo que sucede en nuestras cabezas. Los efectos de la píldora resuenan de tal forma a través de los cuerpos de las mujeres, desde la cabeza hasta la punta de los dedos de los pies, que pueden significar cambios importantes para la versión de ellas mismas que crean sus cerebros.

No obstante, la forma en que la píldora cambia a las mujeres es tan solo la punta del iceberg. Porque el propio cuerpo de una mujer no es realmente un punto de llegada en absoluto. Cada mujer es un punto de partida de un entramado interdependiente de personas que incluye a sus amigos, su familia, sus parejas sentimentales, sus colegas de trabajo y todos aquellos con los que alguna vez interactúe o sobre los que mantenga influencia. Esto significa que cuando las mujeres están tomando la píldora —lo cual cambia quiénes son y lo que hacen— esta también puede influir en otras personas, cambiando quiénes son y lo que hacen. Al cambiar a las mujeres, la píldora tiene la capacidad de producir efectos en cascada sobre todos y sobre todo aquello con lo que se tropieza una mujer. Y cuando se multiplica este tipo de efecto por varios millones (la cantidad de mujeres de todo el mundo que toman la píldora), la píldora cambia el mundo.

EL PODER FEMENINO Y LA BRECHA DE LOGROS (*ACHIEVEMENT GAP*)

Si has tenido la oportunidad de estar alguna vez en un campus universitario en los últimos 25 años, es probable que hayas advertido que no había demasiados hombres rondando por allí. Esto no es fruto de tu imaginación. La mayor parte de los campus universitarios de Estados Unidos presentan unas cifras de matriculaciones femeninas que habrían asombrado incluso a las feministas más optimistas hace

25 años. En 2017, más del 56 % de los estudiantes universitarios estadounidenses eran mujeres, lo que significa unos 2.2 millones más de mujeres matriculadas que hombres. Y no se trata tan solo de que haya más mujeres universitarias que hombres, sino también de que la tasa de graduaciones es mayor entre ellas. En 2015, un 37.5 % de las mujeres de entre 25 y 34 años tenían un título universitario, mientras que para los hombres este porcentaje disminuía hasta el 29.5 %.

El cambio experimentado en el rendimiento académico y laboral suele denominarse brecha de logros *(achievement gap)* masculina-femenina. Cuando se analiza la evolución de esta brecha de logros a lo largo del tiempo (véase la figura a continuación), se hace evidente que hay dos perspectivas de la misma historia.

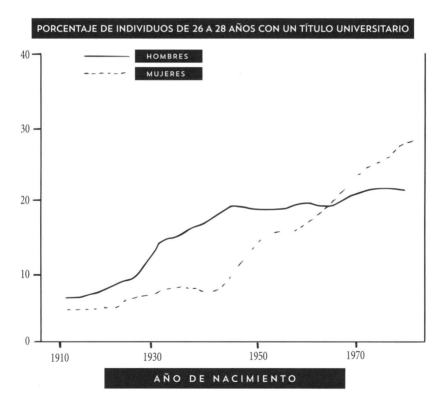

Aunque los hombres acostumbraban a obtener más títulos universitarios que las mujeres, actualmente las mujeres están superando a los hombres en la mayoría de los indicadores educacionales.

La primera perspectiva de esta historia es que las mujeres están prosperando mucho más de lo que acostumbraban. En 1940, solamente un 10 %, aproximadamente, de las mujeres de entre 26 y 28 años había finalizado una carrera universitaria, mientras que en 2017 ese porcentaje había subido hasta el 35 %. Las mujeres van a la universidad, se gradúan y se incorporan al mercado laboral en cantidades muy superiores a las del pasado. Hay buenas razones para creer que la píldora anticonceptiva ha tenido mucho que ver con esto. La píldora anticonceptiva ha hecho posible que las mujeres obtengan títulos universitarios y asciendan por el escalafón corporativo sin tener que preocuparse de verse relegadas a causa de un embarazo, lo que nos ha permitido conseguir triunfos que nunca estuvieron al alcance de nuestras abuelas.

La segunda perspectiva de la historia es que los hombres están obteniendo *menos* logros de los que acostumbraban. Y, como tendrás ocasión de comprobar dentro de un momento, la píldora anticonceptiva también podría tener mucho que ver en esto. El cambio en las consecuencias asociadas a las relaciones sexuales, además de modificar lo que hacen las mujeres, también puede cambiar lo que los hombres hacen... o no hacen.

Pero, primero, las mujeres.

Al igual que la mayoría de las mujeres que conozco, he pasado gran parte de mi vida adulta dando por sentado que no tenía que preocuparme por quedarme embarazada después de tener relaciones sexuales. No obstante, en la historia de las mujeres esto ha supuesto un cambio radical. Actualmente, nuestra vida es muy diferente de la que vivieron nuestras bisabuelas, y gran parte de esto se debe a cambios que en última instancia se derivan de la llegada de la píldora.

Ofrecer a las mujeres la capacidad de tener relaciones sexuales sin necesidad de preocuparse de una posible maternidad o sin tener que casarse deprisa y corriendo les ha permitido concentrarse en formarse a sí mismas y desarrollar carreras profesionales antes de constituir una familia. Esto ha sido primordial porque ha ofrecido a las mujeres la oportunidad de progresar. Pero, tal vez incluso más importante, la píldora ha permitido a las mujeres —por primerísima vez en su historia— *planificar*. Saber que las posibilidades de un embarazo no planeado son efectivamente nulas ha eliminado de los sueños de las mujeres acerca de su futuro un importante nubarrón que estaba permanentemente presente en nuestras abuelas y bisabuelas que pretendían ir a la universidad. Para ellas, siempre existía la posibilidad muy real de que cualquier plan que hicieran se fuera al traste por un embarazo no planeado.

Eliminar este nubarrón ha sido especialmente beneficioso para conseguir que los rostros y las voces de las mujeres estén representados en campos que requieren una titulación superior. La mayoría de las personas no se hará cargo de un proyecto importante y costoso si no tiene una gran seguridad de que va a cruzar la línea de meta. Y hay pocos proyectos que sean tan costosos —tanto por tener que pedir un préstamo como por tener que diferir todas las formas de gratificación— como obtener un título superior.[66] Muchos títulos superiores exigen seguir estudiando hasta cerca de los 30 años. A pesar de que inicié los estudios de doctorado inmediatamente después de aprobar mi licenciatura, no obtuve mi doctorado hasta que estaba rozando los 29. Y era una de las afortunadas que terminaron «pronto». Para las mujeres que estudian Medicina o Física, este calendario puede alargarse hasta los treinta y tantos años. Sin un medio anticonceptivo fiable, las mujeres que deciden adentrarse en estos campos tienen que aceptar la posibilidad muy real de que su inversión económica y de tiempo se vea desperdiciada a causa de un embarazo inesperado que interrumpa su ciclo formativo. La píldora cambió la situación para las mujeres al permitirles sentirse seguras de que sus estudios no se verían suspendidos por un embarazo inesperado. Su respuesta a este cambio ha sido abrumadora.

Antes de 1970, casi ninguna mujer emprendía una carrera que exigiera una educación de posgrado. Sin embargo, todo esto cambió precisamente en el momento de la historia de nuestra nación en el que la píldora estuvo legalmente disponible para mujeres solteras (finales

....

66. Si no me crees, pregunta a otras estudiantes de doctorado. Te contarán historias terribles de costosos préstamos, noches sin dormir, estrés y hasta qué punto agota estar sin blanca y vivir en un apartamento desastroso cuando la mayoría de sus amigas tienen una vida, dinero y trabajo de verdad.

de los años 60 y principios de los 70).[67] Como puedes ver en la figura a continuación, desde el momento en que las mujeres se sintieron con el control de su fertilidad —y supieron que no quedarían relegadas a la segunda enseñanza a causa de un embarazo—, sus matriculaciones en los programas de posgrado se dispararon. Aunque a la oleada de mujeres en estos campos también contribuyó un descenso del sexismo en los procedimientos de admisión, el mayor impulsor de dichos efectos fue la enorme oleada de mujeres matriculadas.

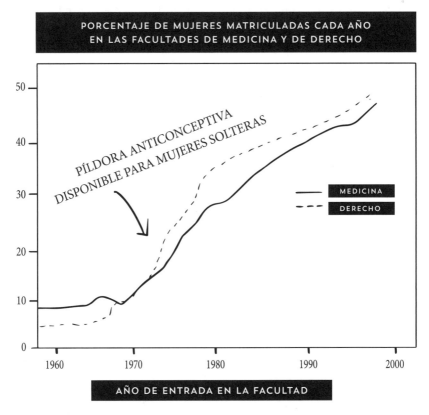

El número de mujeres matriculadas en las facultades de Derecho y Medicina se disparó en cuanto la píldora estuvo legalmente disponible para las mujeres solteras.

....

67. Antes de entonces, la píldora solo estaba disponible para mujeres casadas. Creo que estaremos de acuerdo en que era una ridícula estupidez.

Las mujeres no reaccionaron a la libertad que les concedía la píldora llevando una vida más irresponsable e imprudente (que es lo que los partidarios de la abstinencia sexual podrían querer que creas), sino con un mayor grado de formación y estando más inclinadas a intervenir en campos como el derecho, la medicina, la ciencia, la administración pública y la empresa. Aunque tú yo damos por sentadas estas realidades, no siempre ha sido fácil para las mujeres soñar de una forma tan ambiciosa.

Algunos de los científicos más brillantes que conozco —científicos que están descubriendo nuevas formas de tratar el cáncer y de ayudar a prevenir las patologías derivadas del envejecimiento— son mujeres. Hace tan solo cincuenta años, es probable que muchas de estas brillantes mujeres hubieran sido marginadas porque las exigencias de la crianza de sus hijos habrían hecho imposible llevar a cabo su extenso ciclo formativo y de práctica. La píldora ha facilitado la aparición de una nueva y enorme reserva de talento para ayudar a resolver algunos de los problemas más preocupantes del mundo.

Piensa por un momento en todas las mujeres increíbles que han tenido un impacto en tu propia vida. Tal vez fue una maestra o una profesora que fue importante para conformar tus objetivos de carrera profesional. O quizás fue una doctora o enfermera que te reconfortó cuando estabas enferma o asustada. Piensa en todas las increíbles, brillantes, divertidas y empáticas mujeres cuyas voces habrían sido silenciadas, y en todas las aportaciones que nos habríamos perdido si dichas mujeres no hubieran dispuesto de un medio fiable para evitar el embarazo. Todas deberíamos estar agradecidas de vivir en una época en que nos beneficiamos de las ambiciones de estas mujeres. El mundo sería un lugar muy diferente y menos brillante si estas mujeres no hubieran podido restringir su fertilidad de un modo fiable.

La píldora ha cambiado el mundo al hacer que las mujeres estén más presentes en la esfera educacional y en el mercado laboral. Es probable que debamos innumerables logros concretos —tecnologías desarrolladas, curaciones descubiertas, personas ayudadas— a la píldora anticonceptiva. No obstante, no todos estos cambios han sido para mejor.

¿LO QUE ES BUENO PARA EL GANSO ES MALO PARA LA GANSA?

A menos que vivas bajo un peñasco (o en una comunidad menonita en alguna parte), es probable que seas consciente de que las mujeres son una poderosa fuerza de motivación para los hombres. Muchas de las cosas que los hombres hacen están motivadas en última instancia (aunque no siempre de forma consciente) por el deseo de impresionar, seducir, cortejar y tener relaciones sexuales con mujeres. Aunque esta afirmación pueda parecer burda y sexualmente miope, [68] montañas de datos la respaldan.[69] La selección natural ha cableado los cerebros de los hombres para que estén inspirados y hagan cosas que las mujeres valoren. Esta es la razón de que en el mundo de las artes tener una musa sea útil, y la razón de que Aristóteles Onassis dijera en una ocasión: «Si las mujeres no existieran, todo el dinero del mundo no tendría sentido».

Tenía razón. Es verdad. No tendría sentido. Pregunta a cualquier hombre.

Las mujeres motivan tanto a los hombres que son las que imponen las condiciones que hay que cumplir para acceder a tener relaciones sexuales. Las mujeres se encuentran en esta privilegiada situación porque sus costosas células sexuales y su inversión mínima de nueve meses de embarazo han hecho que las relaciones sexuales sean históricamente más gravosas para ellas que para los hombres, lo cual las hace más exigentes. Por naturaleza, siempre que uno de los sexos es exigente (generalmente las mujeres), el otro sexo (generalmente los hombres) se caracteriza por los muchos esfuerzos que realiza para ser escogido. Esto quiere decir que los cerebros de los hombres han sido diseñados por la evolución para querer hacer todo lo necesario para tener acceso a las mujeres.[70] Si las mujeres solo tuvieran relaciones sexuales con hombres que supieran bailar claqué y tocar el piano, los hombres aprenderían a bailar claqué y a tocar el piano. Si las mujeres solo accedieran a mantener relaciones sexuales con hombres que supieran hacer ganchillo y preparar un Bloody Mary decente, el mundo se llenaría de productos artesanos de lana y de cócteles de desayuno. Cuanto más exigentes sean las mujeres con los hombres a fin de que sean considerados una pareja valiosa, más se esforzarán estos para ser los elegidos.

Ahora bien, durante la mayor parte de la historia humana, los estándares de las mujeres para consentir las relaciones sexuales fueron bastante estrictos. Y lo fueron por buenas razones: las relaciones sexuales solían implicar siempre un cierto riesgo de embarazo y, por tanto, cualquier pareja que una mujer considerara para mantener relaciones sexuales tendría que someterse primero a un meticuloso proceso de escrutinio que ayudara a garantizar que, si ella se quedaba embarazada por accidente, no iba a verse atrapada por haber tenido un hijo con un inútil. Las mujeres tenían que ser tan selectivas sobre aspectos tales como compromiso, ambición y potencial de paternidad en su selección de parejas sexuales como lo eran en su elección de parejas matrimoniales, porque siempre existía la posibilidad muy real de que las primeras se transformaran en las segundas.

No obstante, ya no nos hemos de preocupar más de eso. Tenemos la píldora. Las mujeres se encuentran ahora en la posición de poder tener relaciones sexuales con quien deseen, siempre que lo deseen, sin tener que preocuparse de si los hombres elegidos serían unos maridos desastrosos o unos padres terribles. Si lo desean, las mujeres pueden actuar como *hombres*, eligiendo parejas con una serie de cualidades para el emparejamiento a largo plazo (en general, una larga lista de cualidades, entre ellas la solidez económica y el potencial de paternidad) y otra serie de cualidades para el emparejamiento

....

68. Todo lo que está conformado por el proceso de evolución por selección natural es sexualmente miope. La miopía sexual es, literalmente, su mecanismo de acción.

69. Te aseguro que si preguntas a cualquier hombre de una época anterior a internet, te dirá que la mayoría de sus habilidades de resolución de problemas proceden de sus intentos de echar una mirada a una mujer desnuda.

70. Las mujeres, al constituir el sexo más exigente, tienen la capacidad de inspirar a los hombres para que hagan cosas increíbles. No deberíamos minusvalorarlas por el hecho de que estas cosas estén motivadas en última instancia por el sexo. Muchas de las cosas increíbles que tienen que ver con las personas —entre ellas nuestra capacidad de empatía y de buena disposición hacia los demás— se han seleccionado, en último término porque contribuyen a facilitar la reproducción, lo cual no las convierte en menos loables; tan solo las hace más explicables desde una perspectiva biológica.

sexual (en general, una lista mucho más corta poblada principalmente de sinónimos de la palabra *sexi*). Por esas razones, las mujeres mantienen ahora más relaciones sexuales que nunca antes en la historia y con más parejas, entre ellas hombres con los que ni siquiera soñarían con casarse.[71]

Bajo muchos aspectos, esto es muy positivo. Las mujeres ya no tienen que percibir que soportan el peso del mundo sobre sus hombros cuando consienten en tener relaciones sexuales. También está al alcance de las mujeres la oportunidad de probar diferentes tipos de relaciones con diferentes tipos de hombres antes de asentarse y casarse. Todo esto es positivo para las mujeres y *también* para los hombres.

Sin embargo, estos cambios en el panorama sexual van acompañados de consecuencias. El deseo de tener relaciones sexuales y la necesidad de probarse a sí mismos que son dignos del acto ha sido una poderosa fuente de motivación para los hombres. Cuando el sexo ya no es difícil de obtener, los hombres pierden el motivador natural de logro más potente que ha existido. Así pues, aunque la píldora y la libertad que permite pueden ser responsables de que las mujeres logren ahora avanzar más que en toda su historia, pueden tener el efecto contrario en los hombres.

Esta no es tan solo mi opinión acerca de lo que podría estar sucediendo. Los experimentos realizados en mi laboratorio apoyan esta idea. Hemos descubierto que la motivación de logro y el autodominio de los hombres van en paralelo a sus creencias acerca de los requisitos de las mujeres para tener sexo. En dichos estudios, distribuimos al azar en dos grupos a una serie de hombres para que los del primer grupo leyeran un artículo periodístico y los del segundo otro diferente (ambos eran ficticios, pero ellos no lo sabían). Uno era una historia que contaba que salir y acostarse con mujeres era más difícil que nunca porque ellas se habían vuelto considerablemente más exigentes que antes acerca de sus parejas. El otro artículo era una historia que decía exactamente lo contrario, es decir, que salir y acostarse con mujeres era más fácil que nunca porque las mujeres eran ahora mucho menos exigentes.

....

71. Tú y yo sabemos que nuestras historias sexuales serían muy diferentes si el embarazo no estuviera totalmente descartado.

A continuación, los participantes en el estudio fueron sometidos a un test para medir su grado de autodominio y motivación de logro. ¿Adivinas cuál fue el grupo de hombres que obtuvo mejor puntuación y cuál el que peor?

Los hombres que creían que los estándares de las mujeres eran estrictos superaron en puntuación a los que creían que los estándares de las mujeres eran laxos. Recordemos que solo participaban hombres en este test. Cuando hicimos la misma prueba y distribuimos al azar a una serie de mujeres en dos grupos, resultó que no había diferencia en su grado de autodominio o motivación de logro sobre la base del artículo que habían leído. La motivación de logro de los hombres está unida a los estándares que fijan las mujeres a sus parejas sexuales, lo cual no ocurre en el caso de las mujeres con respecto a sus parejas. Esto no quiere decir que todos los hombres tomen el camino de la mínima motivación de logro cuando el acceso fácil a las relaciones sexuales es una realidad. Pero en algunos casos es así. Y la brecha creciente de motivación de logro entre hombres y mujeres puede estar influida en parte por la cantidad de hombres que toman este camino ahora que es posible.

No te quepa duda de ello, los hombres obtienen hoy en día menos logros de lo que acostumbraban. En 1970, la mayoría de los estudiantes universitarios eran hombres (58 %), pero en 2000 este porcentaje había descendido hasta el 44 % (donde se encuentra actualmente). Parte de esta diferencia se debe a que hay más mujeres universitarias, pero otra parte de la misma debemos atribuirla a que hay menos hombres universitarios (revisa la figura del principio de este capítulo para verlo por ti misma). Las mujeres también permanecen más tiempo en la universidad y son más propensas que los hombres a matricularse y graduarse en escuelas de posgrado. La tasa de desempleo también es más alta en hombres que en mujeres. Sea cual sea la perspectiva que se considere, los hombres están siendo superados por las mujeres en lo que respecta al logro educacional y la representación en el mercado laboral.

Como profesora universitaria, esto lo veo por todas partes. La inmensa mayoría de mis alumnos son mujeres (nuestra población universitaria está compuesta en un 60 % por mujeres) y tres de cada cuatro de mis alumnos de doctorado son mujeres, lo cual no se debe a que yo sea una mujer ni a que ellas quieran una tutora con la que tienen órganos reproductores en común. Los alumnos de doctorado de mis colegas *masculinos* en ciencias del aprendizaje y neurociencia —dos áreas de la psicología que históricamente han sido más que nada masculinas— son *todas* mujeres. Esto no ocurre porque se haya diseñado así con antelación. Simplemente, se matriculan muchos menos hombres y los que lo hacen están eclipsados por sus coetáneas femeninas.

He observado cómo el mismo esquema se reproducía en las contrataciones recientes de mi facultad. En los últimos cinco años, hemos contratado a dos profesoras titulares de investigación para mi departamento. En ambos casos, la mayoría de los solicitantes eran mujeres, y además las candidatas femeninas eran mejores. Esto fue así incluso en la contratación más reciente en el área de neurociencia, que es el área de investigación en psicología que tiene la mayor presencia masculina. En ambos casos, contratamos a mujeres porque eran las mejores y más brillantes del lote.

Nada motiva e inspira más a los chicos a trabajar duro para convertirse en *hombres* responsables y económicamente independientes que un compromiso inquebrantable con la convicción de hacer algo que, de lo contrario, los condenaría a una vida de celibato involuntario. Cuando los hombres son capaces de obtener acceso a las mujeres sin haber tenido que conseguir o comprometerse a algo en primer lugar, es frecuente que sigan este camino.[72] Como el sexo ya no viene acompañado del riesgo de embarazo, cualidades como la ambición, la laboriosidad y la fidelidad, que son extremadamente importantes en el contexto de la paternidad potencial, no siempreforman parte de la ecuación cuando las mujeres buscan parejas sexuales.[73] Tal como escribieron Roy Baumeister y Kathleen Vohs en un trabajo sobre economía sexual: «No hemos encontrado ninguna evidencia que contradiga el principio básico de que los hombres harán lo que sea estrictamente necesario para tener sexo, y quizás no mucho más». Quizás no.

Ahora bien, esto no quiere decir que en cierto modo sea culpa de las mujeres que los hombres se estén quedando atrás. No es (repito, *no es*) responsabilidad de las mujeres inspirar los logros de los hombres. Esto es así y, por tanto, no es nuestro trabajo. Nosotras ya tenemos bastantes cosas que hacer (especialmente estar muy ocupadas tratando de superar los logros de los hombres). Después de todo, los hombres son responsables de sus decisiones individuales (entre ellas la de seguir viviendo en casa de sus padres o jugar a los videojuegos todo el día). Con esto simplemente queremos afirmar que todo lo que sucede en un sistema interdependiente —incluso el empoderamiento sexual de las mujeres— tiene el potencial de generar efectos en cascada sobre el resto del sistema. Algunas veces esto es para mejor (que haya más mujeres en el mercado laboral significa que un menor número de ellas están viviendo en la pobreza). Pero a veces —como es el caso de los hombres que se transforman en adolescentes— es negativo.

LA BIFURCACIÓN DEL MERCADO DEL EMPAREJAMIENTO Y EL CAMBIO DE LOS PATRONES MATRIMONIALES

Durante gran parte de nuestra historia reciente, la gente se pedía y se daba citas principalmente como un medio de determinar si alguien podría ser el cónyuge apropiado. Aunque muchas culturas del mundo siguen practicando alguna forma de matrimonio concertado, en las culturas que han adoptado el guion matrimonial «chico conoce chica; chico y chica se enamoran; chico y chica se casan y compran una casa grande en las afueras», las citas acostumbraban a ser una actividad que se realizaba al servicio del matrimonio. Como durante la mayor parte de la historia del ser humano no teníamos

....

72. Esta idea es el tema de una serie de brillantes trabajos sobre la economía sexual realizados por Roy Baumeister y Kathleen Vohs, así como de un libro igualmente brillante, *Cheap Sex*, de Mark Regnerus.

73. Aunque la píldora es un tema evolutivamente novedoso, es un producto del cerebro humano y no va más allá de la capacidad de razonamiento de nuestra mente. Nuestros mecanismos psicológicos han sido conformados por la selección para tomar decisiones sobre el sexo basadas en un cálculo inconsciente de los costes y beneficios de los comportamientos sexuales. En el contexto de la píldora, el coste del «riesgo de embarazo» se reduce considerablemente, lo cual queda evidenciado por la mayor disposición de las mujeres a involucrarse en relaciones sexuales a corto plazo.

medios demasiado eficaces de evitar el embarazo, la gente no dedicaba mucho tiempo a entretenerse en el «mercado de las citas» antes de pasar por el altar. La gente recurría a las citas hasta que encontraba a alguien que creía que era el cónyuge adecuado y a continuación se solía casar con dicha persona. Esta es la razón de que en 1960, antes de que la píldora estuviera disponible para las madres solteras, la edad media a la que las mujeres se casaban fuera de 20 años, y un 72 % de todos los adultos de más de 18 años ya hubieran dado el paso.

Si saltamos a la actualidad (mientras estoy sentada frente al ordenador escribiendo esto para ti en 2018), constataremos que las citas son más un pasatiempo y un deporte recreativo que un medio de encontrar cónyuge. Aunque la gente sigue utilizando las citas como un medio de identificar con quién quiere o no quiere casarse (y como un medio de averiguar qué cualidades funcionarán y cuáles no en una relación a largo plazo), también se trata de una actividad que hacemos por puro placer. ¿Por qué no? La píldora ha hecho posible que hombres y mujeres se citen y ensayen relaciones con diferentes personas sin el temor del embarazo. Y como resulta que es una actividad placentera (en especial cuando se es joven y se está en la flor de la vida y del atractivo personal), todos tienen menos prisa por casarse de la que acostumbraban a tener con anterioridad. Actualmente, en Estados Unidos, la gente no se casa hasta que tiene alrededor de 27 años, y solo la mitad de los mayores de 18 años, aproximadamente, han tomado la decisión de hacerlo.

Todo esto viene acompañado de muchas cosas positivas. La capacidad de las mujeres de aplazar el matrimonio para poder tener una formación ha desempeñado un rol muy importante en la creciente representación femenina en el mercado de trabajo. Creo que la gente elige a su cónyuge de forma más inteligente a los 30 años que a los 20. La mayor parte de la gente todavía no sabe realmente quién es cuando tiene poco más de 20 años y, por tanto, es probable que el aplazamiento del matrimonio haya mejorado la calidad de los emparejamientos de algunas personas.

No obstante, todo el tema de las citas como deporte recreativo también ha hecho que las relaciones sean más difíciles en algunos sentidos. En especial, se ha bifurcado el mercado del emparejamiento;

por una parte, tenemos el mercado de citas para conseguir sexo, el cual está formado por personas que buscan tener rollos esporádicos, y por otra parte tenemos el mercado matrimonial, compuesto por personas que esperan encontrar una pareja sentimental comprometida a largo plazo. Esta bifurcación ha tenido el efecto de dificultar las cosas a las mujeres que buscan relaciones.

Aunque las mujeres suelen pasar del mercado de citas al mercado matrimonial una vez que han cumplido sus objetivos de formación, la mayoría de los hombres tienen mucha menos prisa en actuar así. Esto se debe a que la psicología de los hombres se ha estructurado para desear la novedad sexual por sí misma en mayor grado que en el caso de las mujeres. Asimismo, los hombres no tienen que preocuparse por la mengua de fertilidad, lo que hace que sean menos estrictos que las mujeres acerca de la época adecuada para casarse. Así pues, entran muchos menos hombres que mujeres en el mercado del matrimonio y, cuando esto se combina con el hecho de que los hombres están obteniendo actualmente menos logros que en cualquier otro momento de la historia, se crea una situación en la que las mujeres descubren que tienen que llegar a acuerdos bastante malos si quieren casarse.

Aunque las mujeres acostumbraban a tener la esperanza de emparejarse con un igual —alguien que como mínimo tuviera el mismo nivel de formación, de potencial de ingresos, de atractivo y de mundología que tenían ellas—, esta es una posibilidad cada vez más escurridiza para muchas mujeres de hoy en día. Un número cada vez mayor de mujeres se están encontrando con la necesidad de que tienen que estar más formadas, ganar más dinero y hacer más por sus relaciones que sus parejas si quieren casarse.

No es sorprendente que esto sea algo con lo que la mayoría de las mujeres no están de acuerdo. Tener un nivel de formación mayor, un trabajo mejor y un medio eficaz y seguro de regular nuestra fertilidad significa que actualmente las mujeres pueden evitar relaciones con hombres surgidas de la necesidad económica o de un embarazo accidental (hombres que *necesitamos*). Por tanto, las mujeres simplemente abandonarán si no encuentran una relación que les convenga (con hombres que *queremos*). Tal como se decía en el libro de Rebecca Traister (escrito de forma muy inteligente) *All the Single Ladies*, la decisión de permanecer soltera —en lugar de finalizar en un matrimonio con alguien que no se percibe como igual— es una opción por la que se está inclinando un número de mujeres cada vez mayor. Por primera vez en la historia de Estados unidos, las mujeres solteras superan en número a las casadas, y el número de individuos adultos menores de 34 años que nunca han estado casados ha ascendido hasta el 46 %. Son 12 puntos de porcentaje más que hace tan solo una década. Así pues, la píldora ha dificultado que las mujeres encuentren una relación a largo plazo con una pareja que les convenga y al mismo tiempo ha facilitado que se alejen del matrimonio.

ESTERILIDAD EN DOS SENTIDOS

La fertilidad de las mujeres es una fuerza insensible y cruel. Generalmente alcanza su punto máximo con algo más de 20 años (cuando la mayoría de nosotras aún no tenemos una idea clara de lo que estamos haciendo y sentimos que no nos incumbe traer nueva vida al mundo) y se desploma en la época en que ya hemos estabilizado nuestra vida, alrededor de los 35 años.[74] Este puede ser un aspecto delicado que hay que pilotar en un mundo en el que la edad del primer matrimonio sigue aumentando. Aunque un número cada vez mayor de mujeres deciden tener hijos sin estar casadas, la mayoría de las estadounidenses esperan a estarlo para tener hijos. Esto también significa que aumenta la edad en la que las mujeres son madres. Por primera vez en la historia, a día de hoy hay más mujeres que son madres en la treintena en comparación con las que lo son en la veintena o más jóvenes. Esto es destacable y merece que hagamos una pausa para reflexionar sobre ello.

....

74. Nada en este mundo es más sexista y discriminatorio por razón de edad que la fertilidad de las mujeres. La mayoría de nosotras todavía no nos hemos estabilizado en la época en que nuestra fertilidad empieza a declinar. Yo tuve mi primer hijo a los 29 (lo cual se acerca a la ancianidad desde el punto de vista del reloj biológico) y el momento fue terrible: por aquel entonces todavía estaba en la escuela de posgrado, en pleno proceso de preparación de la tesis doctoral y de búsqueda de trabajo, y viviendo en dos ciudades a la vez (en Austin, donde se encontraba mi escuela y mi trabajo, y en Dallas, donde estaba mi marido). Sin embargo, si hubiera esperado a estabilizarme para quedarme embarazada, podría haberme encontrado en la desafortunada situación (para mí) de no haber podido conseguirlo.

Aunque la tendencia a aplazar la maternidad hasta que se han cumplido los objetivos formativos y educacionales ha sido determinante para el éxito de las mujeres en el mercado laboral, ha sido todo lo contrario para su fertilidad. Cuando las mujeres posponen la maternidad, corren el riesgo de no poder concebir una vez que se sientan preparadas para tener hijos. Hay pocas dudas de que la píldora —a través del cambio en la edad en que las mujeres se están casando y teniendo hijos— ha desempeñado un papel clave en la necesidad cada vez mayor del uso de tecnología reproductiva por parte de las personas que quieren ser padres. Y esa necesidad ha crecido ya de forma decidida. El negocio del tratamiento de la infertilidad se ha cuadruplicado a lo largo de los últimos 25 años, llegando a los 3.500 millones de dólares. A medida que las mujeres continúen posponiendo su maternidad para acomodarla a su educación, sus carreras profesionales y su dificultad para encontrar una pareja igualitaria, es probable que este sector siga creciendo. Tal como le vaya a la píldora, así le irá a la fecundación in vitro (FIV).

Incluso podrían ocurrir más cosas. La píldora también podría originar un aumento de la necesidad de los servicios de fertilidad por otras razones más provocativas. Recuerda que en el capítulo 5 dijimos que la píldora puede tener un efecto no tan positivo sobre la capacidad de las mujeres para percatarse de los hombres que son genéticamente compatibles. En concreto, los estudios han descubierto que las mujeres que toman la píldora están menos sintonizadas con las sutiles señales de compatibilidad genética basadas en olores que aquellas que tienen unos ciclos de ovulación naturales.[75]

Los estudios realizados indican que una de las sutiles señales basadas en olores con las que las mujeres que tienen ciclos de ovulación naturales están mucho mejor sintonizadas que sus homólogas que toman la píldora es el olor de los hombres que tienen genes del sistema inmune compatibles. Aunque en la literatura científica hay un cierto

....

75. Más material anecdótico. Tengo noticias de muchas mujeres en las que el abandono de la píldora aumentó en gran medida su sintonía con los olores que desprenden los hombres de forma natural. A veces esto actuó a su favor (constataron que de repente se sentían más atraídas por sus parejas porque su olor les parecía delicioso). En otras ocasiones, dio lugar a rupturas o divorcios.

debate sobre la fiabilidad de dichos efectos, estas investigaciones han descubierto que en general las mujeres con ciclos de ovulación naturales suelen preferir el olor de los hombres cuyos genes del sistema inmune son diferentes a los suyos. Esto es positivo porque se cree que la selección de una pareja con diferentes genes del sistema inmune mejora la salud de la descendencia al aumentar la capacidad de su sistema inmune para reconocer patógenos y parásitos en el cuerpo.

Sin embargo, las mujeres que toman la píldora parecen no escoger teniendo en cuenta estas señales basadas en el olor. Y, cuando lo hacen, se diría que las lleva a escoger hombres con genes del sistema inmune que no son complementarios. Si este es el caso, las mujeres que están tomando la píldora podrían tener más dificultades para tener hijos.

Aunque esto sea ahora mera especulación (y, por tanto, te ruego que no te alarmes), los estudios realizados indican que las parejas con genes del sistema inmune similares pueden tener más dificultades para quedarse y seguir embarazadas. Por ejemplo, los estudios efectuados en parejas con un historial de abortos espontáneos muestran unos niveles de similitud genética superiores a la media en los genes del sistema inmune del padre y la madre con respecto a lo que se observa en parejas que no presentan este historial. Esto indicaría que las mujeres que no seleccionan parejas con genes del sistema inmune complementarios pueden tener más dificultades para iniciar y mantener embarazos que las mujeres que están en sintonía con dichas señales y escogen parejas genéticamente compatibles. Este patrón también se ha observado en primates no humanos. Así pues, la píldora, además de los cambios que produce en cuanto al ritmo y estabilidad de los matrimonios, podría conllevar más problemas de fertilidad para las parejas modernas. Y esto es algo que puede estar ocurriendo a causa de unas maternidades a edades más avanzadas, pero también porque la píldora puede estar reduciendo la capacidad de la mujer para escoger parejas genéticamente compatibles.

Y estos cambios son tan solo la punta del iceberg. Probablemente, la píldora ha cambiado el mundo de innumerables formas que todavía no hemos empezado a entender. Por ejemplo, dado que hay un número creciente de hombres y mujeres que se casan tarde o que no se casan nunca, podría verse incrementada la demanda de viviendas (dos personas solas suelen vivir en dos casas, mientras que dos personas que componen una pareja suelen ocupar solo una), así como la demanda de todos los productos que se incorporan a las casas (neveras, hornos, etcétera). Esto podría tener un impacto sobre los tipos de trabajos disponibles (¿hay más fabricantes de neveras y constructores de casas de los que acostumbraba a haber?) y los tipos de servicios que son valorados. Quizás el creciente número de hombres que se casan tarde o no se casan nunca conlleva una mayor demanda de, por ejemplo, visitas a exposiciones y servicios de comidas a domicilio, pero, en cambio, una menor demanda de abogados especialistas en divorcios.

Todo esto podría parecer trivial y obvio, pero es verdaderamente destacable. Cuando se piensa en la posibilidad de una medicación que pueda tener un efecto secundario como «excelentes exposiciones en una ciudad cercana a la tuya», realmente se está destacando uno de los puntos importantes de este libro (y hechos del universo); que no existen los pequeños cambios, sobre todo cuando estos se producen en las hormonas de las mujeres.

Todo en tu cuerpo está interconectado de unas formas que probablemente tú nunca pensaste que fueran posibles, y del mismo modo lo están todas las personas de este mundo. Así pues, aunque pueda parecer absurdo, la píldora podría ser lo que inició esta secuencia de eventos que finalmente culminarán en nuestra capacidad para enviar a una persona a Marte, traer la paz al mundo y vender los calabacines tan caros que solo los potentados se los podrán permitir. ¿Y sabes qué? Las consecuencias serán probablemente más grandes, más importantes y más sorprendentes. Algunas de estas consecuencias serán positivas, mientras que otras serán negativas. Lo más positivo es que —puesto que a causa de la píldora ha sido posible que una cifra récord de mujeres entraran en el mundo científico— ahora nos encontramos en mejor posición que nunca para comprender su alcance. Aunque apenas hayamos rayado la superficie en cuanto a la comprensión de las formas en que la píldora ha cambiado el mundo, una cosa está clara: nunca volverá a ser el mismo.

Para mejor y para peor.

10

¿POR QUÉ YO NO SABÍA ESTO?

La historia del género en Estados Unidos y en el resto del mundo es una historia llena de brechas. Existe la brecha salarial, la brecha matemática y científica, la brecha de la participación política y económica y la brecha del tiempo dedicado a los quehaceres domésticos. Ser una mujer, no importa en qué lugar del mundo, significa estar casi siempre en el lado equivocado de las brechas sociales y económicas.[76]

Entre las brechas más funestas y perjudiciales que han afrontado las mujeres a lo largo de la historia se encuentra la brecha del conocimiento sobre la salud de las mujeres. Hasta hace muy poco tiempo (los primeros años de la década de los 90), la mayoría de lo que nos habían dicho acerca de nuestros cuerpos y nuestros cerebros procedía de investigaciones llevadas a cabo casi exclusivamente sobre hombres y por hombres.

Veamos, por ejemplo, la recomendación de que debíamos tomar diariamente una Aspirina® infantil para nuestra salud cardiaca. Se trata de algo que la mayoría de nosotras (o por lo menos nuestros pa-

---

76. No todas, por supuesto. La brecha de logros, como otras brechas, tiene a las mujeres en una posición aventajada. Por ejemplo, tanto la brecha de la longevidad (las mujeres viven más años que los hombres) como la brecha de «yo pago menos por el seguro del coche porque no conduzco como una loca» benefician a las mujeres.

dres) hemos escuchado de labios de nuestros médicos basándose en investigaciones que demuestran que el tratamiento con Aspirina® reduce el riesgo de cardiopatía coronaria. Lo cual es cierto..., pero no en mujeres.

Resulta que esta recomendación fue realizada por la American Heart Association sobre la base de estudios realizados a partir de una muestra que era masculina en un 80 %. Estudios posteriores que examinaron el tratamiento con Aspirina® en hombres y mujeres llegaron a la conclusión de que la Aspirina® *no* reduce el riesgo de cardiopatía coronaria en las mujeres. De hecho, a las mujeres puede hacerles más daño que bien porque dificulta la detención de hemorragias como consecuencia de heridas.

La cardiopatía coronaria no es la excepción. Muchas cosas que crees que sabes sobre personalidad y salud se refieren a los *hombres*.

Aunque el Congreso de Estados Unidos aprobó una ley que exigía que la investigación financiada por el National Institutes of Health (NIH) incluyera a mujeres en los ensayos clínicos, las mujeres siguen siendo muy poco estudiadas en comparación con los hombres. Por ejemplo, aunque las mujeres suponen aproximadamente la mitad de la población diagnosticada de VIH en un año cualquiera, solo suponen el 19 % del total de participantes en los estudios clínicos de fármacos antirretrovirales para el tratamiento del VIH, y solamente el 11 % del total de participantes en estudios curativos. Un informe reciente sobre la situación actual de los fármacos de prescripción descubrió que 8 de cada 10 medicamentos de receta médica (80 %) habían sido retirados del mercado estadounidense poco después de su lanzamiento por problemas de salud en mujeres, lo que era indicativo de que no se habían estudiado a fondo sus efectos en mujeres.

¡¡¡¡¡¡...!!!!!

A pesar de que las mujeres son más propensas a buscar atención médica para sus dolencias y más propensas a seguir las recomendaciones que les dan, hasta hace muy poco tiempo la salud femenina era prácticamente ignorada por la ciencia. La consecuencia ha sido que las mujeres están casi siempre totalmente desinformadas acerca de su salud y del funcionamiento de su organismo. Además, sus médicos no siempre saben mucho más de lo que saben sus pacientes femeninas.

La ausencia de información ha proporcionado el contexto perfecto para que la píldora entre en escena y que pocos cuestionen la sensatez de cambiar una parte clave de lo que hace a una mujer quien es (a través de sus hormonas sexuales) en nombre de la anticoncepción, la piel clara o unos ciclos de ovulación más regulares. Pocas personas han reflexionado sobre la amplitud del impacto que un cambio de este tipo podría tener sobre las actividades de las partes no ováricas del organismo de las mujeres, incluidos sus cerebros. Una tormenta perfecta de competitividad, política e ignorancia entusiasmada es la responsable de que la píldora haya sido adoptada por las mujeres y sus médicos prácticamente sin cuestionamiento, y también la razón de que no sepamos casi nada sobre en quién nos convierte. A continuación vamos a considerar todas las piezas que han contribuido a la falta de información sobre las mujeres y el fármaco que casi todas tomaremos en algún momento de nuestras vidas.

TODO LO DEMÁS NO SIGUE IGUAL

Aunque hubo una época y un lugar en la historia donde se creía que las mujeres no eran merecedoras de ser estudiadas, esto es bastante menos cierto ahora de lo que lo era hace 25 años.[77] Los académicos tienden a desviarse más a la izquierda que a la derecha, y la abrumadora mayoría de los científicos que he conocido a lo largo de mi carrera profesional —tanto hombres como mujeres— respaldan plenamente a las mujeres y los derechos de las mujeres, y defienden la inclusión de las mujeres en el ámbito científico. Aunque otros podrían percibir el panorama de la igualdad de género de una forma algo diferente de la mía, mientras todo lo demás sigue igual,

....

77. Pero no te equivoques: el sexismo sigue vivo y goza de buena salud en el ámbito científico. Hay tan solo un poco menos y es más sutil de lo que acostumbraba a ser. Yo he tenido mi cuota de enfrentamientos con científicos experimentados que consideraron necesario darme una palmadita y explicarme cómo funciona mi propio campo de investigación, a pesar de mi mayor conocimiento en esta área.

pienso que la mayoría de los investigadores estarían tan inclinados a estudiar a las mujeres y las cosas que son importante para ellas como lo están a estudiar las cosas que son importantes para los hombres. Esto es especialmente cierto cuando constatamos el número cada vez mayor de mujeres que forman parte del mundo científico.

Pero todo lo demás no sigue igual.

Aunque no creo que haya sido algo intencionado, la ciencia trabaja de una forma que desalienta sistemáticamente la investigación en mujeres. Las mujeres son más difíciles de estudiar que los hombres, y como la ciencia es extremadamente competitiva y exige un ritmo acelerado de publicación, si no hay suficientes mecanismos de control en el sistema que garanticen que las mujeres son estudiadas, pocas personas las estudiarán. Los estudios realizados sobre mujeres y sobre las cuestiones que son importantes para nosotras se han convertido en un lujo que muchos investigadores no se pueden permitir o deciden no permitirse.

El trasfondo de todo esto es que en primer lugar tienes que entenderlo difícil que es conseguir y conservar un trabajo como investigador científico. Encontrar un trabajo de este tipo —en especial el tipo de trabajo que se realiza en una universidad (que es el que la mayoría de nosotras queremos hacer)— es extraordinariamente difícil. Solo cerca de la mitad de los doctores en ciencias llegan a conseguir empleos universitarios. Y menos de una cuarta parte de dichos empleos son los puestos de investigación para los que la mayoría de los estudiantes de doctorado se forman durante sus 10 años de educación secundaria. Hay muy pocos trabajos disponibles con relación a las personas que los quieren, así que encontrar un trabajo en una universidad de investigación exige ser competente en el aspecto clave que más se cotiza en el mercado laboral académico: la producción sin parar de un flujo constante de publicaciones de investigación.

Si tienes la suerte de ser una de las pocas que se las ha arreglado para conseguir un trabajo de investigación académica, la presión para que publiques estudios se intensifica aún más una vez te has incorporado. En muchas universidades de investigación, si quieres tener una plaza permanente (lo cual se suele solicitar en el sexto año en el puesto), tienes que publicar una media de entre dos y siete trabajos al año.[78] Y si no consigues la plaza, te despiden.[79] La presión para publicar muchos trabajos con rapidez disminuye un tanto, pero no mucho, una vez se ha obtenido la plaza. La falta de un flujo constante de publicaciones de investigación puede hacer que tu laboratorio pierda financiación en cualquier momento. Esto es negativo para cualquier investigador, pero sobre todo si su salario está total o parcialmente financiado por becas de investigación (que suele ser con frecuencia el caso en el campo de la investigación en salud). Para estos investigadores, la ausencia de financiación mediante subvenciones significa falta de trabajo (y tener que dejar marchar al resto del personal de investigación que trabaja en sus laboratorios). La presión para publicar con rapidez muchos trabajos es intensa porque de lo contrario es posible que más pronto que tarde vayas a engrosar directamente las filas del paro.

Detrás de cada uno de estos trabajos de investigación que los científicos deben publicar se encuentran cientos (y a veces miles) de horas de investigación real. Esto incluye el tiempo dedicado a confeccionar protocolos de investigación, dirigir a los participantes a través de los estudios, leer los estudios publicados por otros, analizar datos y —si todo funciona como se espera— redactar los resultados para su publicación. Como los trabajos de investigación tienen una tasa de fracasos elevada, por cada descubrimiento interesante de un investigador hay una serie de experimentos fallidos, en los que se realizaron estas mismas enormes inversiones de tiempo, dinero y

----

78. Estas cifras están basadas en conversaciones con mis colegas que trabajan en diferentes tipos de instituciones de investigación de todo el mundo, sobre todo en el campo de la psicología, la biología y la antropología.

79. No hay término medio en el mundo académico. Si no consigues una plaza fija (lo cual te protege del despido por hacer investigaciones controvertidas que no gusten a las universidades), serás despedida. Y solo obtienes plaza fija si has publicado suficientes trabajos de investigación como para demostrar que eres una investigadora que merece la pena ser protegida. Esta es la razón de que el mantra del mundo académico sea «publica o perece». Si no publicas suficientes trabajos antes de obtener la plaza, serás despedida. Y si no publicas suficientes trabajos después, tu reputación en el campo del que se trate se tambaleará, lo cual hará que sea más difícil publicar y conseguir fondos, lo que a su vez hará que tu reputación se tambalee más y que te conviertas en lo que los académicos denominan «madera muerta». Y nadie quiere ser madera muerta.

esfuerzo en algo que acabó siendo irrelevante. Estos resultados no se publican, lo cual significa que si un investigador quiere evitar que le despidan tendrá que llevar a cabo montañas de estudios y trabajar una cantidad agotadora de horas en el laboratorio para disponer de suficientes cosas que «funcionan» y que, por tanto, podrán ser publicadas.

Así pues, lo importante en el campo de la investigación científica es efectuar tantos estudios como se pueda, y de la forma más rápida y económica que sea posible. También es necesario hacer todo lo que esté en nuestra mano para asegurar que los resultados sean tan claros y evidentes como podamos lograr, y que precisen de las menores matizaciones posibles, ya que estos dos últimos rasgos se suelen utilizar como munición en la lista de razones por las que el trabajo no puede ver la luz en una publicación científica de primera fila. Las matizaciones y sutilezas en los resultados de una investigación —por ejemplo, mostrar que algo funciona de esta forma en mujeres, pero de esta otra forma en hombres, o mostrar que algo funciona de esta forma en heterosexuales y de esta otra forma en homosexuales— se consideran a menudo un signo de debilidad. Los guardianes de la ciencia perciben esto como una señal de que tu teoría o la aplicación de tus resultados es excesivamente limitada. Las mayores recompensas en cuanto a publicación y financiación se dirigen a efectos grandes, contundentes y sencillos de entender que (presuntamente) describen lo que le sucede a todo el mundo en cualquier situación.

Adivina quién pierde en este juego alimentado por una investigación sin matices relativamente fácil de llevar a cabo.

Las mujeres.

Para empezar, los cuerpos y cerebros de las mujeres son diferentes de los de los hombres, lo que significa que muy rara vez se comportan exactamente igual en los estudios de investigación. En el campo de la ciencia, se ha considerado históricamente más perdonable tener una teoría que en apariencia se aplica a todo el mundo pero que solo se testa en uno de los sexos que tener una teoría que se testa en ambos sexos pero que se aplica solo a uno de ellos. En el primer caso, los revisores (quienes deciden si el trabajo merece ser publicado) se quedan con una sensación de optimismo esperanzado respecto a que el descubrimiento sea aplicable a todo tipo de personas. Siempre que los investigadores se arrepientan adecuadamente de que testaron sus ideas sola o mayoritariamente en miembros de uno de ambos sexos, existen bastantes posibilidades de que los resultados de sus investigaciones se publiquen en las principales revistas científicas de su área. En el segundo caso —en el que las ideas se han testado en ambos sexos pero los resultados solo respaldan dichas ideas en uno de los sexos— se ofrece evidencia a los revisores de que los efectos buscados están limitados a uno de los sexos, lo que hace que las ideas sean menos seductoras e importantes.

Así pues, la decisión que muchos científicos han tomado a lo largo de la historia ha consistido en estudiar su fenómeno en uno de los sexos o en el otro. De este modo, se minimiza el riesgo de fracaso y también se facilita muchísimo la investigación, porque se necesitan menos participantes —un 50 % menos cuando se estudia solamente a los miembros de uno de los sexos—. Y cuando los investigadores están seleccionando cuál de los dos sexos estudiar (hombres o mujeres), casi siempre son hombres los escogidos. Esto se debe a que los estudios en los que participan mujeres exigen una inversión de tiempo y dinero mucho mayor que los estudios en los que participan hombres.

Como las hormonas de las mujeres cambian cíclicamente, la investigación biomédica en la que participen mujeres deberá tener en cuenta la fase del ciclo. Aunque esto podría parecer que no es un gran problema, la logística del ejercicio de este tipo de control cuando se recogen datos de un gran número de participantes es tremendamente compleja y se puede fácilmente triplicar la cantidad de tiempo y dinero que hace falta para responder a un problema de investigación.

Para darte una idea de cómo es esto en las operaciones cotidianas de laboratorio, te hablaré de un estudio que hicimos recientemente donde se examinaba la relación entre función inmune y toma de decisiones en hombres y mujeres. Aunque el sistema inmune parece un buen candidato a sistema corporal neutral en cuanto a género, sus actividades varían en función del sexo y de la fase del ciclo. Mantener el embarazo es algo que ha obligado a los cuerpos de las mujeres a encontrar un vacío inmunológico que evite que sus sistemas inmunes ataquen al embrión implantado, porque ese embrión tiene bastantes cosas en común con aquello que los sistemas inmunes están programados para destruir. Tiene genes diferentes de los de la madre (uno de los sellos distintivos de los patógenos), sus células se dividen rápidamente (uno de los sellos distintivos del cáncer) y se apropia de recursos del cuerpo de la madre (uno de los sellos distintivos de los parásitos). Estos tipos de señales —especialmente cuando todo ocurre al mismo tiempo— suelen activar en el sistema inmune la modalidad de «buscar y destruir». Para evitar que esto suceda, las hormonas sexuales de las mujeres modifican realmente la función inmunológica sobre la base de la fase del ciclo y del estatus de embarazo.

Ahora bien, todo lo que esto significaba para nosotras y para nuestra investigación era que teníamos que ser muy específicas acerca de la fase del ciclo de las mujeres que incluíamos en el estudio. En primer lugar, teníamos que asegurarnos de que todas las mujeres participantes en el estudio estuvieran en la misma fase del ciclo para que pudiéramos compararlas entre sí con precisión. En segundo lugar, teníamos que asegurarnos de que la fase del ciclo escogida minimizara el impacto único de sus hormonas sexuales sobre el funcionamiento de su sistema inmune para que así pudiéramos comparar sus resultados con los de los hombres. Con estos dos criterios como guías, decidimos incluir solamente a mujeres con ciclos de ovulación naturales que se encontraran en la fase folicular inicial de sus ciclos.

Nuestro primer reto metodológico consistió en reclutar solamente a mujeres que no tomaran la píldora para que participaran en el estudio. No era tarea fácil, porque la inmensa mayoría de las mujeres de entre 18 y 25 años ubicadas cerca del campus universitario (donde se encontraban la mayoría de los participantes) estaban tomando la píldora. Luego, tuvimos que programar que todas estas mujeres acudieran al laboratorio de cuatro a siete días después de que comenzaran sus reglas. Esto quería decir que cada mujer tenía solo cuatro días al mes en que era elegible para participar, y estos días no siempre eran fáciles de predecir. Los ciclos de las mujeres pueden tener a veces una mente propia y no todas las mujeres controlan eficazmente en qué momento del ciclo se encuentran en un día determinado. Para asegurarnos de que las mujeres estarían en la fase del ciclo donde necesitábamos que estuvieran cuando acudieran al laboratorio, descubrimos que el mejor método para programarlas era haciendo que nos contactaran al comienzo de sus menstruaciones y a partir de esta información las programáramos para que acudieran al laboratorio de cuatro a siete días más tarde. Si la agenda de la mujer no permitía programar la sesión en uno de esos cuatro días (lo cual solía ocurrir con frecuencia de manera frustrante, pues la vida es ajetreada y habitualmente está programada con más de una semana de antelación), teníamos que esperar hasta el mes siguiente y probar de nuevo.

Una vez que habíamos encontrado un día apropiado en la agenda de nuestra participante, teníamos que apresurarnos a reunir sobre la marcha un equipo de investigación que recogiera sus datos. Esto era mucho más complicado de lo que pueda parecer, porque cada una de las sesiones requería la intervención de ocho investigadores, muchos de los cuales tenían que programarse en medio de clases y otros experimentos que estaban realizando. Y, si éramos capaces de que todo esto funcionara —las estrellas alineadas, la luz brillando en el cielo y los ángeles cantando—, seríamos capaces de recoger los datos de nuestras participantes femeninas y cumplir correctamente el objetivo. Luego, repetíamos este ejercicio 79 veces hasta que la recogida de datos de las mujeres estaba completa.

Comparemos esto con el proceso que teníamos que seguir con los hombres a lo largo del estudio.

En primer lugar, teníamos que convocar a los hombres y programar una sesión partiendo de los días en los que habíamos planificado tener ensamblado y preparado un equipo de investigación (una de las ventajas de poder programar con mucha antelación). En segundo lugar, el equipo de investigadores ya ensamblado tenía que guiarlos a lo largo del estudio.

Eso era todo.

Si solamente hubiéramos utilizado a hombres en nuestro estudio, habríamos sido capaces de completar la recogida en dos o tres meses y el coste total habría ascendido aproximadamente a 12.000 dólares. La inclusión de mujeres y el control a lo largo de sus fases del ciclo significó que la recogida de datos durara nueve meses y que el coste ascendiera a casi 30.000 dólares. Si además hubiéramos querido analizar cómo difieren los sistemas inmunes o los comportamientos de las mujeres a lo largo del ciclo —analizando múltiples fases del ciclo en lugar de solo una— o hubiéramos querido examinar cómo estas mujeres difieren de las mujeres que están tomando la píldora, el coste y la pesadilla logística se podrían haber doblado, triplicado o incluso cuadruplicado.[80] Las investigaciones en las que participan mujeres —y realizarlas de forma que se reconozca el rol dominante que desempeñan las hormonas sexuales de las mujeres en casi todas las funciones de sus cuerpos— son increíblemente difíciles. A causa de esto, muchos investigadores sencillamente evitan el estudio de temas que exijan la participación de mujeres o que exijan un control detallado de sus ciclos de ovulación.

Esta es la razón de que en fecha tan reciente como 1986 se publicaran trabajos con títulos como «Envejecimiento Humano Normal», que solamente incluían datos de hombres. Aunque las cosas han mejorado desde que el Congreso obligó a que los ensayos clínicos financiados por el NIH incluyeran a mujeres (algunas), este problema está lejos de haberse resuelto. Las hembras siguen estando poco estudiadas en todas las fases de la investigación, incluyendo la fase preclínica realizada en animales y células.[81]

Veamos, por ejemplo, los ratones y las ratas, que son las «bestias de carga» del mundo de la investigación animal. Las ratas y ratones hembra, al igual que las hembras humanas, tienen unas hormo-

....

80. El ciclo se puede dividir en solo dos fases (en una mitad dominan los estrógenos y en la otra mitad domina la progesterona), o en cuatro fases (menstrual, folicular, ovulatoria y lútea).

81. Así es. Los investigadores suelen empezar con el estudio de células, y más adelante continúan con el estudio de animales. Por ejemplo, imagina que has desarrollado un nuevo fármaco para tratar el cáncer. Lo primero que harías sería testar el fármaco directamente en las células cancerígenas para determinar si las destruye. También lo testarías en células normales para asegurarte de que tampoco las destruye. Este tipo de estudios se han hecho de forma abrumadora en células derivadas de machos. En los casos en los que los investigadores informan del sexo de las células que utilizaron en su investigación (lo cual no hacen siempre... y eso también es problemático) se usan cuatro veces más líneas celulares masculinas que femeninas.

nas sexuales que cambian cíclicamente. Esto quiere decir que si los investigadores van a utilizar roedores hembra en sus estudios, deben controlar de alguna forma la fase del ciclo en que se encuentran. Como la mayoría de las hembras de ratón todavía no han dominado el arte de informar de sí mismas, los investigadores tienen que deducir la fase del ciclo utilizando un procedimiento que implica la toma de frotis vaginales de las hembras. Este método es imperfecto, estresa a las hembras y les supone a los investigadores un gasto adicional de tiempo y dinero. Necesitan más del doble de hembras que de machos en sus experimentos para garantizar que tienen tantas hembras en fases similares como machos. E —incluso después de superar todos estos obstáculos— algunos revisores y editores de publicaciones todavía perciben que la investigación está «mecánicamente inconclusa», arguyendo que los estados hormonales de las hembras pueden haber influido en los resultados de tal forma que estos sean menos interpretables de lo que lo habrían sido si solo se hubieran empleado ratones macho.

Durante mucho tiempo, la respuesta a este dilema ha consistido simplemente en evitar la inclusión de hembras en los estudios en animales. Con ello, se acelera la recogida de datos y, como beneficio añadido, se facilita la publicación de los trabajos. A una colega mía que utiliza ratones para estudiar el alzhéimer (una enfermedad que aflige considerablemente a más mujeres que hombres) le preguntó por primera vez en su carrera un revisor de una publicación cuál era la razón de que no incluyera ratones hembra en uno de sus estudios. Esto ocurría hace muy poco, en 2018, a pesar de que lleva casi 30 años trabajando en este campo y sistemáticamente solo ha efectuado pruebas en machos.[82] De acuerdo con sus informaciones acerca de la situación de este campo, al menos el 90 % de las investigaciones que consulta sobre los mecanismos que contribuyen a la enfermedad de Alzheimer se realiza exclusivamente en ratones macho. Las principales razones para ello son: (a) la inclusión de hembras obliga a ma-

---

82. Esta situación está cambiando actualmente, si nos basamos en las solicitudes de datos de hembras por parte de los revisores de las publicaciones. Cuando el sistema cambia, las prácticas de investigación cambian.

tizar los resultados (ya que machos y hembras casi nunca responden al tratamiento de la misma manera) y (b) los resultados de las hembras son mecánicamente más complejos (ya que es posible que sus hormonas sexuales influyan en los resultados). Estas dos cuestiones hacen que los estudios que incluyen hembras tengan más dificultades para ser publicados y que los investigadores sean muy reacios a estudiar hembras.

Esto no debería aceptarse así como así. Toda investigación médica se testa primero en modelos animales. Estos modelos son indispensables para ayudar a los investigadores a estudiar nuevas curas para el cáncer, la progresión de la enfermedad de Alzheimer, enfermedades autoinmunes, enfermedades mentales, trastornos de estrés postraumático (TEPT) y casi todo lo demás que pueda funcionar bien y mal en el cuerpo humano (incluido el cerebro). Estos modelos son la base esencial de la investigación biomédica. Debido a que las hembras son más difíciles de estudiar (y los resultados obtenidos de las hembras pueden ser más difíciles de interpretar a causa de la fase del ciclo en que se haya hecho la prueba), una parte mayoritaria de este tipo de investigación se ha realizado solamente en animales macho. *Solamente machos.* Tengo pocas dudas de que se han pasado por alto importantes avances médicos en el campo de la salud femenina debido a que las hembras han sido sistemáticamente excluidas de las primeras líneas de la investigación animal. Las hembras de roedor han solido ser estudiadas en segundo lugar (después de haber encontrado resultados prometedores en machos) o no han sido estudiadas en absoluto. Si algo no era eficaz en los machos, simplemente se asumía que no era eficaz en ambos sexos sin haberlo testado nunca en hembras.

La inclusión de hembras en los estudios —de tal forma que se tenga en cuenta el cambio cíclico hormonal— no es algo que se deba dejar a la buena voluntad de los investigadores responsables de aquellos. Cuando la ciencia se hace de esta manera, pierden las mujeres y los problemas de las mujeres. Hay tanta presión sobre los científicos para que publiquen, publiquen y publiquen, que muchos (y yo he sido culpable de esto como cualquier otra) deciden trabajar en lo que es rápido, barato y fácil en lugar de hacerlo en lo que es correcto. Si las principales revistas científicas publican tus investigaciones que no incluyen hembras, ¿pasarías por todos los problemas que supone su inclusión cuando en última instancia podrías dispararte un tiro en el pie? ¿O bien escogerías el camino fácil y recogerías solo datos sobre hombres y simplemente añadirías una advertencia para el lector diciendo que los resultados tienen que «investigarse además en mujeres»? No hago estas preguntas para excusar a la ciencia (o a mí misma en mis propias prácticas de investigación), sino para explicar cómo hemos llegado hasta aquí. No debería constituir en absoluto ninguna sorpresa que la investigación haya ignorado a las mujeres durante tanto tiempo porque el *establishment*— editores y revisores de publicaciones, además de las entidades financiadoras— ha premiado este comportamiento.

Aunque las cosas están cambiando para mejor (en Estados Unidos, las agencias federales ya no financiarán ensayos clínicos en humanos en los que no participen mujeres, y el NIH tiene nuevas políticas para aumentar la inclusión de animales hembra y células derivadas de hembras en los trabajos preclínicos), aún hay que recorrer un largo camino. Los estudios en animales que utilizan solo machos aún están financiados por muchas entidades, son fácilmente publicables y siguen siendo la norma en muchas disciplinas. Además, numerosas revistas de investigación biomédica aún no exigen a los investigadores la participación de hembras en sus estudios o ni siquiera información sobre el sexo de los participantes en estos. Las investigaciones rigurosas y detalladas en hembras siguen tardando más y costando más, y con frecuencia son más difíciles de interpretar que las investigaciones llevadas a cabo en machos. Por tanto, cuando las carreras profesionales de la gente dependen de sus ritmos de publicación —más que de la necesidad de dar respuestas a las preguntas que están haciendo— pierden las mujeres y los problemas que más les importan a ellas.

Muchas políticas de investigación y de publicaciones son reliquias de una época en que las personas no apreciaban la amplitud de las diferencias entre hombres y mujeres. Se acostumbraba a considerar que los resultados de los estudios realizados en hombres serían fácilmente generalizables a las mujeres, porque se pensaba en las mujeres como versiones menores de los hombres, que diferían de ellos tan solo en sus órganos reproductores. No obstante, ahora que sabemos más, tenemos que actuar mejor. Cuando sea de rigor que los científicos incluyan hembras en sus estudios (y que lo hagan de forma que se tenga en cuenta el estatus hormonal cambiante de las mujeres), se estudiarán más hembras. Y cuando se estudien más hembras, los problemas de salud específicamente femeninos —incluida la píldora anticonceptiva— también se estudiarán más.

ACTITUDES POLÍTICAS UTERINAS

Como consecuencia del abandono sufrido por las mujeres por parte de la ciencia y la medicina se han producido diversos efectos negativos. Uno de ellos es, por supuesto, que las mujeres saben menos sobre sus cuerpos, su salud y sus medicaciones que los hombres. Y esta es una parte importante de la ecuación por cuanto concierne a las razones de que sepamos tan poco sobre la píldora. Pero también nos ha perjudicado de otras formas. En particular, ha llevado a las mujeres a desarrollar un recelo hacia la ciencia que —aunque está justificado— acaba dañando a la larga a nuestra capacidad de aprender sobre nosotras mismas.

Durante mucho tiempo, ser hembra fue tratado por la ciencia y la medicina como algo parecido a tener un trastorno psicológico grave. A las mujeres se les prescribían sistemáticamente histerectomías o ansiolíticos como Valium® para tratar los síntomas de la histeria (que es un «síndrome» con síntomas que son sospechosamente parecidos a los síntomas derivados de ser una hembra humana que tiene que enfrentarse a estúpidas actitudes sexistas). Aunque la ciencia y la medicina han progresado mucho desde que este tipo de prácticas eran habituales, todas las mujeres que conozco han sufrido la experiencia de ser tratadas como las versiones menos racionales del hombre —a veces incluso por nuestros propios médicos— simplemente como consecuencia de nuestro género.

La creencia de que las mujeres son seres irracionales y, por tanto, no merecedoras de los mismos derechos que tienen los hombres es algo que ha calado en la conciencia pública de manera importante. Y las mujeres son muy conscientes de esto. Hemos tenido que escuchar un montón de tonterías de un sinnúmero de personas acerca de nuestras hormonas y de si merecemos el derecho a controlar nuestra propia fertilidad. Este tipo de afirmaciones, sobre todo cuando se combinan durante tanto tiempo con una pésima gestión de las mujeres por parte de la ciencia y la medicina, han dificultado enormemente a todos —incluso a las científicas— mantener conversaciones serias y meditadas sobre aspectos tales como las hormonas de las mujeres y la regulación de la fertilidad. Cuando son abordados por la ciencia, estos temas suelen tropezar con la desconfianza de cualquiera que tenga un par de ovarios.

Veamos, por ejemplo, lo que le sucedió a la Dra. Kristina Durante, una investigadora de las hormonas femeninas y un símbolo de las oportunidades ofrecidas por el movimiento feminista. Es una abanderada de la causa del conocimiento de la psicología de la mujer (una cuestión que los investigadores han ignorado completamente hasta hace muy poco tiempo) y una pionera en el campo de la investigación de la ovulación. Durante es una de las primeras psicólogas en dar a las hormonas de las mujeres el tratamiento que merecen en el campo de la investigación, y sus estudios han proporcionado explicaciones clave acerca del funcionamiento de las mujeres, incluyendo algunos de los resultados presentados en este libro.

En 2012, Durante llevó a cabo una serie de estudios que analizaban cómo las hormonas cambiantes de las mujeres a lo largo del ciclo ovulatorio influyen en las actitudes políticas. Con este fin, comparó las preferencias políticas de las mujeres en los momentos de alta fertilidad (cuando los estrógenos se encuentran a su máximo nivel y la concepción es posible) con las de las mujeres que no se encuentran en momentos de fertilidad en sus ciclos (cuando la concepción no es posible). Los resultados de sus estudios desvelaron que las mujeres solteras en momentos de alta fertilidad tendían ligeramente a ser más liberales que las mujeres solteras en momentos de baja fertilidad. Las mujeres con pareja en momentos de alta fertilidad, por otra parte, tendían a ser ligeramente más conservadoras que las mujeres con pareja en momentos de baja fertilidad. Estos resultados —que eran interesantes tanto por razones teóricas como prácticas— fueron comunicados por el canal CNN online junto a una entrevista realizada a Durante en la que se abordaron las diferentes formas en que las hormonas influyen en el comportamiento.

Aunque los resultados de la investigación real eran escasamente polémicos cuando se consideraban en contexto, la lectura de una noticia sobre un estudio que demostraba que las hormonas desempeñan un papel en la conformación de las actitudes políticas provocó una fuerte reacción emocional en muchas mujeres. Al cabo de pocos minutos de publicarse la entrevista, internet estalló con comentarios de mujeres enfadadas que exigían que se eliminara el reportaje y, en algunos casos, manifestando ataques personales hacia Durante. Según las opiniones de las lectoras de CNN.com, ella era lo peor que le había pasado al feminismo desde el lanzamiento de las muñecas Barbie y la pornografía en internet.

Tal vez todos deberíamos haber visto venir todo esto. A la gente que no se dedica a estudiar las hormonas ni el cerebro (lo cual abarca a la inmensa mayoría de las personas que habitan el planeta) la idea de que las hormonas desempeñan un papel en la conformación de las actitudes políticas le suena como un gran problema. Le suena como algo que podría derivar fácilmente en un debate sobre si las mujeres deberían o no mantener el derecho al voto a causa de sus volubles opiniones y de sus aún más volubles hormonas. Y, desde luego, esto toca las narices a las mujeres.

No obstante, esta no es la conclusión que se debería haber sacado de esta investigación. La investigación mostraba una serie de resultados realmente evidentes, claros e inocuos en el sentido de que «las hormonas dan un empujoncito a nuestras preferencias de esta forma y de esta otra forma». La idea de que las hormonas de las mujeres impulsan sus actitudes políticas —ya que las hormonas lo impulsan todo— es inevitable y no algo de lo que haya que alarmarse. Se trata tan solo de lo que hacen las hormonas. No tienen la capacidad de recusarse a sí mismas en asuntos como la política porque el cerebro descubra que su participación es demasiado polémica. Realmente no hay nada de especial, sorprendente ni alarmante en el hecho de que las hormonas influyan en todo, incluidas las actitudes políticas. Casi seguro que las de los hombres también lo hacen. Pero el intento de explicar todo esto

—algo que me llevó tres capítulos explicar al principio de este libro (y aún siento la necesidad de explicarlo de nuevo porque está muy en desacuerdo con nuestras intuiciones acerca de nuestra forma de funcionamiento)— no es el tipo de asunto que encaje perfectamente en un breve artículo periodístico.

Las investigaciones sobre temas como las hormonas de las mujeres o el control de natalidad son «patatas calientes» desde una perspectiva política. Y los científicos lo saben. Poquísimas personas quieren investigar sobre temas que tengan la posibilidad de generar resultados que puedan ser malinterpretados como una declaración contraria a los derechos de las mujeres. Hay tanta información errónea sobre las hormonas, el cerebro y nuestra forma de funcionamiento que mantener conversaciones juiciosas y prudentes sobre estos temas, que incorporan tanta carga emocional, es algo muy difícil, especialmente en el contexto del artículo de un periódico o revista. Este es un gran problema para los científicos porque se trata de la vía principal a través de la que se comunican los resultados de la investigación al gran público.

Este problema ha sido importante para mí mientras escribía este libro. Soy muy consciente de la posibilidad de que esta información pueda ser malinterpretada como mensaje de temor o de juicio. O de que yo pudiera decir algo que —tomado fuera de contexto— corriera el riesgo de ser utilizado por alguien con una agenda política para argumentar que el acceso a la píldora debería limitarse. Como este tipo de mensajes están en desacuerdo con mis intenciones y creencias, más de una vez he dudado de si debía compartir esta información o debía guardármela para mí. Tomar en serio todo lo que digo significa pensar de forma crítica acerca de la tecnología médica que más ha hecho por el progreso de las mujeres en toda la historia. Por el contrario, no tomarse en serio esta información significa permitir que generaciones enteras de mujeres tomen decisiones importantes sobre sus vidas con los ojos cerrados.

Muchas personas no se sienten cómodas al tener que tomar la decisión de cuál de entre dos males es el menor. Para mí tampoco fue una decisión fácil. No quiero que la información que te he transmitido te haga sentir desanimada, asustada o juzgada y, desde luego, no quiero que nadie interprete cualquier cosa que yo diga fuera de contexto ni que trate de utilizarla para defender la limitación del acceso de las mujeres a los anticonceptivos hormonales. No obstante, tenemos que hablar sobre estos temas potencialmente polémicos si queremos que la salud de las mujeres progrese.

Vivimos en un mundo en el que las hormonas, la fertilidad y la sexualidad de las mujeres están politizadas de un modo en que no lo están las de los hombres.[83] Esta politización dificulta que se hable de una investigación con matices que analice críticamente la píldora. Sin embargo, no hablar de estas cosas perjudica a las mujeres. Como mujeres, tenemos que defender que se hable más, y no menos, de cómo funcionan nuestros cuerpos, cerebros y hormonas. Aunque la ciencia debe dar más pasos y más importantes para ganarse nuestra confianza, debemos estar mejor dispuestas a escuchar cosas que puedan sonar a algo que no deseamos oír. Cuando las mujeres y la ciencia trabajen juntos, podremos abrir la puerta a una nueva era de conocimiento y comprensión de quiénes somos, tomando la píldora y sin tomarla. Sin este tipo de cooperación y confianza, las mujeres pierden.

AUTOENGAÑO Y ATRIBUCIÓN DE CULPAS

Tanto la competencia como la política han contribuido a la falta de conocimiento sobre nuestros cuerpos y sobre quiénes somos cuando tomamos la píldora. Sin embargo, estas no son las únicas fuerzas que actúan contra nosotras. En cierto modo, nosotras hemos sido nuestras peores enemigas por el hecho de no haber pensado críticamente sobre la píldora. Esta es una situación que ha sido motivada por nuestro deseo de creer que el problema del control de natalidad para las mujeres está solucionado.

Aunque la mayoría de nosotras cree que esa percepción es bastante objetiva, en realidad no es así. Demasiadas cosas suceden en un momento determinado como para que nuestro cerebro las procese todas a la vez y, por tanto, tiene que seleccionar a qué presta y a qué no pres-

---

83. Lo cual es una estupidez sexista total.

ta atención. Una vez que el cerebro decide percibir alguna cosa, no reprime su creatividad para interpretar lo que ha observado. Parte de esta selección e interpretación se produce de forma bastante sencilla. Por ejemplo, si entras en una reunión llena de gente, es más probable que adviertas la presencia de personas que de los aparatos de iluminación o del tipo de madera del suelo.[84] Si vas al restaurante con un presupuesto determinado, interpretarás los precios de la carta de forma diferente a la de otra persona que no lo tenga.

No obstante, en otras ocasiones esta selección viene motivada por lo que el cerebro quiere creer. Cuando queramos que algo sea cierto, nuestro cerebro buscará activamente y creerá la información que diga que lo es, independientemente de la falta de fiabilidad de la fuente o de la absurdidad del argumento. La información que no queremos que sea cierta, por otra parte, se ignora o se descarta incluso ante montañas de evidencias en sentido contrario (negación del cambio climático, por ejemplo). Esta tendencia del cerebro a ver el mundo como queremos que sea (en lugar de como es) se conoce como sesgo de confirmación, el cual, cuanto más motivados estemos para creer algo, más exagerado llegará a ser.

Merece la pena mencionar esto aquí porque una de las cosas que las personas están más motivadas a creer es que el control de natalidad, como problema que afrontan las mujeres, está solucionado. Las mujeres, los hombres con los que tienen relaciones sexuales y los médicos que las atienden tienen intereses creados, todos ellos, en lo que se refiere a pensar de forma crítica sobre la píldora anticonceptiva. Y la consecuencia es que todas estamos motivadas para no profundizar demasiado en si el control de natalidad es realmente una buena cosa para las mujeres. Las mujeres están motivadas por su deseo de disponer de una medida de anticoncepción segura, económica, eficaz y de fácil utilización. Los hombres también están motivados

....

84. A menos que acabes de comprar nuevos aparatos de iluminación o de instalar un nuevo parqué o te dediques profesionalmente a estos productos. Las cosas que primero vienen a la mente —aunque sean estúpidas o fortuitas— también atraen nuestra atención. Casi colisiono con la parte trasera de un automóvil después de comprar neumáticos nuevos porque no podía quitarle el ojo de encima a unos Goodyear Ultra Grips especialmente atractivos que circulaban por el carril de al lado.

por la evitación del embarazo, pero igualmente por el deseo de que se faciliten las relaciones sexuales y por el odio intenso a los preservativos. Los médicos están motivados por su deseo de atender a sus pacientes y de seguir ejerciendo. Ninguna de nosotras quiere volver a vivir en una época en que las mujeres no podían ejercer un control completo sobre su fertilidad. Así pues, para muchas de nosotras (yo me incluyo en este grupo), la respuesta ha consistido en crear un punto ciego alrededor de la píldora, sin cuestionar nunca si es o no sensato modificar el perfil hormonal de una mujer en nombre de la evitación del embarazo.

La píldora ha hecho tanto por mejorar las vidas de las mujeres que barajar la posibilidad de que pueda hacer algo indeseable en el cuerpo de las mujeres no es una opción a considerar por muchas de nosotras. Hay demasiadas cosas en juego. Nuestros cerebros utilizan toda clase de trucos para asegurarse de que percibimos el mundo de forma que respalde el punto de vista de que los efectos de la píldora están limitados a los ovarios y a un puñado de otros sistemas menores implicados en la generación de los denominados efectos secundarios. Esto es una realidad a pesar del hecho de que esta creencia exige simple y llanamente a algunas mujeres una traición total a sus propias experiencias.

¿Cuántas de nosotras hemos trivializado nuestras dificultades con los efectos no necesariamente selectivos de la anticoncepción hormonal y nos hemos dicho que el problema éramos nosotras? ¿O cuántas de nosotras nos hemos dicho o nos han dicho nuestros médicos que tan solo nos hacía falta tomar una píldora adicional —por ejemplo, un antidepresivo o un ansiolítico— para contrarrestar el sentimiento desagradable de nuestro control de natalidad? ¿Y cuántas de nosotras hicimos estas cosas porque creíamos que no había otra opción mejor?

Las mujeres se juegan tanto con tal de poder regular la fertilidad de forma eficaz y segura que muchas de nosotras preferiríamos culparnos que cuestionar el buen criterio de tomar píldoras anticonceptivas. Y esta autoinculpación se ha visto reforzada por el *establishment* médico —un *establishment* que hasta hace muy poco no sabía casi nada acerca de las mujeres y del funcionamiento de nuestros cuerpos— a través de la desestimación o trivialización sistemática de las preocupaciones de las mujeres al respecto de cómo se sienten cuando están tomando la píldora. En lugar de pensar de forma crítica acerca de la sensatez de tomar o no tomar la píldora, se nos enseña a culparnos a nosotras mismas de cualquier dolor, incomodidad o tristeza que sintamos cuando la estamos tomando.[85] Nos hemos mostrado dispuestas a adoptar esta actitud porque creemos que no contamos con ninguna opción mejor. Esta sensación ha creado una situación en la que las mujeres nunca se han planteado cuestionar la sensatez de tomar la píldora y en cambio sí se cuestionan la sabiduría de sus propios cuerpos, pensando que debe de haber algo incorrecto en ellas a causa de su incapacidad para gestionar el modo en que la píldora las hace sentir.

Debemos dejar de culpar a las mujeres por sentirse mal cuando toman la píldora anticonceptiva y empezar a pensar críticamente sobre por qué se sienten mal. La píldora cambia el perfil de las hormonas sexuales de las mujeres, que es un aspecto clave de quiénes somos nosotras. Desde luego que modifica cómo nos sentimos algunas de nosotras. Y no se trata de un defecto del carácter, sino que la píldora hace en el cuerpo todo tipo de cosas al mismo tiempo. Este es un problema importante que no hemos tratado como tal hasta ahora.

Tratar la píldora como el asunto importante que es nos exigirá a todas nosotras un ajuste de rumbo considerable. Todas hemos sido excesivamente arrogantes en lo relativo a hacer cambios en las hormonas sexuales de las mujeres. Si te hace falta disponer de evidencias de esto, piensa por un momento en las diferencias que hay entre cómo tratamos las píldoras anticonceptivas y los esteroides anabolizantes, unos fármacos que gozan del favor de los atletas a los que no les importa hacer trampas con tal de ganar. El principal componente de los esteroides es una versión sintética de la principal hormona sexual masculina: la testosterona. Estos compuestos sintéticos actúan estimulando los receptores de testosterona y haciendo que las células ejecuten su programa de testosterona. Esto provoca que el organismo experimente cambios como el aumento

....

85. Lo cual, teniendo en cuenta la escasísima investigación realizada sobre los organismos de las mujeres y la salud femenina, no sorprende en absoluto.

de la masa muscular, erupciones cutáneas y la amplificación de determinados rasgos de comportamiento típicamente masculinos (por ejemplo, la participación en peleas de bar).

Ahora bien, como probablemente ya sepas, los esteroides anabolizantes deben adquirirse con receta médica. Están clasificados como sustancias controladas y si te atrapan con ellos pueden multarte con 1.000 dólares y condenarte hasta a un año de cárcel. Debido a que los esteroides estimulan los receptores hormonales, tienen una amplia gama de efectos en los cuerpos y cerebros de los hombres. Cuando se toman durante largos periodos de tiempo, estos cambios pueden ser nocivos para la salud masculina. Teniendo en cuenta que de todas formas los hombres podrían querer tomarlos, los esteroides no pueden adquirirse sin prescripción médica, con el propósito de desalentar su uso en beneficio de la salud pública.

¿Estás empezando a percibir la ironía?

Nos preocupa que los hombres se administren hormonas sexuales artificiales a causa de los variados efectos que producen en el organismo. Al mismo tiempo, se prescriben sistemáticamente hormonas sexuales femeninas a las mujeres, recetas que se mantienen durante años *a pesar* de todos los efectos que producen en el organismo. Estamos dispuestas a hacer la vista gorda ante todas las formas en que la píldora puede cambiar a las mujeres porque simplemente no podemos siquiera considerar el hecho de tener que volver a vivir en un mundo en el que las mujeres no tengan control sobre su fertilidad.

Y no deberíamos cerrar los ojos a estos posibles cambios.

No creo que debamos abandonar el uso de la píldora anticonceptiva. Pero sí tenemos que quitarnos la venda de los ojos. La píldora anticonceptiva cambia las hormonas sexuales de las mujeres, lo que quiere decir que cambia quiénes son las mujeres. Aunque no disponemos de suficientes estudios que nos permitan conocer todas las *formas* en que esto se hace realidad, sí sabemos lo suficiente para afirmar que es una realidad. Sabemos que la píldora influye en las vidas de las mujeres. Ha llegado el momento de dejar de aceptar todo lo que nos proporciona la ciencia y también ha llegado el momento de pedir lo que necesitamos. Necesitamos que se haga una ciencia buena y seria sobre cómo funcionamos y sobre quiénes llegamos a ser cuando tomamos la píldora. Hay que buscar otros medios de regular nuestra fertilidad para que así podamos tener más alternativas. Sin embargo, lo más importante es que debemos dejar de culparnos cuando no nos gusta la forma en que nos hace sentir la píldora anticonceptiva. Nosotras no somos el problema. Aunque pueda ser incómodo pensar de forma crítica sobre la sensatez de tomar la píldora, es necesario dar un primer paso en la dirección de pedir algo mejor.

II

¿Y AHORA QUÉ?
UNA CARTA A MI HIJA

¿Deberías tomar la píldora anticonceptiva? Y si es así, ¿cuál?

Estas son las preguntas que probablemente has estado esperando que yo te respondiera. Aunque me gustaría muchísimo poder darte las respuestas, no puedo hacerlo. Las respuestas correctas a estas preguntas son profundamente personales y solo pueden ser determinadas por una persona que sea experta en tu vida. Y esa persona eres tú.

Para ayudarte a reflexionar sobre estas preguntas voy a tener una conversación contigo sobre la píldora que también planeo tener con mi propia hija (tiene 11 años en el momento de escribir estas líneas) cuando esté preparada para empezar a pensar sobre sus propias opciones anticonceptivas. Espero que la conversación te sea útil cuando analices cómo la píldora podría encajar en tu propia vida. También espero que la utilices como un medio para iniciar otras conversaciones importantes con tu médico, tu pareja, tus amigos y tus propias hijas.

LA PÍLDORA ES UN ASUNTO IMPORTANTE

La ciencia que estudia en quiénes se convierten las mujeres que toman la píldora es joven, lo cual significa que nuestro conocimiento de cómo cambia específicamente la píldora a las mujeres seguirá evolucionando en los años venideros. Sin embargo, una cosa es cierta a pesar de la novedad de la ciencia y de la incertidumbre de las conclusiones que pueden sacarse actualmente. Cambiar las hormonas de las mujeres cambia a las mujeres. Y este es un asunto importante.

Aunque todavía no sabemos lo que hace la píldora, los estudios realizados sugieren que probablemente interviene en las preferencias de pareja de las mujeres, en la sensibilidad a los olores, en la satisfacción de nuestras relaciones, en el funcionamiento de nuestra respuesta al estrés, en las actividades de múltiples sistemas neurotransmisores, en las actividades de múltiples hormonas, en nuestros estados de ánimo, en nuestra persistencia en tareas difíciles, en nuestra capacidad de aprendizaje y recuerdo y en nuestro impulso sexual. Es probable que esto sea tan solo la punta del iceberg.

Nuestras hormonas sexuales ejercen influencia sobre miles de millones de células de todo el organismo —incluyendo una enorme cantidad de ellas en el cerebro—, lo que quiere decir que los efectos de la píldora sobre quiénes son las mujeres probablemente se propagan por todo su cuerpo, de la cabeza a los pies. Aunque los beneficios de la prevención del embarazo pueden ser suficientemente importantes para algunas mujeres como justificación de estos costes, no lo serán para otras. Además, como tu médico no te va a hablar de las contrapartidas psicológicas y conductuales que provoca la píldora (salvo conversaciones ocasionales acerca de la posibilidad de que se produzcan cambios en el estado de ánimo), tendrás que evaluarlas por ti misma.

Tú eres una persona distinta cuando estás tomando la píldora de cuando no la estás tomando, y no hay asunto más importante que este.

Por tanto, averigua dónde te estás metiendo y toma tus decisiones con los ojos bien abiertos. Para la mayoría de las mujeres, estas contrapartidas son aceptables en algunos momentos de sus vidas pero no en otros. La consideración de estas contrapartidas junto a la de tus objetivos vitales cuando tomes una decisión sobre la píldora contribuirá a garantizar que puedas ser siempre la versión de ti misma que más quieras ser.

Un segundo aspecto que considerar cuando se piensa en la píldora es la edad. Esto es algo de lo que todavía no hemos hablado, pero puede ser crítico porque nuestras hormonas —además de todo lo que hacen— también desempeñan un papel esencial en cómo se conforman nuestros cerebros.

Hasta ahora, nuestro debate sobre las hormonas sexuales se ha focalizado en los efectos fugaces que estas tienen en los organismos de las mujeres adultas cuando se presentan, pero que desaparecen una vez que se ha eliminado la hormona. Estos efectos, denominados efectos de activación, actúan de un modo puntual. Las mujeres toman la píldora buscando los efectos de activación de las hormonas de la píldora en el eje HPG que evitan el embarazo. La razón de que tengas que tomar una píldora diaria es que estos efectos desaparecen una vez que las hormonas se metabolizan y salen del organismo.

No obstante, las hormonas también desempeñan un rol vital a la hora de organizar cómo el cuerpo y el cerebro se conforman para este fin. Son los llamados efectos organizacionales, que no desaparecen una vez que se ha eliminado la hormona. De acuerdo con este rol, las hormonas influyen realmente en cómo el cuerpo y el cerebro se constituyen, lo cual quiere decir que los efectos son prácticamente permanentes.

Por ejemplo, una de las razones principales de que hombres y mujeres nazcan con diferentes cerebros y cuerpos es que los bebés masculinos producen altos niveles de la hormona masculina, la testosterona, en el útero. La exposición a la testosterona prenatal dirige las células en sus cuerpos en crecimiento para que se organicen de forma que reconozcamos que son machos. Indica a las células de los órganos reproductores que creen penes y testículos, e indica a las células cerebrales que se organicen de forma que los bebés masculinos empiecen a andar antes que los bebes femeninos, pero a su vez que empiecen a hablar después. En ausencia de testosterona prenatal, todos los bebés parecen y actúan como pequeñas niñas, aunque no lo sean.

Por ejemplo, los «chicos» con síndrome de insensibilidad androgénica —un trastorno raro que incapacita a los organismos masculinos para leer las señales de la testosterona— son completamente indistinguibles de las chicas a simple vista. Los que presentan este trastorno, a pesar de tener un cromosoma Y (que es la tarjeta de presentación cromosómica del macho), crecen con apariencia de chicas, actúan como chicas y piensan como chicas. La mayoría de las chicas y mujeres que sufren este trastorno (se identifican abrumadoramente como chicas) ni siquiera saben que lo padecen hasta que buscan consejo médico porque no tienen la regla ni les crece el vello púbico. Llegados a este punto, si el médico les realiza una prueba de ultrasonidos descubrirá que la joven no tiene útero ni ovarios sino dos testículos no descendidos. A continuación, un cariotipo revelará que la joven es cromosómicamente un joven, a pesar de que el resto de indicadores sean femeninos.

Tal es la fuerza organizacional de las hormonas sexuales. Influyen en la constitución de nuestros cuerpos y cerebros.

La influencia organizacional de nuestras hormonas sexuales no se detiene en el útero ni en la infancia. Las hormonas sexuales continúan desempeñando un papel importantísimo al encargarse de todos los cambios de desarrollo relativos al sexo que tienen lugar durante la pubertad y la adolescencia. Como probablemente recuerdes (a pesar de que trates desesperadamente de olvidarlo), la pubertad y la adolescencia son periodos de enormes cambios de desarrollo. No solo cambian las partes visibles del cuerpo durante este periodo, sino que también lo hace el cerebro, y mucho. Tus hormonas sexuales son el proveedor principal de este proyecto de remodelación tan importante. Desempeñan un papel clave en la ejecución del proyecto del cerebro del nuevo adulto.

He aquí por qué la cuestión de dónde te encuentres en tu fase de desarrollo puede ser importante cuando se toma la píldora. Aunque los estudios todavía no han confirmado ni tampoco han rechazado que la píldora pueda influir en el desarrollo cerebral cuando se toma durante la adolescencia o en la temprana edad adulta, el cerebro no suele haber finalizado su desarrollo hasta que nos encontramos entre los 20 y los 25 años. No hay una edad precisa para empezar a tomar la píldora sin que ello afecte a nuestro desarrollo cerebral (¿tal vez después de los 25 años?), pero yo recomendaría prudencia antes de los 19 o 20 años de edad. Después de los 20 años, aunque el cerebro todavía está añadiendo los detalles finales en los lóbulos frontales, los beneficios de la prevención del embarazo pueden superar a los beneficios de no perturbar este proceso. Por supuesto, esto es así si tú eres ya una persona sexualmente activa. Si todavía no tienes relaciones sexuales, yo te recomendaría que te abstengas de tomar la píldora durante todo el tiempo que puedas. Aunque existe una posibilidad real de que tomar la píldora no cambie las cosas, todavía no hay investigaciones suficientes que nos permitan conocer si esto es o no es así. Suele ser mejor estar a salvo que tener que lamentarlo. Y si puedes estar a salvo y no tener que lamentarlo, en un periodo de tu vida en el que de todos modos no tienes relaciones sexuales con nadie, da la impresión de que este es el mejor camino a tomar.

Hay otras razones para considerar los 19 o 20 años como la edad mínima para comenzar a tomar la píldora. Una de ellas tiene que ver con los efectos de la píldora sobre la depresión y el riesgo de suicidio. Ambos son mucho más elevados en mujeres adolescentes (de edades entre 15 y 19 años) que en mujeres de 20 o más años de edad. Esto me está indicando que un cerebro que aún está desarrollándose además podría no estar bien equipado para abordar todos los cambios psicológicos que parecen desencadenarse con la toma de la píldora. Todavía no sabemos lo suficiente acerca de la razón por la que el cerebro adolescente es tan sensible a estos cambios, y hasta que no la conozcamos bien lo procedente es la prudencia. Esto es especialmente cierto en el caso de que se tenga una historia personal o familiar de depresión. Tu salud mental también es demasiado importante como para dejarla al azar. Parece una buena idea considerar medios alternativos de control de natalidad si tienes menos de 20 años y una historia familiar de trastornos del estado de ánimo. No deberían perder la vida más mujeres a consecuencia de las píldoras anticonceptivas, y los estudios realizados sugieren que tomarlas a partir de los 20 o más años es un medio de reducir de forma significativa la probabilidad de la increíblemente trágica consecuencia del suicidio.

Por último, analiza en qué fase de desarrollo te encuentras, porque los bucles de feedback que regulan tu ciclo ovulatorio (el eje HPG del capítulo 4) y tu respuesta al estrés (el eje HPA del capítulo 7) aún se están determinando en la fase reproductiva inicial de una mujer. Estos bucles de feedback se adaptan al perfil hormonal único de cada mujer y su sensibilidad es algo que lleva su tiempo desarrollar. Si el nivel de esta o aquella hormona de una mujer está relativamente bajo, los receptores de esta o aquella hormona serán cada vez más sensibles a ellas. Si sus niveles están relativamente altos, por el contrario, aprenden a serlo menos. Tomar la píldora cuando estos bucles de feedback están todavía determinándose podría cambiar su sensibilidad de forma que afecten a la capacidad de las mujeres para regular el estrés y las hormonas reproductoras. Aunque no sabemos casi nada sobre si esto sucede realmente (o lo que pueda significar si sucede), esta es otra razón para ser prudente con la píldora en tu fase reproductiva inicial.

No planteo estas inquietudes[86] para alarmarte, sino para ofrecerte unas informaciones que considerar. Yo empecé a tomar la píldora con 18 años. En aquellos momentos no sabía nada sobre el cerebro, las hormonas, el desarrollo o los bucles de feedback de ningún tipo. Si a mi médico le preocupaban estas cosas, desde luego nunca me habló de ellas. Así que me decidí a empezar a tomar la píldora mientras mi cerebro aún se estaba desarrollando sin saber lo que esto podría representar para mí, para mi cerebro o para mi eje HPG. Aunque me gusta creer que no habría tomado una decisión distinta si hubiera dispuesto de toda la información, no estoy segura de si la habría tomado. Entonces tenía una relación, estaba en la universidad y tenía una gran motivación para no quedarme embarazada. Así que podría muy bien haber ignorado mi propio consejo. Puedes quedarte tranquila sabiendo que todo salió bien a partir de las decisiones que tomé. Mi eje HPG se comporta relativamente bien y mi cerebro actúa casi siempre como debería. Aunque no hay forma de saber quién habría llegado a ser yo si hubiera retrasado el inicio de la toma de la píldora, puedo decirte que me encuentro perfectamente

----

86. En vista de estas inquietudes, me han preguntado si pienso que deberíamos limitar el acceso de las mujeres a la píldora cuando tienen menos de 20 años. Mi respuesta a la pregunta es una rotunda negativa. En algunos casos, tomar la píldora —incluso en una fase de pleno desarrollo cerebral— es la mejor opción para una mujer. Y nadie está mejor pertrechada para tomar esa decisión que la propia mujer.

a pesar de haber utilizado tan pronto la píldora anticonceptiva, y probablemente tú también lo estarías. Sin embargo, tú tienes más información de la que yo tuve entonces. Te recomiendo encarecidamente que por lo menos consideres en qué fase de tu desarrollo te encuentras cuando decidas si la anticoncepción hormonal es apropiada para tu caso.

Protegerte a ti misma de un embarazo no deseado es importante y necesario, y ahora tenemos más herramientas que nunca que nos permiten conseguirlo con la mínima perturbación hormonal. Esto es algo que deberías tomarte en serio si tu cerebro aún se está desarrollando. Tenemos a nuestra disposición apps de seguimiento de fertilidad (que también son un medio increíble para aprender sobre ti y sobre tu ciclo de ovulación), dispositivos intrauterinos de cobre (DIU), mejores preservativos, píldoras del día después, espermicidas, capuchones cervicales y esponjas. Si tratas con seriedad la prevención del embarazo, podrás evitarlo. Con la píldora o sin ella. Ahora te encuentras en una posición mucho mejor que la mía para tomar la decisión sabiendo todo lo que ella comporta.

MEDICINA INDIVIDUALIZADA

Una de las cosas de las que más hemos hablado en este libro es la idea de que la prevención del embarazo es un asunto importante para las mujeres. Para muchas de ellas los beneficios de no quedarse embarazada son suficientemente sustanciales para contrarrestar los costes asociados. Así pues, hasta que la ciencia nos proporcione un mejor medio de evitar el embarazo, hay muchas posibilidades de que tomes la píldora en alguna época de tu vida.

Aunque la píldora cambia necesariamente la versión de ti misma que crea el cerebro, esto no significa que te vayas a convertir en un estudio de caso de todo lo que he descrito en estas páginas. Tus propias experiencias con la píldora serán intensamente personales y únicas. Eso quiere decir que algunas mujeres podrán leer partes de este libro como autobiografías de sus vidas. Sin embargo, para otras puede ser difícil verse reflejadas en los estudios que he presentado y en las historias de mujeres que he contado.

Esto se debe a que todos los estudios científicos contienen un elemento de lo que denominamos «varianza de error». La varianza de error es una expresión técnica para referirse a los datos que caen fuera del intervalo típico observado. Se trata de las observaciones atípicas y aparecen en todos los estudios. Es posible que tú puedas ser una de ellas, un punto de datos flotando en el espacio y apartado de la línea que describe cómo reaccionan la mayoría de las personas (véase el gráfico a continuación).

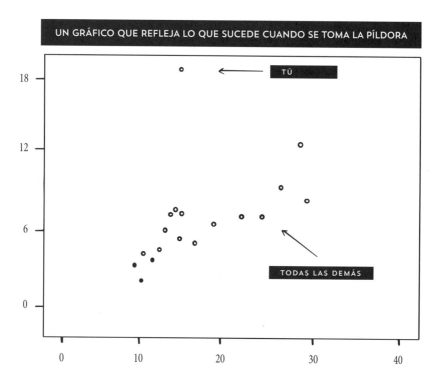

UN GRÁFICO QUE REFLEJA LO QUE SUCEDE CUANDO SE TOMA LA PÍLDORA

Todos los estudios incorporan una varianza de error, lo que quiere decir que cuando la ciencia revela que las mujeres experimentan XYZ al tomar la píldora, podría muy bien no estar describiendo tu experiencia en absoluto.

Los datos son lo que se obtiene cuando se elimina todo lo que es único y significativo de cada una de nosotras y se nos arroja a un gigantesco tazón para mezclarnos con otras a las que también se ha despojado de su individualidad y singularidad. Muchas veces, pero no siempre, esto nos proporciona una información verdaderamente útil sobre lo que tenemos en común con quienes comparten nuestra situación (píldora frente a no píldora). La forma en que tu cuerpo responda a una determinada píldora estará influida por toda una serie de cosas diferentes que son específicamente tuyas y que no siempre serán captadas en un estudio de investigación. En ocasiones (la mayoría), tú serás una persona atípica. Esta es la razón de que sea importante para ti conocerte a ti misma y convertirte en una experta sobre ti y sobre lo que te funciona y lo que no te funciona. Teniendo en cuenta que la medicina individualizada todavía no es una realidad, tendrás que trabajar con las herramientas disponibles para descubrir la mejor píldora anticonceptiva para ti.

Veamos a continuación lo que debes preguntarte si estás tomando la píldora:

- ¿Me siento yo misma cuando estoy tomando la píldora?
- ¿Ha cambiado mi comportamiento desde que estoy tomando la píldora?
- ¿Ha cambiado mi estado de ánimo desde que estoy tomando la píldora?
- ¿Han cambiado mis relaciones (tanto sexuales como no sexuales) desde que estoy tomando la píldora?
- ¿Se ha modificado mi rendimiento académico o laboral desde que estoy tomando la píldora?
- ¿Han cambiado mis intereses desde que estoy tomando la píldora?
- ¿Han cambiado mis motivaciones desde que estoy tomando la píldora? ¿Estoy más o menos motivada para hacer cosas que me gustaban antes de empezar a tomar la píldora?

Y esta es la importante...

- ¿Cómo me siento con todo esto?

Como he mencionado antes, llevar un diario es en mi opinión uno de los mejores medios para registrar estas cosas para ti. Si es posible, comienza el diario antes de empezar a tomar la píldora. Anota cómo te sientes, qué tipo de cosas te interesan y cómo marchan tus relaciones. Esto te proporcionará una ruta para navegar en ti misma una vez que estés tomando la píldora. ¿Has cambiado? ¿A mejor o a peor? ¿Cómo te sientes respecto a las contrapartidas que estás asumiendo?

Tal como ya hemos comentado, el cerebro tiene una tendencia inoportuna a creer que cualquier experiencia que esté creando y codificando es realidad y que las cosas han sucedido siempre de esta manera. Esto es así en especial cuando los cambios que se producen son sutiles o bien se despliegan en el organismo poco a poco, tal como ocurre con la píldora. Y es así como suele ocurrir. La píldora no tiene un efecto brusco en la mayoría de las mujeres respecto a cómo se sienten o a los tipos de cosas que quieren hacer. No es algo tan perceptible como cuando tomas un antidepresivo o unas cuantas copas. Esta es la razón de que para mí y para muchas mujeres con las que he hablado la influencia de la píldora solo fuera evidente cuando dejamos de tomarla.

Antes de empezar a tomar la píldora, yo era alguien que ansiaba tener experiencias. Me apasionaba la música, la gastronomía y los viajes. También me encantaba hacer ejercicio y dedicaba bastante tiempo al cuidado de mi aspecto físico. Me entusiasmaba ir de compras y hacer cosas creativas con mi pelo y mi maquillaje. También era capaz de detectar con rapidez a los hombres atractivos y, desde luego, no me faltaba interés por el sexo.

Después de estar tomando la píldora durante un tiempo, muchas de estas cosas empezaron a desaparecer de la pantalla de mi radar. Pero no fue de una forma brusca. No me desperté un día y de repente no quería hacer nada de lo que sí quería hacer antes. Probablemente me habría dado cuenta de esto. Lo que sucedió en realidad fue que con el paso del tiempo muchas de estas cosas se fueron quedando por el camino. Dejé de hacer ejercicio y de ir de compras. Fui desarrollando una indiferencia esporádica hacia los hombres y hacia el sexo. Y, a menos que estuviera en el coche, prefería el silencio a la música. Me he esforzado mucho en recordar mi narrativa interna —lo que me decía a mí misma sobre por qué me estaban sucediendo estas cosas—, pero no recuerdo que necesitara crear una argumentación lógica especialmente convincente para ninguna de estas cosas. Estoy bastante segura de que, simplemente, asumí que estaba más ocupada y era más madura y que los factores de distracción me distraían menos. Lo que sí sé con certeza es que en algún momento del primer año en que estaba tomando la píldora ya había dejado de hacer muchas de las cosas que me solían encantar. Mi cerebro, actuando como hacen los cerebros, era capaz de explicar estos cambios de forma suficientemente convincente para que fueran creíbles.

En cuanto dejé de tomar la píldora, tampoco advertí ninguna brusquedad. No me di cuenta de repente de que estuviera haciendo cosas de forma distinta. No me pareció llamativo retomar el gimnasio. Ni hacerme una cuenta Spotify. Ni tampoco dejarme crecer el pelo por primera vez en 10 años... Tan solo sentía que tenía ganas de hacer estas cosas otra vez, y no como si fueran el tipo de cosa que necesitaba una explicación. Solo después de unos meses de haber empezado a hacerlas —convertidas ya en pautas evidentes—, fui capaz de darme cuenta de que estaba volviendo a convertirme en la persona que era antes.

Este es el motivo por el que llevar un diario puede ser de tanta utilidad. Llevar un diario te permitirá observar tus patrones emocionales, motivacionales y conductuales para que puedas anotar los cambios experimentados. ¿Tienes más días felices que tristes cuando estás tomando la píldora (o viceversa)? ¿Sales con tus amigos con mayor o menor frecuencia de la acostumbrada? ¿Y todo lo demás? Toma nota de tus pautas para que puedas aprender cosas sobre quién eres[87] cuando tomas y cuando no tomas la píldora. Esto te ayudará a

....

87. Lo cual suena, ya lo sé, un poco estúpido, pero es que realmente no tenemos tanta información privilegiada sobre nosotras. Casi todo lo que sabemos sobre nosotras es aprendido. Averiguamos quiénes somos a través de la observación mental de nuestros pensamientos y conductas y viendo cómo nos comparamos con los demás y cómo ellos reaccionan ante nosotras. Esta es la razón de que las investigaciones realizadas hayan revelado que otras personas pueden adivinar cómo vamos a reaccionar ante las cosas (por ejemplo, una fiesta sorpresa, una mala calificación académica) con casi tanta precisión como podemos hacerlo nosotras. Ninguna conjetura es tan precisa la mayoría de las veces. La mayor parte de nosotras (y yo, desde luego, no me situaría al margen del debate) no tenemos un mapa detallado de quiénes somos.

reconocer qué versión de ti misma es más compatible con la persona que te gustaría ser.

Si quieres tomar la píldora, puedes tomarla con seguridad y probablemente encontrarás una que te funcione. Hay unas 100 formulaciones diferentes en el mercado, así que, si no te satisface la que estás tomando ahora, no seas tímida y pide a tu médico que te deje probar otra. La tabla del capítulo 4 te informará de lo que contienen los diferentes tipos de píldora y así podrás evaluar mejor lo que te va a ir bien y lo que no. También podrías charlar con alguna de tus familiares que tenga experiencia con la píldora. Teniendo en cuenta que compartes genes con ellas, hay bastantes posibilidades de que sus experiencias sean similares a las tuyas.

Por encima de todo, ten paciencia contigo.

Las mujeres están sujetas a una enorme presión para ser perfectas en todo sin tener que pedir ayuda. No obstante, no deberíamos tener miedo de pedir a nuestros médicos que nos ayuden a resolver el problema hasta que encontremos una píldora que nos guste. Tampoco deberíamos tener miedo de pedir a nuestras parejas que afronten el control de natalidad durante un tiempo, mientras nosotras tratamos de llegar a una solución. Dedica tiempo a encontrar una forma de prevención del embarazo que te haga sentir como la persona que quieres ser. Y si no puedes encontrar algo que te guste de forma inmediata, no permitas que eso te estrese. Con tiempo, paciencia y autocompasión serás capaz de encontrar algo que te funcione.

HACER UNA PAUSA

La decisión de tomar la píldora la adoptan las mujeres en una época precoz de su vida y no la revisan hasta que están dispuestas a tener hijos o hasta que llegan a los 35 años (que es la edad en que los médicos suelen decir a las mujeres que ha llegado el momento de dejarla a causa del mayor riesgo de coágulos). Esto quiere decir que hay muchas mujeres que toman la píldora durante 10 o más años ininterrumpidos. Aunque hay casos en los que esto podría tener sentido (ampliaremos este tema en breve), no sé si siempre es la mejor decisión para todas las mujeres.

Digo esto por un par de razones. La primera es que simplemente no sabemos tanto de los efectos de la píldora sobre el cerebro a largo plazo. Si tenemos en cuenta que la píldora cambia no solo lo que hacen las hormonas sexuales femeninas sino también el resto de actividades del cuerpo —incluidas las del sistema GABAérgico, las del eje HPA y las actividades de todo lo demás—, creo que deberíamos ser prudentes acerca de tomar la píldora continuamente durante largos periodos de tiempo. No es nada de lo que haya que alarmarse, pero yo cuestiono la sensatez de los médicos en cuanto a permitir que sus pacientes sigan tomando la píldora de forma ininterrumpida durante más de una década sin saber si esto provoca cambios psicológicos a largo plazo.

Tampoco es un tema menor que la mayoría de las mujeres escojan sus carreras profesionales y sus parejas sentimentales a largo plazo cuando tienen veintitantos y treinta y tantos años y han estado tomando la píldora durante un largo periodo de tiempo. Los estudios realizados indican que al menos cabe la posibilidad de que la versión de ti misma cuando estás tomando la píldora cree una vida que no quiera ser ocupada por la versión de ti misma cuando no la estás tomando. He hablado con varias mujeres que han estado tomando la píldora durante largos periodos de tiempo (entre 7 y 15 años) y que están convencidas de que esta es la historia de sus vidas. Después de dejar de tomar la píldora, han descubierto que sus carreras profesionales o sus maridos (seleccionados mientras estaban tomando la píldora) ya no son satisfactorios. Como puedes imaginar, este es un dilema descorazonador. Sentirte como si te hubieras traicionado a ti misma al tomar decisiones que se ajustan a una versión de ti misma que ya no reconoces. Y sentir que no encajas en la vida que tanto te esforzaste en construir. No estarás siempre tomando la píldora. Por tanto, tal vez debas considerar darte descansos periódicos de la píldora durante esas épocas de tu vida en que adoptarás decisiones que te afectarán durante el resto de esta.

También podría ser una buena idea darte descansos periódicos para que así puedas mantener un pie en lo que se percibe como la versión de ti misma cuando no tomas la píldora. Una mujer con la que hablé mientras escribía este libro estuvo tomando la píldora a lo largo de 15 años. Ahora que cuenta con más de 35 y tiene que dejar de tomarla, se siente tan incómoda en su propia piel que debe tomar antidepresivos. Esto no tiene que ser necesariamente así para todo el mundo (puede haber ocurrido que ella estuviera deprimida todo el tiempo y que la píldora le ayudara a tratar su depresión), pero es algo sobre lo que merece la pena reflexionar. Si te acostumbras a sentirte como la versión de ti misma cuando estás tomando la píldora, podría disminuir tu capacidad para sentirte cómoda en tu propio cuerpo. Aunque todavía no hay ninguna teoría científica que respalde o refute esta idea, por lo menos merece la pena considerarla cuando planifiques tu estrategia de control de natalidad a medio y largo plazo.

Si no necesitas la píldora durante un tiempo, plantéate darte un descanso. Mientras estuve tomando la píldora hubo múltiples periodos de tiempo en los que no mantenía relaciones sexuales con nadie. Sencillamente seguía con ella por costumbre, ya que pensaba que no me hacía ningún daño. En retrospectiva, no sé si esta fue la mejor idea. No creo que la píldora me haya cambiado de forma irreversible, pero no hay manera de saber realmente si esto es o no es cierto. No existen suficientes estudios sobre lo que la utilización a largo plazo de la píldora significa para los cerebros de las mujeres. Hazte un chequeo médico mental y observa cómo te sientes una vez que hayas dejado de tomar la píldora durante un par de meses. Si prefieres la forma en que te sientes cuando no tomas la píldora, esta podría ser una oportunidad para que consideres la posibilidad de un nuevo medio de prevención del embarazo o para que encuentres una nueva píldora. Y si descubres que cuando no tomas la píldora te deprimes, esto también te está diciendo algo. Hay muchas evidencias que apoyan la idea de que la píldora puede ser de utilidad para aquellas mujeres que padecen ciertos tipos de trastornos del estado de ánimo que han sido desencadenados por las hormonas (como el trastorno disfórico premenstrual [TDPM]). Por tanto, si esto te describe —y los descansos de la píldora te hacen sentir desesperanzada y triste—, debes saber que puedes seguir tomándola con seguridad. Sea cual fuere tu decisión, vas a estar segura y te vas a sentir bien. Espero que puedas animarte al saber esto. Sea lo que sea lo que mejor te sienta a ti y a tus objetivos, será la decisión correcta, tanto si esto significa tomar la píldora como si no.

Si dejas de tomarla, es probable que tu vida no cambie de la noche a la mañana. Algunas mujeres percibirán que no cambia nada en absoluto. Aunque la píldora modifique lo que hacen los cerebros de todas las mujeres, estos cambios no son tan perceptibles para algunas de ellas. Para otras, los cambios son perceptibles pero no son molestos. Las experiencias de cada mujer son únicas. Si tú te sientes igual cuando la tomas que cuando no la tomas, agradece que tu organismo se haya conformado de una manera que te hace menos vulnerable a los antojos de tu entorno hormonal. Si te sientes diferente cuando tomas la píldora de cuando no la tomas, ahora puedes saber con seguridad que hay determinadas razones para sentirte de esta manera. Un corpus científico cada vez mayor está secundando lo que las mujeres han estado diciendo a sus médicos durante años. La píldora nos cambia. Para mejor y para peor.

ALGUNAS REFLEXIONES FINALES

Como le diré a mi hija June dentro de unos años cuando sea el momento de tener esta conversación, tú estás ahora en mejor posición que nunca para ser la versión de ti misma que más quieras ser. Tal vez sea la versión de ti misma cuando estés tomando la píldora o tal vez sea la de cuando no la estés tomando. Sea cual sea tu elección, ahora puedes tomar la decisión con los ojos bien abiertos.

Si escoges tomar la píldora, será una decisión que podrás tomar con seguridad. Es increíble poder vivir en una época en que dispones de esta opción. Gracias a la píldora, las mujeres somos ahora capaces de hacer cosas con nuestras vidas que nuestras bisabuelas ni siquiera soñaron que pudieran llegar a ser posibles. A medida que vayamos sabiendo más sobre cómo la píldora cambia a las mujeres, tú podrás tomar esta decisión conociendo perfectamente las contrapartidas que tu elección conlleva.

No obstante, el problema del control de natalidad todavía no está resuelto para las mujeres. Ha llegado el momento de que todas nosotras nos unamos para pedir a la ciencia nuevas alternativas y más información sobre lo que nos ocurre con las opciones disponibles actualmente. No deberíamos tener que modificar quiénes somos para protegernos del embarazo, y deberíamos saber lo suficiente respecto a cómo funcionan nuestros cuerpos para reconocer que esto es exactamente lo que estamos haciendo cuando estamos tomando la píldora anticonceptiva.

Esto exigirá un cambio completo de paradigma en el modo en que contemplamos nuestros cerebros, nuestras hormonas y a nosotras mismas. A algunas de nosotras puede exigirnos que reconsideremos la píldora. El primer paso que todas nosotras debemos dar en este camino es conversar abierta y sinceramente con nuestras madres, hijas, hermanas, amigas, médicos y parejas sobre quiénes somos y en quiénes nos convertimos cuando tomamos la píldora. Aunque la ciencia está aún en sus albores y estas conversaciones apenas han comenzado, hagamos que hoy sea el día en que inicies uno que sea tuyo.

❖ NOTAS BIBLIOGRÁFICAS ❖

CAPÍTULO 1

Buss, D. M. (1994). *The evolution of desire*. Nueva York: Basic Books. (Trad. cast.: *La evolución del deseo: estrategias del emparejamiento humano*, Madrid: Alianza, 2004.)

Clark, R. D. y Hatfield, E. (1989). «Gender differences in receptivity to sexual offers», *Journal of Psychology and Human Sexuality*, 2, 39-55.

Hill, S. E.; Prokosch, M. L. y DelPriore, D. J. (2015). «The impact of disease threat on women's desire for novel partners: Is variety the best medicine?», *Journal of Personality and Social Psychology*, 109 (2), 244-261.

CAPÍTULO 2

Burnham, T. C.; Chapman, J. F.; Gray, P. B.; McIntyre, M. H.; Lipson, S. F. y Ellison, P. T. (2003). «Men in committed, romantic relationships have lower testosterone», *Hormones and Behavior*, 44 (2), 119-122.

Lovick, T. (2012). «Estrous cycle and stress: Influence of progesterone on the female brain», *Brazilian Journal of Medical and Biological Research*, 45 (4), 314-320.

Peters, M.; Simmons, L. W. y Rhodes, G. (2008). «Testosterone is associated with mating success but not attractiveness or masculinity in human males», *Animal Behaviour*, 76 (2), 297-303.

Raeburn, P. (2015). *Do fathers matter: What science is telling us about the parent we've overlooked*. Nueva York: Scientific American/Farrar, Straus and Giroux.

CAPÍTULO 3

Bryant, G. A. y Haselton, M. G. (2009). «Vocal cues of ovulation in human females», *Biology Letters*, 5 (1), 12-15.

Bullivant, S. B.; Sellergren, S. A.; Stern, K.; Spencer, N. A.; Jacob, S.; Mennella, J. A. y McClintock, M. K. (2004). «Women's sexual experience during the menstrual cycle: Identification of the sexual phase by noninvasive measurement of luteinizing hormone», *Journal of Sex Research*, 41 (1), 82-93.

Durante, K. M.; Griskevicius, V.; Hill, S. E.; Perilloux, C. y Li, N. P. (2011). «Ovulation, female competition, and product choice: Hormonal influences on consumer behavior», *Journal of Consumer Research*, 37 (6), 921-934.

Elliot, A. J. y Niesta, D. (2008). «Romantic red: Red enhances men's attraction to women», *Journal of Personality and Social Psychology*, 95 (5), 1150-1164.

Gangestad, S. W.; Thornhill, R. y Garver-Apgar, C. E. (2005). «Women's sexual interests across the ovulatory cycle depend on primary partner developmental instability», *Proceedings of the Royal Society B: Biological Sciences*, 272 (1576), 2023-2027.

Gildersleeve, K. A.; Haselton, M. G.; Larson, C. M. y Pillsworth, E. G. (2012). «Body odor attractiveness as a cue of impending ovulation in women: Evidence from a study using hormone-confirmed ovulation», *Hormones and Behavior*, 61 (2), 157-166.

Havlicek, J.; Roberts, S. C. y Flegr, J. (2005). «Women's preference for dominant male odour: effects of menstrual cycle and relationship status», *Biology Letters*, 1 (3), 256-259.

Hurst, A. C.; Alquist, J. L. y Puts, D. A. (2017). «Women's fertility status alters other women's jealousy and mate guarding», *Personality and Social Psychology Bulletin*, 43 (2), 191-203.

Kuo, P. X.; Saini, E. K.; Thomason, E.; Schultheiss, O. C.; Gonzalez, R. y Volling, B. L. (2015). «Individual variation in fathers' testosterone reactivity to infant distress predicts parenting behaviors with their 1-year-old infants», *Developmental Psychobiology*, 58 (3), 303-314.

Miller, S. L. y Maner, J. K. (2010). «Scent of a woman: Men's testosterone responses to olfactory ovulation cues», *Psychological Science*, 21 (2), 276-283.

Penton-Voak, I. S. y Perrett, D. I. (2000). «Female preference for male faces changes cyclically», *Evolution and Human Behavior*, 21 (1), 39-48.

Pillsworth, E. G.; Haselton, M. G. y Buss, D. M. (2004). «Ovulatory shifts in female sexual desire», *Journal of Sex Research*, 41 (1), 55-65.

Roney, J. R. y Simmons, Z. L. (2008). «Women's estradiol predicts preference for facial cues of men's testosterone», *Hormones and Behavior*, 53 (1), 14-19.

Schwarz, S. y Hassebrauck, M. (2008). «Self-perceived and observed variations in women's attractiveness throughout the menstrual cycle—a diary study», *Evolution and Human Behavior*, 29 (4), 282-288.

Simpson, J.; Cantú, S.; Griskevicius, V.; Weisberg, Y.; Durante, K. y Beal, D. (2014). «Fertile and selectively flirty: Women's behavior toward men changes across the ovulatory cycle», *Psychological Science*, 25 (2), 431-438.

Wilcox, A.; Baird, D. D.; Dunson, D. B.; McConnaughey, R. D.; Kenser, J. S. y Weinberg, C. R. (2004). «On the frequency of intercourse around ovulation: Evidence for biological influences», *Human Reproduction*, 19 (7), 1539-1543.

CAPÍTULO 4

Griksiene, R. y Ruksenas, O. (2011). «Effects of hormonal contraceptives on mental rotation and verbal fluency», *Psychoneuroendocrinology*, 36 (8), 1239-1248.

Roney, J. R. y Simmons, Z. L. (2017). «Ovarian hormone fluctuations predict within-cycle shifts in women's food intake», *Hormones and Behavior*, 90, 8-14.

CAPÍTULO 5

Feinberg, D. R.; Jones, B. C.; Law Smith, M. J.; Moore, F. R.; DeBruine, L. M.; Cornwell, R. E; Hillier, S. G. y Perrett, D. I. (2006). «Menstrual cycle, trait estrogen level, and masculinity preferences in the human voice», *Hormones and Behaviour*, 49 (2), 215-222.

Jones, B. C.; Hahn, A. C.; Fisher, C. I.; Wang, H.; Kandrik, M.; Han, C.; Fasolt, V.; Morrison, D.; Lee, A. J.; Holzleitner, I. J.; O'Shea, K. J.; Roberts, S. C.; Little, A. C. y Debruine, L. M. (2018). «No compelling evidence that preferences for facial masculinity track changes in women's hormonal status», *Psychological Science*, 29 (6), 996-1005.

CAPÍTULO 6

Alvergne, A. y Lummaa, V. (2010). «Does the contraceptive pill alter mate choice in humans?», *Trends in Ecology & Evolution*, 25 (3), 171-179.

Behnia, B.; Heinrichs, M.; Bergmann, W.; Jung, S.; Germann, J.; Schedlowski, M.; Hartmann, U. y Kruger, T. H. (2014). «Differential effects of intranasal oxytocin on sexual experiences and partner interactions in couples», *Hormones and Behavior*, 65 (3), 308-318.

Crawford, J. C.; Boulet, M. y Drea, C. M. (2010). «Smelling wrong: Hormonal contraception in lemurs alters critical female odour cues», *Proceedings of the Royal Society B: Biological Sciences*, 278 (1702), 122-130.

Durante, K. M.; Griskevicius, V.; Hill, S. E.; Perilloux, C. y Li, N. P. (2011). «Ovulation, female competition, and product choice: Hormonal influences on consumer behavior», *Journal of Consumer Research*, 37 (6), 921-93.

Edwards, D. A. y O'Neal, J. L. (2009). «Oral contraceptives decrease saliva testosterone but do not affect the rise in testosterone associated with athletic competition», *Hormones and Behavior*, 56 (2), 195-198.

Greco, T.; Graham, C. A.; Bancroft, J.; Tanner, A. y Doll, H. A. (2007). «The effects of oral contraceptives on androgen levels and their relevance to premenstrual mood and sexual interest: A comparison of two triphasic formulations containing norgestimate and either 35 or 25 µg of ethinyl estradiol», *Contraception*, 76 (1), 8-17.

Santoru, F.; Berretti, R.; Locci, A.; Porcu, P. y Concas, A. (2014). «Decreased allopregnanolone induced by hormonal contraceptives is associated with a reduction in social behavior and sexual motivation in female rats», *Psychopharmacology*, 231 (17), 3351-3364.

Speroff, L. y Fritz, M. A. (2005). *Clinical gynecologic endocrinology and infertility*. Filadelfia: Lippincott Williams & Wilkins.

Wallwiener, C. W.; Wallwiener, L. M.; Seeger, H.; Mück, A. O.; Bitzer, J. y Wallwiener, M. (2010). «Prevalence of Sexual Dysfunction and Impact of Contraception in Female German Medical Students», *The Journal of Sexual Medicine*, 7 (6), 2139-2148.

Zimmerman, Y.; Eijkemans, M. J.; Bennink, H. J.; Blankenstein, M. A. y Fauser, B. C. (2013). «The effect of combined oral contraception on testosterone levels in healthy women: A systematic review and meta-analysis», *Human Reproduction Update*, 20 (1), 76-105.

CAPÍTULO 7

Aschbacher, K.; Kornfeld, S.; Picard, M.; Puterman, E.; Havel, P. J.; Stanhope, K.; Lustig, R. H. y Epel, E. (2014). «Chronic stress increases vulnerability to diet-related abdominal fat, oxidative stress, and metabolic risk», *Psychoneuroendocrinology*, 46, 14-22.

Bonen, A.; Haynes, F. W. y Graham, T. E. (1991). «Substrate and hormonal responses to exercise in women using oral contraceptives», *Journal of Applied Physiology*, 70 (5), 1917-1927.

Bouma, E. M.; Riese, H.; Ormel, J.; Verhulst, F. C. y Oldehinkel, A. J. (2009). «Adolescents' cortisol responses to awakening and social stress; Effects of gender, menstrual phase and oral contraceptives. The TRAILS study», *Psychoneuroendocrinology*, 34 (6), 884-893.

Crewther, B. T.; Hamilton, D.; Casto, K.; Kilduff, L. P. y Cook, C. J. (2015). «Effects of oral contraceptive use on the salivary testosterone and cortisol responses to training sessions and competitions in elite women athletes», *Physiology & Behavior*, 147, 84-90.

Dickerson, S. S. y Kemeny, M. E. (2004). «Acute Stressors and Cortisol Responses: A Theoretical Integration and Synthesis of Laboratory Research», *Psychological Bulletin*, 130 (3), 355-391.

Gaffey, A. E.; Wirth, M. M.; Hoks, R. M.; Jahn, A. L. y Abercrombie, H. C. (2014). «Circulating cortisol levels after exogenous cortisol administration are higher in women using hormonal

contraceptives: Data from two preliminary studies», *Stress*, 17 (4), 314-320.

Gingnell, M.; Engman, J.; Frick, A.; Moby, L.; Wikström, J.; Fredrikson, M. y Sundström-Poromaa, I. (2013). «Oral contraceptive use changes brain activity and mood in women with previous negative affect on the pill—A double-blinded, placebo-controlled randomized trial of a levonorgestrel-containing combined oral contraceptive», *Psychoneuroendocrinology*, 38 (7), 1133-1144.

Hannibal, K. E. y Bishop, M. D. (2014). «Chronic Stress, Cortisol Dysfunction, and Pain: A Psychoneuroendocrine Rationale for Stress Management in Pain Rehabilitation», *Physical Therapy*, 94 (12), 1816-1825.

Hertel, J.; König, J.; Homuth, G.; Auwera, S. V.; Wittfeld, K.; Pietzner, M. *et al.* (2017). «Evidence for Stress-like Alterations in the HPA-Axis in Women Taking Oral Contraceptives», *Scientific Reports*, 7 (1), 1-14.

Kirschbaum, C.; Platte, P.; Pirke, K. y Hellhammer, D. (1996). «Adrenocortical Activation Following Stressful Exercise: Further Evidence For Attenuated Free Cortisol Responses In Women Using Oral Contraceptives», *Stress Medicine*, 12 (3), 137-143.

Klengel, T.; Mehta, D.; Anacker, C.; Rex-Haffner, M.; Pruessner, J. C.; Pariante, C. M. *et al.* (2013). «Allele-specific FKBP5 DNA demethylation mediates gene–childhood trauma interactions», *Nature Neuroscience*, 16, 33-41.

Pletzer, B.; Kronbichler, M. y Kerschbaum, H. (2015). «Differential effects of androgenic and anti-androgenic progestins on fusiform and frontal gray matter volume and face recognition performance», *Brain Research*, 1596, 108-115.

Roche, D. J.; King, A. C.; Cohoon, A. J. y Lovallo, W. R. (2013). «Hormonal contraceptive use diminishes salivary cortisol response to psychosocial stress and naltrexone in healthy women», *Pharmacology Biochemistry and Behavior*, 109, 84-90.

Simunková, K.; Stárka, L.; Hill, M.; Kríz, L.; Hampl, R. y Vondra, K. (2008). «Comparison of Total and Salivary Cortisol in a Low-Dose ACTH (Synacthen) Test: Influence of Three-Month Oral Contraceptives Administration to Healthy Women», *Physiological Research*, 57, S193-S199.

Tsigos, C. y Chrousos, G. P. (2002). «Hypothalamic–pituitary–adrenal axis, neuroendocrine factors and stress», *Journal of Psychosomatic Research*, 53 (4), 865-871.

CAPÍTULO 8

Abraham, S.; Luscombe, G. y Soo, I. (2003). «Oral contraception and cyclic changes in premenstrual and menstrual experiences», *Journal of Psychosomatic Obstetrics & Gynecology*, 24 (3), 185-193.

Apter, D.; Borsos, A.; Baumgärtner, W.; Melis, G.; Vexiau-Robert, D.; Colligs-Hakert, A.; Palmer, M. y Kelly, S. (2003). «Effect of an oral contraceptive containing drospirenone and ethinylestradiol on general well-being and fluid-related symptoms», *The European Journal of Contraception & Reproductive Health Care*, 8 (1), 37-51.

Ayer, L.; Greaves-Lord, K.; Althoff, R. R.; Hudziak, J. J.; Dieleman, G. C.; Verhulst, F. C. y Ende, J. V. (2013). «Blunted HPA axis response to stress is related to a persistent Dysregulation Profile in youth», *Biological Psychology*, 93 (3), 343-351.

Grant, B. F.; Chou, S. P.; Saha, T. D. *et al.* (2017). «Prevalence of 12-Month Alcohol Use, High-Risk Drinking, and *DSM-IV* Alcohol Use Disorder in the United States, 2001-2002 to 2012-2013 Results From the National Epidemiologic Survey on Alcohol and Related Conditions», *JAMA Psychiatry*, 74 (9), 911-923.

Hasler, G.; Veen, J. W.; Geraci, M.; Shen, J.; Pine, D. y Drevets, W. C. (2009). «Prefrontal Cortical Gamma-Aminobutyric Acid Levels in Panic Disorder Determined by Proton Magnetic Resonance Spectroscopy», *Biological Psychiatry*, 65 (3), 273-275.

Lopez, L.; Kaptein, A. y Helmerhorst, F. (2012). «Oral contraceptives containing drospirenone for premenstrual syndrome», *Cochrane Database of Systematic Reviews*.

Paoletti, A. M.; Lello, S.; Fratta, S.; Orrù, M.; Ranuzzi, F.; Sogliano, C.; Concas, A.; Biggio, G. y Melis, G. B. (2004). «Psychological effect of the oral contraceptive formulation containing 3 mg of drospirenone plus 30 μg of ethinyl estradiol», *Fertility and Sterility*, 81 (3), 645-651.

Poromaa, I. S. y Segebladh, B. (2012). «Adverse mood symptoms with oral contraceptives», *Acta Obstetricia Et Gynecologica Scandinavica*, 91 (4), 420-427.

Sanders, S. A.; Graham, C. A.; Bass, J. L. y Bancroft, J. (2001). «A prospective study of the effects of oral contraceptives on sexuality and well-being and their relationship to discontinuation», *Contraception*, 64 (1), 51-58.

Scheele, D.; Plota, J.; Stoffel-Wagner, B.; Maier, W. y Hurlemann, R. (2016). «Hormonal contraceptives suppress oxytocin-induced brain reward responses to the partner's face», *Social Cognitive and Affective Neuroscience*, 11 (5), 767-774.

Skovlund, C. W.; Mørch, L. S.; Kessing, L. V. y Lidegaard, Ø. (2016). «Association of Hormonal Contraception With Depression», *JAMA Psychiatry*, 73 (11), 1154-1162.

Svendal, G.; Berk, M.; Pasco, J. A.: Jacka, F. N.; Lund, A. y Williams, L. J. (2012). «The use of hormonal contraceptive agents and mood disorders in women», *Journal of Affective Disorders*, 140 (1), 92-96.

CAPÍTULO 9

Bae, Y.; Choy, S. P.; Geddes, C. M.; Sable, J. y Snyder, T. D. (2000). *Trends in Educational Equity of Girls and Women*. Washington, D. C.: National Center for Education Statistics.

Fichorova, R. N.; Chen, P.; Morrison, C. S.; Doncel, G. F.; Mendonca, K.; Kwok, C.; Chipato, T.; Salata, R. y Mauck, C. (2015). «The Contribution of Cervicovaginal Infections to the Immunomodulatory Effects of Hormonal Contraception», *mBio*, 6 (5).

Goldin, C. y Katz, L. (2000). «The Power of the Pill: Oral Contraceptives and Women's Career and Marriage Decisions», *Journal of Political Economy*, 110 (4), 730-770.

Khalili, H.; Granath, F.; Smedby, K. E.; Ekbom, A.; Neovius, M.; Chan, A. T. y Olen, O. (2016). «Association Between Long-term Oral Contraceptive Use and Risk of Crohn's Disease Complications in a Nationwide Study», *Gastroenterology*, 150 (7), 1561-1567.

Regnerus, M. (2017). *Cheap sex: The transformation of men, marriage, and monogamy*. Nueva York: Oxford University Press.

Reichert, T. (2010). «Bitter Pill», *First Things: A Monthly Journal of Religion and Public Life*, (203), 25-34.

Roberts, S. C.; Gosling, L. M.; Carter, V. y Petrie, M. (2008). «MHC-correlated odour preferences in humans and the use of oral contraceptives», *Proceedings. Biological Sciences*, 275 (1652), 2715-2722.

CAPÍTULO 10

Anthony, M. y Berg, M. J. (2002). «Biologic and Molecular Mechanisms for Sex Differences in Pharmacokinetics, Pharmacodynamics and Pharmacogenetics: Part I», *Journal of Women's Health & Gender-Based Medicine*, 11 (7), 601-615.

Dusenbery, M. (2018). «Medicine Has a Sexism Problem, and it's Making Sick Women Sicker», accesible en: https://www.huffingtonpost. com/entry/opinion-dusenbery-medical-sexism-research_ us_5a9e01c4e4b0a0ba4ad72a3c

Gahagan, J.; Gray, K. y Whynacht, A. (2015). «Sex and gender matter in health research: Addressing health inequities in health research reporting», *International Journal for Equity in Health*, 14 (1), 12.

CAPÍTULO 11

Blakemore, S.; Burnett, S. y Dahl, R. E. (2010). «The role of puberty in the developing adolescent brain», *Human Brain Mapping*, 31 (6), 926-933.

Cahill, L. (2006). «Why sex matters for neuroscience», *Nature Reviews Neuroscience*, 7 (6), 477-484.

OTROS TÍTULOS DE INTERÉS

Amat
editorial

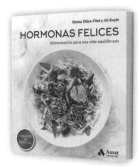

Hormonas felices

Emma Ellice-Flint y Jill Keyte

ISBN: 9788417208103
Págs: 192

Tanto los hombres como las mujeres tenemos hormonas. Estas empiezan a cambiar en la pubertad y continúan haciéndolo a lo largo de nuestras vidas, provocando a menudo desequilibrios y problemas de salud. Modificando algunos alimentos de tu dieta habitual, puedes empezar a provocar cambios en tus hormonas y, de este modo, aliviar muchos de los síntomas que puedas estar experimentando.

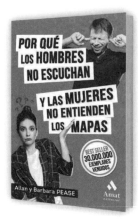

Por qué los hombres no escuchan y las mujeres no entienden los mapas

Allan Pease y Barbara Pease

ISBN: 9788418114014
Págs: 320

Todavía existen cuestiones que llevan siglos confundiendo a hombres y mujeres. Allan y Barbara Pease se sirven de los descubrimientos científicos sobre el cerebro, los estudios sobre los cambios sociales, la biología evolutiva y la psicología para enseñarte a sacar el máximo provecho a tus relaciones o, como mínimo, empezar a comprender de qué planeta viene tu pareja. Un libro con altas dosis de humor, ejemplos concretos y un sinfín de datos estadísticos, que muestra por qué los hombres y las mujeres son diferentes, haciendo especial hincapié en que esta diferencia puede convertirse en la base sólida de un gran amor.

www.amateditorial.com